PRÉCIS

D'OPHTALMOLOGIE

JOURNALIÈRE

PAR LES DOCTEURS

A. PUECH   C. FROMAGET

ANCIENS CHEFS DE CLINIQUE OPHTALMOLOGIQUE
A LA FACULTÉ DE MÉDECINE DE BORDEAUX

Avec 32 figures intercalées dans le texte

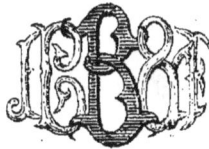

PARIS

LIBRAIRIE J.-B. BAILLIÈRE & FILS

19, rue Hautefeuille, près du boulevard Saint-Germain

—

1901

PRÉCIS

D'OPHTALMOLOGIE

JOURNALIÈRE

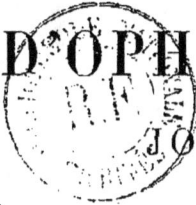

PRÉCIS

D'OPHTALMOSCOPIE VÉTÉRINAIRE

[EN COLLABORATION AVEC LE Dr **NICOLAS**]

Ouvrage couronné par la Société nationale d'agriculture de France. J.-B. Baillière, 1 vol. petit in-8 avec 9 planches chromolithographiées et 25 figures.

Recherches sur l'histologie de la rétine. Thèse de doctorat. Bordeaux, 1892. 42 p., 6 figures.

Kystes congénitaux de l'orbite. (Arch. d'Ophtalm. 1893. 33 pages, 6 dessins originaux.)

De l'Episclérite gommeuse syphilitique. (Ann. d'Ocul. 1893.)

Hémorrhagie intra-oculaire dans les sarcomes de la choroïde. (Revue Gén. d'Ophtalm. 1894)

Tétanos consécutif aux traumatismes de l'œil. (Arch. d'Ophtalm. 1894.)

Des rapports de l'amplitude d'accommodation avec la réfaction statique. (Ann. d'Ocul. 1895.)

Cysticerques de l'orbite. (Arch. d'Ophtalm. 1895.)

Recherches expérimentales sur les injections sous-conjonctivales dans les suppurations du globe. — Traitement des kératites suppuratives. (Ann. de la Policlinique de Bordeaux, 1897.)

Tumeurs malignes primitives de la glande lacrymale. (Journ. de méd. de Bordeaux. 1897.)

Névrotomie optique et nutrition du cristallin [en collaboration avec le Dr Ulry] (Soc. de Méd. et Chir. de Bordeaux, 1898.)

Des délires consécutifs aux opérations oculaires. (Annales d'Ocul. 1900.)

Eléments d'ophtalmologie journalière [en collaboration avec le Dr Puech] 1896. (Société d'éditions scientifiques).

Dijon. — Imprimerie Darantiere.

PRÉCIS

D'OPHTALMOLOGIE

JOURNALIÈRE

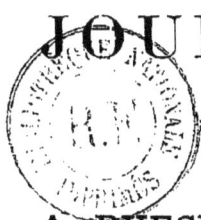

PAR LES DOCTEURS

A. PUECH   C. FROMAGET

ANCIENS CHEFS DE CLINIQUE OPHTALMOLOGIQUE
A LA FACULTÉ DE MÉDECINE DE BORDEAUX

Avec 32 figures intercalées dans le texte

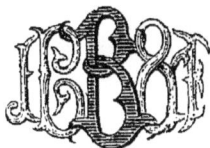

PARIS

LIBRAIRIE J.-B. BAILLIÈRE & FILS

19, rue Hautefeuille, près du boulevard Saint-Germain

—

1901

PRÉFACE

Si les traités d'ophtalmologie abondent, il n'en est pas de même des manuels pratiques que les étudiants et les praticiens doivent consulter à tout instant.

Notre but consiste à élaguer de cet ouvrage les affections rares et dont le diagnostic exige la science d'un spécialiste; ; nous avons cependant considérablement augmenté les chapitres de notre premier livre.

Tout ce qui est nouveau est représenté sous un aspect clinique saisissable et suivi d'un traitement que notre pratique ophtalmologique, déjà assez longue, nous fait particulièrement recommander.

Les *affections des paupières* ont été peu modifiées. Nous y avons cependant ajouté des chapitres nouveaux : *acné meibomienne, molluscum, kystes séreux*, etc.

Dans les CONJONCTIVITES nous avons insisté sur deux types cliniques souvent méconnus, la *conjonctivite subaiguë* et la *conjonctivite printanière*. Le diagnostic de cette dernière nous semble particulièrement important, au point de vue du pronostic et du traitement.

A la suite des AFFECTIONS CORNÉENNES, nous avons décrit la *sclérite* et l'*épisclérite*.

Le *glaucome hémorrhagique* que nous avions simplement indiqué a été l'objet d'une étude approfondie.

Joignant aux *opacités du vitré* déjà décrites, les *hémorrhagies* de ce milieu intra-oculaire, nous avons pensé
rendre ce livre plus utile à l'étudiant en faisant le tableau
des *affections de la choroïde, de la rétine, du nerf optique,*
qu'il rencontre à chaque instant dans les cliniques ophtalmologiques.

Tous ces articles sont absolument nouveaux. Il en est de
même du *phlegmon de l'orbite, de la ténonite,* des *paralysies des muscles des yeux.*

Pour compléter notre programme, nous avons accompagné nos descriptions de figures empruntées à des traités
connus ou dessinées par nous-mêmes. Ces dessins rendent
le texte plus compréhensible et permettent de fixer immédiatement le lecteur.

Ces additions ne peuvent qu'avoir augmenté l'utilité de
notre Précis qui doit être avant tout un guide pour le *diagnostic et le traitement des affections oculaires les plus
répandues.*

C'est là ce qui le différencie de tous les livres complets
ou résumés qui ne peuvent être lus avec fruit que par ceux
qui doivent absolument se spécialiser.

MM. J.-B. Baillière, qui ont bien voulu donner leurs
soins à cette publication ont droit à tous nos remerciements.

A. Puech.　　　C. Fromaget.

Bordeaux, 16 juillet 1900.

TABLE ALPHABÉTIQUE DES MATIÈRES

PRÉCIS
D'OPHTALMOLOGIE JOURNALIÈRE

CHAPITRE PREMIER

PAUPIÈRES

I. — Blépharite ciliaire

On désigne sous le nom de blépharite ciliaire l'inflammation du bord libre des paupières.

Cette forme de blépharite, caractérisée par de la rougeur du bord libre des paupières et de la conjonctive qui tapisse les tarses, détermine une sécrétion épaisse mais peu abondante qui se cantonne dans l'angle interne ou se dépose à la base des cils qu'elle condense en petits pinceaux. Les paupières sont le plus souvent agglutinées, collées, le matin au réveil.

Symptômes communs aux blépharites. — Les symptômes objectifs préoccupent peu en général. Par contre, les phénomènes subjectifs sont parfois fort pénibles.

Les malades accusent le plus souvent une sensation de démangeaison, de picotement qui augmente dès qu'ils exposent leurs yeux à une cause irritante : froid, vent, lumière, air vif, etc., etc. Il leur semble que leurs paupières alourdies roulent continuellement du gravier. Tous ces phénomènes s'accentuent le soir à la lumière et pour peu que le patient veuille appliquer ses yeux à un travail assidu (lecture, couture, etc.), à ces mêmes phénomènes viennent s'en ajouter d'autres plus embarrassants, tels que la photophobie, la perception des mouches volantes, l'irisation des objets fixés. Le malade se frotte les yeux à tout instant pour chasser les obstacles qui nuisent à la perception nette des objets.

Etiologie. — La blépharite se développe souvent sous l'influence d'un état général précaire (lymphatisme, scrofule, etc.) ou prédisposé (anomalie de sécrétion des glandes de Meibomius : hypersécrétion des glandes pilosébacées).

Les blonds à peau fine et à teint rosé voient souvent le bord de leurs paupières rougir sous l'influence des moindres causes irritantes, telles que le froid ou le vent.

Certaines professions (boulangers, tailleurs de pierre, etc.), celles en un mot qui exposent les yeux à l'action irritante et continue des poussières ou de certains gaz, sont susceptibles de faire naître et d'entretenir la blépharite ciliaire.

Les *causes locales* sont en grand nombre : telles sont les affections chroniques de la conjonctive et de la cornée, la poussée défectueuse de certains cils. Dans ce dernier cas, la blépharite est le plus souvent localisée. Les cils changent tous les trois mois environ; pour peu que leur séjour soit de plus longue durée, ils jouent le rôle de corps étranger et enflamment la portion du bord ciliaire sur laquelle ils se trouvent implantés.

La blépharite se développe fréquemment sous l'influence

des efforts et de l'attention soutenus que sont obligées d'exercer les personnes atteintes d'un vice de réfraction, tels que la myopie, mais plus particulièrement l'hypermétropie et l'astigmatisme (Badal).

Dans certains cas, moins rares qu'on ne le suppose, la blépharite est entretenue par le mauvais fonctionnement des voies digestives.

Le larmoiement dû à un rétrécissement du canal nasal avec ou sans catarrhe du sac lacrymal est une cause fréquente de blépharite, mais il est parfois difficile de rapporter l'affection à sa cause première. Si, en effet, les affections des voies lacrymales déterminent l'inflammation des bords palpébraux, la blépharite elle-même par sa durée, les désordres produits sur la marge ciliaire, amène une déviation des points lacrymaux, l'éversion des paupières (voy. *Blépharite hypertrophique*) qui sont autant de causes de larmoiement.

Parmi les causes locales, signalons enfin la variole, l'érysipèle, les brûlures, etc., qui agissent en détruisant les bulbes des cils ou en produisant des cicatrices vicieuses (voy. *Affections des voies lacrymales*).

Traitement. — *Traitement local.* Application matin et soir sur les paupières de compresses chaudes de solutions antiseptiques ou même simplement d'eau bouillie aussi chaude que le malade peut la supporter. Les lotions à la liqueur de Van Swieten pure ou coupée de moitié d'eau agissent parfois très promptement. Si les cils constituent le point de départ de l'irritation, la première indication est d'épiler ceux qui causent la poussée inflammatoire.

L'usage des pommades topiques rend le plus grand service. Les corps gras assouplissent la peau, la préservent

contre l'humectation par les larmes qui la baignent continuellement et, de plus, empêchent l'oblitération des canaux
excréteurs des glandes ciliaires. Parmi les pommades employées, celles au précipité blanc et à l'oxyde de zinc rendent les meilleurs services. Le précipité rouge, si fréquemment employé, irrite parfois les paupières et doit être
proscrit dans certains cas.

Pommade avec :

1º Précipité blanc . . . . 0 gr. 50 à 1 gr.
   Vaseline ou lanoline . . 10 gr.

2º Oxyde de zinc . . . . 0 gr. 50 à 1 gr.
   Vaseline ou lanoline . . 10 gr.

3º Acide borique. . . . . 1 gr.
   Vaseline . . . . . . 10 gr.

4º Précipité rouge ou jaune. 0 gr. 05
   Vaseline . . . . . . 10 gr.

La pommade doit être étendue en fort petite quantité
sur le bord des paupières le soir, au moment du coucher
et après avoir débarrassé ces bords au moyen d'un lavage
à l'eau chaude, de tous les enduits qui y adhèrent.

Concurremment avec l'usage des pommades et de façon
à modifier la muqueuse des culs-de-sac et surtout de l'inférieur, on prescrira un collyre astringent au sulfate de
zinc à $\dfrac{0,10}{15}$ ou $\dfrac{0,10}{20}$; à l'alun à $\dfrac{0,05}{10}$.

Les blépharites liées aux affections des voies lacrymales
doivent être traitées au double point de l'inflammation
locale et du larmoiement (voy. *Voies lacrymales*).

Un traitement qui se rapporte à toutes les formes de
blépharites consiste à protéger les paupières contre les
agents extérieurs, aussi recommandera-t-on le port de

verres à teinte fumée ou bleutée. La teinte ne doit jamais être trop foncée, les teintes fumées n° 4 ou 5 sont en général très suffisantes. Quant à la forme des verres, nous donnons la préférence aux verres plans qui ne présentent pas certains inconvénients inhérents aux verres dits à coquille.

Traitement général. — S'adressera au lymphatisme, à la scrofule, etc. Les préparations iodurées, ferrugineuses, arsénicales trouveront leur indication.

Les blépharites liées à des vices de la réfraction disparaîtront après correction de l'amétropie (hypermétropie, astigmatisme).

II. — Blépharite hypertrophique, ulcéreuse.

Cette forme de blépharite est caractérisée par un épaississement des bords palpébraux, parsemés de pustules que traverse souvent un cil, ou par la présence de croûtes épaisses qui recouvrent des ulcérations plus ou moins étendues, plus ou moins profondes. Dans certains cas, les cils sont devenus rares ou ont totalement disparu (madarosis).

D'abord limitées au voisinage sur l'emplacement des follicules pileux et des glandes sébacées, les ulcérations finissent par s'étendre à la peau, amenant au moment de la cicatrisation un renversement plus ou moins accentué des paupières en dehors (ectropion).

Par suite de ce renversement, les orifices des glandes de Meibomius exposés à toutes les influences extérieures et continuellement irrités par le voisinage des ulcérations finissent par s'oblitérer; finalement, ces glandes ainsi que le cartilage tarse qui les renferme s'atrophient. Arrivée à cette période, la blépharite avec son bord arrondi, rouge, épais, dégarni de cils, constitue une affection incurable (tylosis).

C'est surtout dans cette forme de blépharite qu'il est essentiel de s'assurer de la perméabilité des voies lacrymales, le larmoiement chronique pouvant être cause ou effet.

Traitement. — Dans le cas où il existe un ectropion ou même une simple éversion des points lacrymaux, il est nécessaire, dès le début et avant tout autre traitement, de débrider le conduit lacrymal et de pratiquer un certain nombre de cathétérismes du canal nasal.

Traitement local. — Le traitement local comprend trois périodes bien distinctes qui, bien observées, donnent en général les meilleurs résultats, sinon une guérison définitive.

1º Obtenir un décapage aussi minutieux que possible du bord des paupières, soit à l'aide de cataplasmes de fécule préparée avec une solution antiseptique (acide borique 3 0/0) soit à l'aide de solutions antiseptiques chaudes (acide borique 4 0/0, borate de soude 4 0/0). Les croûtes ramollies tombent alors d'elles-mêmes ou sont aisément détachées. Ce décapage sera poussé jusqu'à complet nettoiement des bords palpébraux.

2º Alors seulement, on usera des applications des caustiques en solution. Parmi les caustiques, nous donnons la préférence soit au sulfate de zinc, soit au nitrate d'argent.

SOLUTION

1º Sulfate de zinc . . . 0 75 cent. à 1 gr.
Eau distillée . . . . 300 gr.

SOLUTION

2º Nitrate d'argent . . . 0 50 cent.
Eau distillée . . . . 300 gr.

Faire tiédir la solution au bain-marie et en appliquer des compresses maintenues tièdes sur les paupières pendant dix minutes environ matin et soir.

L'usage de ces compresses sera prolongé pendant cinq ou six jours environ.

3º Lorsque les bords des paupières sont devenus bien nets, que les surfaces ulcérées n'ont plus à craindre d'action trop irritante, les pommades topiques trouveront leur emploi.

Dans certains cas cependant, les ulcérations persistent malgré ce traitement. Il ne faut pas alors hésiter à toucher chacune d'elles avec la fine pointe d'un crayon de nitrate d'argent, ou de sulfate de cuivre ou même de les badigeonner avec un petit pinceau imprégné de teinture d'iode. Le badigeonnage à la teinture d'iode devra, du reste, être également pratiqué sur les paupières à bords par trop épaissis. Ils seront renouvelés jusqu'à desquamation et affaissement du bourrelet inflammatoire.

Il ne faut pas oublier que les cils constituent souvent une cause d'irritation permanente. Il est donc indispensable d'épiler tous les cils qui favorisent la poussée inflammatoire. Les cils malades seuls doivent être épilés et non tous les cils, comme l'ont voulu certains auteurs.

Le nombre des pommades employées dans cette forme de blépharite est considérable. Nous nous contenterons de formuler ici celles qui nous ont donné les meilleurs résultats.

Pommade avec :

1º Oxyde rouge d'hydrargyre. .   0 gr. 05
    S. acétate plomb liquide . .   X gouttes.
    Vaseline. . . . .   5 gr.
2º Oxyde rouge d'hydrargyre. .   0 gr. 10
    Acétate plomb cristallisé . .   0 gr. 05
    Huile d'amandes douces . .   X gouttes.
    Vaseline. . . . .   10 gr.

(Porphyriser longuement).

Quelle que soit la pommade employée, il suffit d'en graisser légèrement le bord des paupières.

Il peut se faire que l'oxyde rouge soit mal supporté, on le remplacerait alors par des pommades au précipité blanc, à l'oxyde de zinc (voy. plus haut). Les yeux seront préservés, comme nous l'avons dit, contre les agents extérieurs à l'aide de verres teintés.

III. — Blépharite pytiriasique, furfuracée, séborrhéique.

A la base et sur une certaine hauteur des cils se trouvent agglomérées des pellicules friables, dont le plus grand nombre se détache par le simple frottement. Au-dessous des pellicules, le bord ciliaire a conservé son aspect normal ou se trouve parsemé de petites plaques pytiriasiques.

Etiologie. — Cette forme de blépharite se rencontre presque exclusivement chez les herpétiques-arthritiques coïncidant avec le pytiriasis du cuir chevelu et des sourcils.

Traitement. — Lotions chaudes à l'acide borique à 4 0/0 ou mieux au sublimé.

Sublimé . . . . 0,50 centigr. à 1 gram.
Eau distillée . . . 1000 »

Faire tiédir la quantité nécessaire au bain-marie. En lavages matin et soir.

Après la lotion du soir, faite de préférence au moment du coucher, graisser les bords des paupières avec une des nombreuses pommades à base d'hydrargyre.

1° Calomel . . . . . . -. . . 1 gram.
   Vaseline. . . . . 10 »
2° Précipité rouge . . . . . 0 gr. 05
   Vaseline. . . . . 10 gr.
3° Sublimé. . . . . 0 gr. 05
   Glycérine . . . . 10 gr.
4° Lanoline. . . . . . . } 5 gr.
   Vaseline. . . . . . . }
   Soufre précipité . . . . . 1 gr.
   Acide salicylique. . . . . } āā
   Résorcine . . . . } 0 gr. 10

(Brun-Morax).

Dans cette forme de blépharite, l'action des corps gras est aussi prépondérante que celle qu'exercent les sels de mercure.

IV. — Adénite meibomienne. Acné meibomienne. Canaliculite tarsienne.

Ces différents noms servent à désigner une affection très fréquente des adultes, qui se montre surtout chez les arthritiques atteints de blépharite chronique.

Au niveau de l'orifice des glandes de Meibomius naissent de petites élevures rouges persistant pendant très longtemps et ne se perçant pas pour donner issue à du pus, comme le ferait un orgelet.

Examinant la paupière par sa face conjonctivale, on voit partir du cône charnu une petite traînée d'un rouge plus ou moins foncé offrant à sa partie centrale une traînée blanchâtre dessinant le conduit de la glande et constituée par du pus plus ou moins concret. Ces lésions peuvent être isolées, mais le plus souvent elles sont disséminées sur un grand nombre de points sur les paupières, surtout inférieures. En palpant le tarse entre les doigts, on sent des bosselures correspondantes et en appuyant énergiquement, le contenu blanchâtre sort par l'orifice de la glande sur la marge ciliaire sous forme de fins filaments analogues à du vermicelle.

Le meilleur traitement consiste à exprimer la paupière avec les doigts, avec une pince à épiler ou une pince de Desmarres. Si le contenu est trop concret, on incise le canalicule en long et on nettoie à l'aide d'une fine curette.

On peut également faire sauter le bouton avec la curette ou avec le thermocautère.

Très souvent ces inflammations des glandes de Meibomius donnent lieu à des chalazions.

Pour éviter l'infection des glandes meibomiennes, prescrire avant tout : le lavage des paupières avec des solutions boratées à 40 0/00 et l'application sur le bord palpébral d'une pommade antiseptique : *précipité jaune, aristol, protargol, précipité rouge.*

On cherchera également à corriger les vices de réfraction et on prescrira un régime pour modifier l'état général.

V. — Molluscum contagiosum.

Le *molluscum* est une affection chronique relativement
commune sur les paupières et surtout sur leurs bords
libres.

Principalement observé chez les enfants, il se développe
dans les glandes sébacées. Rarement isolé, il se présente
sous la forme de petits corps arrondis, un peu transparents,
d'une consistance solide, à base sessile et relativement
étroite. La surface légèrement excavée présente à son
centre une dépression ombiliquée que limite, dans certains
cas, une petite zone pigmentée. Le volume varie depuis
celui d'un grain de mil à celui d'un pois; il est rare qu'à
la paupière il dépasse ces dimensions.

Certains auteurs croient l'affection parasitaire (coccidies)
et expliquent ainsi sa contagion (Neisser, Darier) et son
extension progressive.

Traitement. — Si on comprime la petite tumeur à sa
base, à l'aide d'une pince à épiler, on fait sortir par l'orifice central un ou plusieurs glomérules blanchâtres, parfois réunis comme des grains de grappe attenant à une
même tige.

Une fois le contenu évacué, à l'aide d'une petite gouge
ou curette à bords bien tranchants, on racle les parois de
la poche. Si, après l'intervention, il demeure une petite
coque flasque, on l'enlève d'un coup de ciseau. L'intervention ne laisse après elle aucune cicatrice. Il est donc inutile
de compléter ce traitement par les cautérisations au nitrate
d'argent ou à l'acide chromique.

Chez les gens timorés et à peau fine, on usera avec avantage de badigeonnages de teinture d'iode ou de pommades au naphtol, à l'acide salicylique, à la résorcine.

VI. — Milium.

Sur le bord et la face libre des paupières se rencontrent également de petites tumeurs d'un blanc jaunâtre ou crayeux qu'il ne faudrait pas confondre avec le molluscum dont ils n'offrent pas la physionomie et au centre desquels ne se voit pas l'ombilication centrale. Ce sont de petits kystes sébacés dont le contenu se vide aisément par compression, une fois la poche incisée.

VII. — Orgelet.

Symptômes. — On désigne sous le nom d'orgelet un furoncle développé aux dépens des follicules pileux, d'une glande de Zeiss ou de Meibomius, *orgelet externe, orgelet interne.*

L'aspect de l'orgelet ne diffère pas de celui des autres furoncles en général. Mais, par suite du voisinage des tissus auprès desquels il se développe, le furoncle du bord palpébral donne souvent lieu à des symptômes en apparence fort graves : gonflement des paupières accompagné souvent d'infiltration de la conjonctive bulbaire avec douleurs lancinantes. L'ensemble de ces phénomènes pourrait amener à confondre cette affection avec une ophtalmie catarrhale et même avec une ophtalmie purulente.

Indépendamment de la sécrétion muco-purulente typique

qui manque toujours, il est facile de s'assurer, en palpant le bord des paupières, qu'il existe un point induré très sensible à la pression. La peau au niveau du siège de l'orgelet est rouge et le sommet de la petite tumeur ne tarde pas à apparaître, pointant dans la rangée des cils ou dans la marge ciliaire. Si l'affection suit la marche ordinaire, la perforation se fait, donnant issue à du pus et à un bourbillon.

Les symptômes fonctionnels sont encore plus marqués dans l'*orgelet interne* ou *meibomien*. Le malade éprouve une sensation de raideur et de démangeaison. Sa paupière lui semble lourde, les mouvements éveillent une violente douleur, exaspérée par la moindre pression donnant la sensation d'un corps étranger constamment en mouvement.

L'abcès peut se vider par l'orifice des glandes de Meibomius ou par la conjonctive.

Dans tous les cas, aussitôt que le pus s'est fait jour au dehors, les phénomènes inflammatoires s'amendent rapidement.

L'orgelet est sujet à des récidives, en particulier chez les personnes atteintes de blépharite.

Traitement. — Aussitôt que la tumeur présente sur le bord ciliaire une petite saillie appréciable, l'évacuation de son contenu à l'aide d'une petite incision pratiquée avec la pointe d'un bistouri étroit abrège la durée de l'affection. Cette incision sera suivie de l'application de cataplasmes ou de fomentations antiseptiques chaudes qui feront disparaître tous les phénomènes du voisinage en 24 ou 48 heures au maximum.

L'œdème de la paupière peut demeurer un peu plus longtemps.

Chez les personnes sujettes à des récidives fréquentes, il est nécessaire de s'assurer s'il n'existe pas de vices de réfraction qui devront être corrigés.

Lorsque l'affection reconnaît comme cause la poussée défectueuse de certains cils, l'épilation devient indispensable.

Chez certaines personnes la cause échappe ; dans ce cas, de grands soins de propreté et des lavages à l'eau chaude matin et soir, joints à l'usage d'une pommade à l'*oxyde de zinc* ou au *précipité blanc* retardent ou empêchent l'apparition du furoncle (voy. plus haut).

A toute personne ayant eu des orgelets, il faut recommander d'éviter le frottement prolongé des paupières, le matin au réveil.

VIII. — Chalazion.

Symptômes. — On appelle chalazion une tumeur indolore, à marche lente, de la grosseur d'une lentille ou d'un pois, faisant plus ou moins saillie sous la peau de l'une des paupières, surtout de la supérieure.

Prenant naissance dans le cartilage tarse, sous l'influence d'une irritation des glandes de Meibomius, cette tumeur, sur laquelle la peau est mobile, fait une saillie plus ou moins prononcée suivant qu'elle se développe à la face antérieure, postérieure ou au milieu du cartilage.

En retournant la paupière dans laquelle s'est développé le chalazion, on perçoit un point brunâtre, bronzé sur la conjonctive palpébrale, correspondant à la tumeur.

Cette tumeur peut disparaître seule par la résorption des cellules embryonnaires qui la constituent. Plus souvent, elle augmente de volume plus ou moins rapidement.

Elle peut se perforer du côté de la conjonctive et au niveau de l'orifice, on trouve un petit cratère entouré de fongosités qui peuvent, en se développant, constituer de véritables polypes.

Dans d'autres cas plus rares, le chalazion progresse vers la peau, finit par contracter des adhérences avec elle, s'enflamme, s'abcède et perce au dehors.

Traitement. — Après avoir instillé quelques gouttes d'un collyre à la cocaïne, on retourne la paupière et la maintenant entre le pouce et l'index (ce dernier appuyé sur la saillie que fait la tumeur), à l'aide d'un bistouri droit, on incise la conjonctive palpébrale jusqu'au cartilage qu'il faut attaquer plus ou moins profondément selon les cas, et cela à l'endroit correspondant au chalazion sur la tache brune, bronzée, signalée plus haut.

L'incision faite, la poche est vidée par une pression plus ou moins énergique exercée par les deux doigts qui maintiennent la paupière renversée.

Le contenu ayant été ainsi énucléé ou vidé, on se trouvera bien de pratiquer un curettage de la cavité à l'aide d'une petite gouge ou d'une petite curette. Ce contenu peut être constitué par une sorte de purée grasse, grisâtre, parfois purulente ou par du liquide séreux.

L'enveloppe, constituée par le tissu dense du tarse forme une coque, parfois très dure et très épaisse, dont on pourra réséquer des lambeaux avec les ciseaux.

Presque aussitôt après l'évacuation du chalazion, la loge se remplit de sang, ce qui pourrait faire croire aux assistants ou aux intéressés que toute la tumeur n'a pas été enlevée. Cet épanchement disparaît d'ailleurs au bout d'un ou deux jours.

Lorsque la tumeur a acquis un grand développement du côté de la peau, avec laquelle elle contracte parfois des adhérences, la simple incision peut être remplacée par l'extirpation du chalazion.

Pour ce faire, on se sert ordinairement d'une pince spéciale, dite pince de *Desmarres*, qui fait l'hémostase préventive et enchâsse la tumeur. La peau et le tissu cellulaire sous-jacent sont incisés avec beaucoup de soin, en évitant de blesser la poche du kyste. Une fois la tumeur complètement séparée de tous les tissus environnants, sa base d'implantation est sectionnée à l'aide de ciseaux courbes. Il faudra respecter autant que possible la conjonctive faisant cette section. Quelques points de suture réunissent la peau.

Le chalazion disparaît parfois sans aucun traitement. Chez les malades pusillanimes, on pourra recommander le massage quotidien à l'aide d'une pommade au précipité jaune ou rouge.

IX. — Xanthelasma.

Le *xanthelasma* est une affection bénigne des paupières qui se montre sous forme de plaques ayant une *teinte jaunâtre, parfois feuille morte*. Ces plaques, le plus souvent bilatérales, symétriques à contours irréguliers, arrondis se montrent dans la région du grand angle de l'œil et surtout à la paupière supérieure. Elles apparaissent après quarante ans le plus généralement et chez les femmes de préférence.

La sensibilité est souvent abolie à leur niveau. Bien que ces plaques ne constituent pas une entrave sérieuse, ne formant aucune saillie, ayant simplement une couleur disgracieuse, elles ont tendance à augmenter, à envahir la peau voisine des paupières, constituant alors de larges placards chamois. Elles peuvent aussi s'étendre à d'autres régions.

Le traitement consiste donc à en pratiquer l'ablation, dans un but purement cosmétique, étant donné leur bénignité absolue.

X. — Kystes séreux du bord palpébral. Phlycténule.

Il n'est pas rare de rencontrer sur le bord des paupières, effleurant la marge ciliaire, de petites vésicules, semi-transparentes, un peu jaunâtres. Isolées ou multiples, elles se développent le plus souvent dans le voisinage d'un des angles des paupières, principalement de l'interne. Ces petits kystes séreux (lymphangiomes kystiques) varient comme grosseur d'un grain de millet à celui d'une grosse lentille.

Le traitement consiste à saisir la petite vésicule avec une pince à dents de souris et à la couper d'un coup de ciseaux ou bien à vider au préalable le contenu de la poche que l'on excise ensuite.

XI. — Trichiasis, Distichiasis.

On donne le nom de trichiasis à une implantation vicieuse des cils qui viennent se mettre en contact avec le globe oculaire qu'ils irritent.

Le trichiasis est total ou partiel suivant que toute la

rangée ciliaire est tournée vers la conjonctive ou que quelques cils seulement sont déviés (Voy. fig. 1).

L'implantation vicieuse est fréquemment déterminée par des affections chroniques des paupières : blépharites, brûlures de la conjonctive palpébrale, mais la cause la plus fréquente du trichiasis est sans contredit la conjonctivite granuleuse, qui, par la rétraction cicatricielle du tarse, détermine le renversement en dedans des paupières.

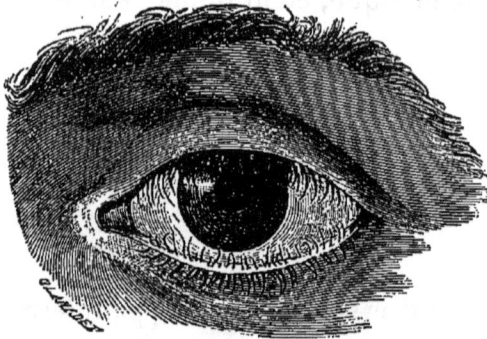

Fig. 1. — Trichiasis. Distichiasis.

Le *distichiasis* est l'état dans lequel on trouve deux rangées de cils : l'une dirigée normalement et l'autre retournée vers le globe qu'elle irrite constamment.

Le frottement des cils sur la cornée détermine des kératites ulcéreuses et vasculaires (pannus) parfois très graves.

Traitement. — Le traitement ne peut être que chirurgical, il consiste à enlever le cil, à détruire son bulbe ou bien à lui imprimer une nouvelle direction.

Le procédé le plus simple et qui donne un résultat immédiat est l'épilation. Mais le soulagement n'est que temporaire, le cil ne tardant pas à repousser. Aussi, a-t-on préconisé la destruction du bulbe pileux par l'électrolyse. Ce procédé ne saurait convenir à un trichiasis total ou très prononcé. La destruction complète des cils peut, du reste, avoir des inconvénients très graves pour la cornée.

L'électrolyse n'est donc applicable que dans les cas où

le nombre des cils déviés est très petit et où leur disparition ne peut nuire en aucune façon à l'organe de la vision.

La déviation du cil consiste à prendre la base du poil
dans une anse de soie et à l'engager à travers la peau dans
une nouvelle direction. Mais ce procédé ne donne qu'une
guérison momentanée.

Une fois le cil tombé, c'est à recommencer ; aussi a-t-on
le plus souvent recours à des procédés chirurgicaux parmi
lesquels nous citerons les procédés de Desmarres, de Gaillard, et la transplantation du bord ciliaire. L'un de ceux-ci,
le procédé de Gaillard (de Poitiers), est extrêmement simple, et peut être tenté par tout praticien.

Il consiste à prendre la peau des paupières dans une
anse de soie fortement serrée.

La technique opératoire est la suivante : à l'aide d'une
aiguille un peu courbe et chargée d'un fil de soie fort, on
traverse la peau de la paupière juste au-dessus de l'implantation des cils, puis faisant cheminer l'aiguille sous la
peau, on la fait ressortir à un centimètre et demi ou deux
au-dessus du bord ciliaire : toute la portion de peau comprise entre l'orifice d'entrée et de sortie est fortement serrée.
On obtient ainsi un renversement plus ou moins prononcé
de la paupière en dehors. Ce renversement doit être toujours un peu exagéré. La peau comprise dans l'anse ne
tarde pas à se sphacéler, mais à la place de l'escharre, il
se fait une traînée verticale de tissu cicatriciel, qui main-
tiendra la paupière déviée en dehors, de sorte que les cils
n'irriteront plus le globe. On peut ainsi appliquer 3, 4
ou 5 sutures suivant que le trichiasis est plus ou moins
considérable.

XII. — Ectropion.

L'ectropion ou renversement de la paupière en dehors est surtout fréquent à la paupière inférieure. Il est complet ou incomplet.

D'après son origine il est dit :

1° SPASMODIQUE. — Se produit chez les enfants atteints de blépharospasme et dont on écarte les paupières avec certaine force. Les cartilages tarses se luxent et les paupières se placent en ectropion.

2° PARALYTIQUE. — L'orbiculaire, innervé par la septième paire, peut être atteint dans la paralysie faciale. La fente palpébrale est alors agrandie (lagophtalmos), l'occlusion de l'œil difficile ou impossible et la paupière inférieure présente un léger ectropion dont la première conséquence est un larmoiement continu.

3° INFLAMMATOIRE. — Consécutif à des inflammations chroniques de la conjonctive et principalement du bord ciliaire.

La blépharite hypertrophique amène une déviation du point lacrymal inférieur bientôt suivie d'un demi-renversement en dehors de toute la paupière.

4° LACRYMAL.

5° SÉNILE. — La parésie de l'orbiculaire chez le vieillard a pour conséquence une éversion du point lacrymal inférieur avec léger renversement de la paupière. Le larmoiement qui résulte de la déviation des points lacrymaux irrite, enflamme à la longue tout le bord ciliaire, le rend plus épais, plus lourd et le renverse en dehors.

6° CICATRICIEL. — Les brûlures, les blessures, les caries

des rebords orbitaires accompagnées de cicatrices adhérentes sont une des causes fréquentes de l'ectropion qui s'accentue au fur à mesure des rétractions cicatricielles.

La première conséquence de la déviation des points lacrymaux, du renversement en dehors de la paupière inférieure est de produire du larmoiement.

Le balayage des corps étrangers déposés soit sur la conjonctive bulbaire, soit sur la cornée est incomplet, d'où l'irritation et l'inflammation possibles de ces deux membranes.

L'ectropion très prononcé met la conjonctive palpébrale en contact direct avec les agents extérieurs qui l'irritent, l'épaississent, la modifient au point de lui enlever ses propriétés de muqueuse.

Le globe, par suite du renversement de l'une ou de l'autre des paupières, se trouve moins défendu.

Traitement. — ECTROPION SPASMODIQUE (voy. *Blépharospasme*).

PARALYTIQUE (Traitement des paralysies de la septième paire).

INFLAMMATOIRE (Traitement de la *Blépharite*).

LACRYMAL (voy. *Affection des voies lacrymales*).

L'ECTROPION SÉNILE prononcé exige un traitement chirurgical, que nous ne pouvons faire dans un petit Traité d'ophtalmologie courante. Il en est de même de l'ectropion cicatriel.

XIII. — Entropion.

L'*entropion* est le renversement de la paupière en dedans.

Il est *spasmodique* ou *cicatriciel* : spasmodique, il est

dû à une contraction énergique de l'orbiculaire qui renverse les bords palpébraux en dedans. On le rencontre
fréquemment chez les enfants atteints de kératite phlycténulaire accompagnée d'un violent blépharospasme, il disparaît avec lui. On le rencontre souvent aussi à la paupière
inférieure chez des vieillards dont la peau palpébrale est
flasque, chez les cardiaques et les emphysémateux.

L'entropion cicatriciel est consécutif soit à des brûlures
de la conjonctive, soit à des conjonctivites granuleuses et
quelquefois diphtéritiques. Il est déterminé par la rétraction du tissu cicatriciel qui remplace le tissu normal.

Traitement. — Le *traitement chirurgical* de l'entropion *cicatriciel* consiste soit à transplanter le bord ciliaire
(Arlt), soit à sectionner le cartilage tarse (tarsotomie, Ana-
gnostakis, Panas). Les procédés sont tellement nombreux
et variés qu'ils ne sauraient être exposés ici.

L'entropion spasmodique des vieillards prend souvent
naissance à la suite d'irritations conjonctivales prolongées,
qu'il suffit de traiter pour faire disparaître.

Si, malgré cela, l'ectropion persiste, on pourra d'abord
recourir à l'application d'une couche de collodion non
riciné. Le bord ciliaire étant remis en place par une légère
traction effectuée au niveau du rebord orbitaire, on applique, à partir de un millimètre de ce bord, des couches de
collodion parallèlement dirigées et occupant tout l'espace
compris entre les deux commissures et le rebord orbitaire
inférieur.

Dans le cas d'insuccès, on aura recours aux sutures de
Gaillard. Un, deux, trois points de suture sont suffisants
suivant les cas.

Quant au *traitement médical*, il donne surtout chez les

enfants atteints de kératites de bons résultats. Il faut, pendant quelques heures de la journée, placer le petit malade dans une obscurité relative, instiller de temps en temps une goutte d'un collyre fort à la cocaïne (chlorhydrate de cocaïne 0,20 centigr., eau 10 gr.), et s'il existe soit des croûtes eczémateuses, soit surtout des fissures, des rhagades au niveau de la commissure externe, les faire disparaître à l'aide des moyens indiqués plus bas (voy. *kératites phlycténulaires, blépharospasme*).

XIV. — Emphysème des paupières.

Symptômes. — Nous n'insisterons pas sur les symptômes de l'emphysème qui n'ont ici rien de spécial. Indépendamment de l'emphysème consécutif aux fractures des os du nez, c'est en général du côté des voies lacrymales qu'il faut rechercher l'origine de l'affection.

L'emphysème, en effet, est souvent consécutive au cathétérisme du canal nasal ou à une injection poussée dans cette direction, par suite d'une fausse manœuvre ou de l'indocilité du patient.

L'emphysème survient aussi assez souvent à la suite des efforts d'expiration (en se mouchant) que les malades exécutent immédiatement après le cathétérisme.

Traitement. — Eviter les efforts d'expiration du côté malade et application pendant quelques jours d'un bandeau compressif.

Dans tous les cas, il faut s'abstenir de pratiquer des ponctions ou des incisions dans la région tuméfiée.

XV. — Œdème des paupières.

Nous relaterons seulement les différentes affections où on rencontre ce symptôme très important.

Il y a des œdèmes *inflammatoires, non inflammatoires* et *mixtes.*

ŒDÈMES INFLAMMATOIRES. — Les causes sont :

1° Orgelet.

2° Dacryocystite phlegmoneuse.

3° Erysipèle (persistant parfois à l'état chronique).

4° Furoncles, abcès des paupières.

5° Traumatismes.

6° Piqûres d'insectes.

ŒDÈMES NON INFLAMMATOIRES. — Ici nous trouvons :

1° Maladies générales (cœur, reins).

2° Œdème dû au blépharospasme.

3° Compression d'un bandage.

4° Lymphatisme (intermittent).

5° Port des béquilles.

6° Abus des fomentations chaudes.

ŒDÈMES MIXTES.

1° Ophtalmies catarrhale, purulente, diphtéritique.

2° Maladies des membranes profondes (iritis, irido-choroïdite, glaucome, panophtalmie.

3° Ténonite, phlegmon orbitaire, ostéites et périostites.

4° Thrombo-phlébite de la veine ophtalmique et des sinus.

5° Affections des fosses nasales (polypes).

6° Abcès de la face, du cuir chevelu.

Il faudra donc, dans chaque cas, rechercher avec soin la cause et le traitement variera dans chaque circonstance.

XVI. — Ecchymoses des paupières.

Symptômes. — Il existe des ecchymoses par action directe et des ecchymoses symptomatiques.

Les ecchymoses par action directe n'offrent rien de particulier.

Les ecchymoses symptomatiques relèvent de la pathologie interne ou externe, comme liées à des fractures de la base du crâne et s'accompagnent d'ecchymoses sous-conjonctivales; ou bien elles apparaissent sous la dépendance d'une affection générale comme la maladie de Werlof (purpura).

Traitement. — Les ecchymoses par action directe disparaissent à la longue sans aucun traitement. Mais leur résolution peut être activée à l'aide de lotions à l'extrait de saturne, à l'alcool mélangé d'eau et par une légère compression exercée à l'aide d'un bandeau.

Solution avec :

Sous-acétate de plomb liquide. . ⎫   *āā*
Alcool de menthe . . . . . ⎬ XX gouttes.
Eau distillée. . . . . . . ⎭ 100 gr.

en compresses dans la journée.

XVII. — Spasme de l'orbiculaire, Blépharospasme.

Le spasme de l'orbiculaire se divise en *spasme clonique* et *spasme tonique*.

LE SPASME TONIQUE (les paupières demeurent convulsivement fermées) se trouve lié à un grand nombre d'affections du segment antérieur de l'œil (corps étranger, kératite phlycténulaire, ulcéreuse, iritis, trichiasis, etc., etc.). Les corps étrangers de la cornée et même de la conjonctive, les cicatrices situées sur le trajet d'une des branches du trijumeau, la carie dentaire, sont autant de causes susceptibles de faire naître et d'entretenir le blépharospasme. Chez les hystériques, on rencontre parfois un blépharospasme uni ou bi-latéral qu'il ne faudrait pas confondre avec le ptosis.

Certaines affections cérébrales, certaines maladies infectieuses avec manifestations du côté du cerveau, les traumatismes du crâne donnent lieu à une forme de blépharospasme causé par une contracture bien apparente des fibres de l'orbiculaire. Ici le blépharospasme est toujours double.

LE SPASME CLONIQUE (les paupières s'ouvrent et se ferment avec rapidité) se développe en dehors de toute affection oculaire proprement dite, et peut préoccuper le médecin qui chercherait en vain une lésion expliquant ce symptôme. Le spasme clonique se rencontre assez souvent chez les enfants faibles, anémiés, nerveux, atteints d'helminthiase et de troubles du tube digestif, chez ceux qui sont atteints d'un vice de réfraction (hypermétropie, astigmatisme). Chez les personnes âgées, cette forme de blépharospasme se montre comme symptôme du tic convulsif du facial.

Traitement. — Le traitement du spasme tonique est lié aux affections dont il est la conséquence. Les enfants atteints de kératite phlycténulaire, ulcéreuse, présentent souvent un blépharospasme, dont l'intensité et la durée peuvent constituer une véritable complication de leur affection.

En dehors de la prévention qu'ont les petits malades pour toute tentative faite en vue d'entr'ouvrir leurs paupières, il est certain que l'action de l'air et de la lumière sur la cornée malade amène par réflexe une occlusion énergique des paupières ; aussi faudrait-il dès le début de la kératite, et alors que le patient n'affecte que peu d'appréhension, soustraire l'œil malade à l'influence des agents qui l'irritent. — L'usage d'un bandeau noir flottant au devant de l'œil rend de fort bons services en permettant aux enfants de profiter de la vie au grand air ; chez eux on aura soin de les placer dans une demi-obscurité. Chez les enfants dociles atteints de blépharospasme intense, les instillations d'un collyre à la cocaïne (chlorhydrate de cocaïne 0,15 centig., eau 10 gram.) répétées plusieurs fois dans la journée, font cesser, pendant quelques instants, la contraction violente de l'orbiculaire et son action parfois désastreuse sur le globe de l'œil.

Ces moyens que nous pourrions dénommer de douceur ne donnent pas toujours le résultat cherché. — Il faut alors avoir recours aux méthodes dites de force.

Le premier moyen à employer est l'ouverture forcée des paupières à l'aide d'écarteurs ou du blépharostat. — Après avoir instillé quelques gouttes d'un collyre à la cocaïne, on engage les branches du blépharostat entre les paupières en les laissant s'entr'ouvrir d'une façon graduelle jusqu'au moment où elles atteignent leur plus grand écartement. L'instrument est maintenu en place pendant 3 ou 4 minutes et la manœuvre renouvelée tous les jours, deux fois par jour, si possible. — Il est rare que le blépharospasme persiste longtemps, si en même temps qu'au traitement bien approprié de l'affection qui l'engendre, on a recours aux moyens que nous venons d'indiquer.

Nous nous sommes souvent fort bien trouvé, pour combattre le blépharospasme, du moyen suivant depuis longtemps préconisé. — A l'aide d'un petit pinceau à aqua-
relle, on étend par séries linéaires une très légère couche
de teinture d'iode, de façon à peindre les deux paupières
depuis leur origine ciliaire jusqu'au voisinage des rebords
orbitaires. La légère révulsion ainsi obtenue, dont on ne
trouve pas trace le lendemain, a pour avantage de pouvoir
être souvent renouvelée.

Le blépharospasme symptomatique d'un tic facial présente un pronostic plus grave. — Il existe parfois des
« points de compression » situés à l'émergence des différentes branches de la cinquième paire. La pression exercée
sur ces différents points amène un arrêt momentané des
convulsions. Nous ne nous étendrons pas sur cette forme
de blépharospasme qui ressort autant de la chirurgie générale que de la spécialité.

Certains tics douloureux de la face peuvent tenir à la
présence d'une dent cariée et même sur les maxillaires
édentés à la compression d'un filet dentaire. La destruction
de la cause amène la guérison.

XVIII. — Blépharophimosis. —
Lagophtalmos.

Blépharophimosis est le nom donné au rétrécissement
de l'ouverture palpébrale, que ce rétrécissement soit dû à
une affection chronique de la conjonctive et de la paupière
(conjonctivite granuleuse, blépharite ulcéreuse) ou qu'il
soit consécutif à un symblépharon.

Les inconvénients produits par le blépharophimosis

sont corrigés à l'aide d'une opération appelée *canthoplastie* ou *section de la commissure externe.*

Le LAGOPHTALMOS est une affection caractérisée par l'impossibilité de fermer les paupières. Le plus souvent symptomatique d'une paralysie de la 7ᵐᵉ paire, il disparaît ou s'atténue avec les autres symptômes de la paralysie faciale.

XIX. — Ptosis. — Blépharoptose.

On désigne sous le nom de ptosis la chute de la paupière supérieure.

Le ptosis est le plus souvent symptomatique d'une paralysie de la 3ᵐᵉ paire (voy. *Paralysies musculaires*), mais la chute de la paupière peut être congénitale. Dans ce dernier cas, elle est due au développement incomplet du muscle releveur ou bien à un traumatisme de la 3ᵐᵉ paire survenu pendant l'accouchement.

Il existe une sorte de PTOSIS INCOMPLET, consécutif aux affections chroniques de la conjonctive et de la cornée. La conjonctivite granuleuse détermine pendant son évolution et laisse souvent persister, après guérison, une chute incomplète de la paupière supérieure caractéristique. Beaucoup d'enfants ayant longtemps souffert de kératite phlycténulaire présentent pendant des années une légère chute de la paupière qui fait dire à leur entourage, qui ne juge de la grandeur des yeux que d'après l'ouverture palpébrale, que l'œil est devenu plus petit.

Dans les cas de PTOSIS COMPLET, il faut rechercher les signes d'une paralysie de la 3ᵐᵉ paire (mydriase, strabisme divergent, etc., etc.). Les cas de ptosis incomplets non congénitaux appellent un examen bien attentif de la cornée

sur laquelle on trouve soit des taies bien évidentes, soit
de légers néphelions, rendus bien apparents à l'aide de
l'éclairage oblique. En l'absence de lésions cornéennes et
même avec celles-ci, retourner la paupière de façon à bien
examiner la conjonctive et se rendre compte s'il n'existe
pas de cicatrices, d'anciennes granulations ou même de
granulations en voie d'évolution.

Les nombreux procédés qui ont pour but de relever la
paupière consistent soit dans la résection de l'orbiculaire,
de toute la paupière ou bien ont pour but de substituer à
l'insuffisance du releveur le muscle frontal (Dransart, Panas) ou le droit supérieur (Motais, Parinaud).

XX. — Symblépharon.

On donne le nom de *symblépharon* à l'adhérence de la
conjonctive palpébrale à la conjonctive oculaire (fig. 2).

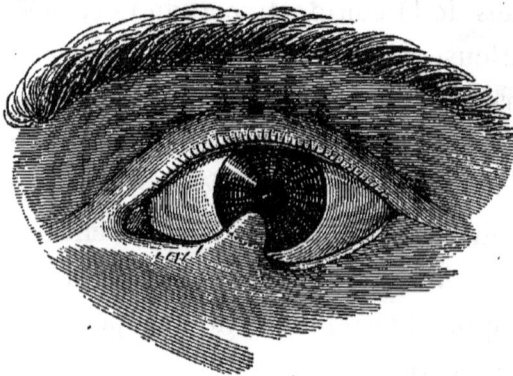

Fig. 2. — Symblépharon.

C'est presque toujours à la suite de brûlures, d'ophtalmies diphtéritiques, à la suite des brossages chez les granuleux, alors qu'on ne surveille pas la cicatrisation des culs-de-sac, que cette soudure se produit. L'adhérence de la paupière au globe peut être plus ou moins grande et sa constatation est facile. Les mouvements de l'œil sont évidemment gênés et la vision plus ou moins compromise suivant les cas. Le traitement consiste à rompre, à sectionner ces adhérences ; parfois des autoplasties sont nécessaires pour éviter une récidive.

Le mieux est de les prévenir (voy. *Brûlures des paupières*) quand la chose est possible.

XXI. — Ankyloblépharon.

L'*ankyloblépharon* (αγκυλη, frein ; βλεφαρον, paupière) est le nom qui désigne la soudure plus ou moins grande des bords des paupières.

Il succède à des ulcérations palpébrales de nature diverse : plaies, brûlures, blépharites, etc. Son siège le plus fréquent est l'angle externe où il détermine un rétrécissement de la fente palpébrale (BLÉPHARO-PHIMOSIS OU PHIMOSIS PALPÉBRAL).

Pareil état est extrêmement fréquent, constant même chez les vieux granuleux.

L'ankyloblépharon presque toujours acquis peut être congénital.

Le traitement consiste à rompre les adhérences et à faire des autoplasties s'il en est besoin. L'opération qui a pour but d'agrandir la fente palpébrale prend le nom de *canthoplastie* (fig. 3).

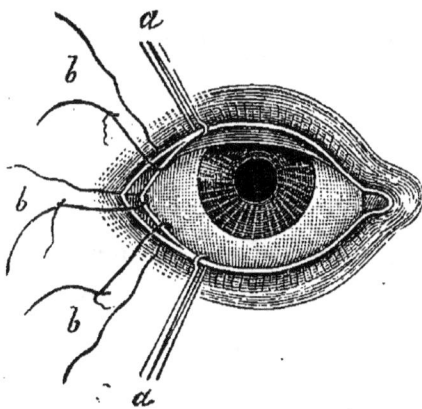

Fig. 3. — Canthoplastie. *a, a*, pinces qui écartent les paupières ; *b, b*, aiguilles avec fil engagées dans la plaie.

CHAPITRE II

CONJONCTIVE

I. — Conjonctivite simple, catarrhale aiguë. — Ophtalmie catarrhale.

Survenue sous l'influence de conditions diverses, la conjonctivite est le résultat de la prolifération de différents microbes.

Le gonocoque, le diplobacille, le pneumocoque, le staphylocoque, le streptocoque peuvent déterminer l'inflammation conjonctivale.

Mais, le plus fréquemment, elle est due au bacille de Weeks.

Symptômes. — Injection plus ou moins accentuée de la conjonctive palpébrale et oculaire, surtout au niveau des culs-de-sac. Les paupières sont légèrement œdématiées, agglutinées, surtout le matin au réveil, par du muco-pus en partie desséché, déposé à la base où sur toute la hauteur des cils réunis en petits paquets.

Les malades se plaignent d'une sensation de cuisson (leurs yeux sont remplis de sable, de gravier). Le travail, surtout le soir à la lumière, devient pénible, souvent même impossible. Les personnes atteintes de conjonctivite catarrhale se frottent constamment les yeux pour chasser les brouillards qui les recouvrent ou les mouches volantes qui les gênent. Ces phénomènes ainsi que l'irisation des objets sont dus aux mucosités que le clignotement étale sur la surface de la cornée. Dans toute conjonctivite catarrhale, il faut toujours examiner complètement la conjonctive bulbaire et palpébrale. Pour explorer la conjonctive palpébrale inférieure et le cul-de-sac, il suffit d'attirer fortement en bas la paupière. Pour l'examen de la conjonctive palpébrale supérieure et du cul-de-sac, il faut retourner complètement la paupière supérieure et faire regarder fortement le malade en bas. Cet examen a une grande importance pour le diagnostic de la conjonctivite simple et de la conjonctivite granuleuse dont le début s'accompagne fréquemment de catarrhe conjonctival et dont le siège de prédilection est le tarse et le cul-de-sac supérieur.

Traitement. — Toutes les formes de conjonctivites étant de nature microbienne et par conséquent contagieuses, il faut réaliser autant que possible l'antisepsie la plus rigoureuse.

Le traitement consistera en des lavages fréquemment renouvelés, avec une solution soit d'acide borique à 30 ou 40 0/00, soit de sublimé à 0,25 0/00.

Une fois ces lavages pratiqués et les bords ciliaires bien décapés de toutes les croûtes qui agglutinent les cils, on prescrira des instillations avec les collyres astringents.

Au début, l'instillation d'un collyre fort au nitrate d'argent (Collyre au nitrate d'argent 0,15 centig., eau distillée 10 gram.) aura pour effet de diminuer la durée de l'affection. L'emploi de ce collyre ne saurait être prolongé et devra être effectué par le médecin lui-même.

Il sera remplacé par un collyre astringent au sulfate de zinc.

Sulfate de zinc . . . . . 0,10 à 15 centig.
Eau distillée. . . . . . 10 gr.

ou par un collyre au protargol à $\dfrac{0,50}{10}$ ou $\dfrac{1}{10}$ 1 goutte deux ou trois fois par jour.

Lorsqu'on aura quelque raison de croire que les instillations seront mal faites, il est préférable de les remplacer par une solution de sulfate de zinc dont le malade lui-même pourra se servir sans danger.

Solution avec :

Sulfate de zinc . . . . . 0,75 cent. à 1 gr.
Eau distillée . . . . . . 300 gram.

en lavages tièdes matin et soir à l'aide d'un linge très propre ou de tampons d'ouate.

Recommander aux malades d'entr'ouvrir les paupières de façon à laisser pénétrer un peu du liquide à la surface de l'œil.

Ce *traitement local* sera complété par l'application, sur le bord des paupières, d'une légère couche de pommade à l'*oxyde de zinc* ou au *précipité blanc*.

L'usage de la pommade a ici pour but d'empêcher l'accolement des paupières le matin, au réveil. On devra prescrire au malade d'éviter le grand jour, la fumée, la poussière, la trop grande chaleur, le froid, toutes les causes enfin qui pourraient congestionner la muqueuse oculaire.

II. — Conjonctivite subaiguë.

La conjonctivite subaiguë peut apparaître à tous les âges, mais on la rencontre surtout chez l'adulte et le vieillard. Jamais les symptômes inflammatoires ne sont très marqués.

Le matin, au réveil, le malade constate l'accolement des paupières, l'agglutinement des cils et une sécrétion muco-purulente légère, au niveau du grand angle surtout.

Il éprouve une photophobie légère, surtout le soir, à la lumière artificielle, une sensation de grains de sable roulant sur l'œil, des démangeaisons, des fourmillements au niveau des paupières.

L'injection conjonctivale est surtout marquée au niveau de la conjonctive tarsienne et de la caroncule. La conjonctive bulbaire reste normale. La sécrétion est peu abondante. Des lésions érythémateuses se montrent sur le bord palpébral, surtout au niveau des angles où parfois des ulcérations légères se produisent. Cette affection peut se prolonger plusieurs mois, mais sans grand danger pour l'œil, car les complications cornéennes sont extrêmement rares.

Occasionnée par le *diplobacille* de Morax, elle guérit très bien par l'emploi de collyres au sulfate de zinc un peu forts.

Collyres avec :

> Sulfate de zinc . . . . 0,15 à 0,25 centig.
> Eau distillée . . . . . 10 gr.

On emploiera aussi avec succès la pommade au précipité jaune.

III. — Conjonctivite chronique.

Cette forme succède à la précédente ou s'établit d'emblée. Elle offre certains sièges de prédilection, l'angle externe ou interne (conjonctivite angulaire) ou le bord des paupières.

Dans toute conjonctivite chronique, il est essentiel de s'assurer de l'intégrité des voies lacrymales, d'examiner si les points lacrymaux, les inférieurs principalement, ne sont pas déviés, s'ils plongent comme ils doivent le faire à l'état normal, dans le lac lacrymal.

Les affections de l'estomac entretiennent une forme de conjonctivite chronique qui ne disparaît qu'après la guérison ou l'amélioration de ces affections. La conjonctivite chronique peut être entretenue, comme les blépharites, par un vice de réfraction.

Traitement. — Le traitement doit varier suivant la cause de la conjonctivite.

Chez les personnes exposées aux poussières irritantes, etc., on prescrira le port des verres teintés et l'usage des lavages antiseptiques.

Lorsque la conjonctivite est la conséquence d'un mauvais fonctionnement des voies lacrymales, l'incision du conduit lacrymal inférieur, que l'on fera suivre du cathétérisme du canal nasal, procurera un double bénéfice : disparition de la conjonctivite et relèvement de la paupière inférieure qui se trouve souvent en ectropion.

Quant aux conjonctivites liées à des troubles de l'estomac et aux amétropies, elles disparaîtront par le traitement de la cause.

Il n'est pas rare de voir le traitement ne donner que fort peu de résultat chez certaines personnes. Dans ce cas, au collyre au sulfate de zinc, que l'on peut employer dans tous les cas, substituer une pommade à l'oxyde jaune :

Bioxyde jaune d'hydrargyre . . 0 gr. 05
Vaseline. . . . . 5 gr.
Gros comme un grain de blé entre les paupières, matin et soir.

IV. — Infarctus des glandes de Meibomius, lithiase conjonctivale.

La lithiase conjonctivale se rencontre le plus souvent concurremment avec de la conjonctivite chronique que la présence d'infarctus rend rebelle aux traitements. — Cette persistance de la conjonctivite tient, en effet, à la présence des concrétions calcaires situées dans les glandes de Meibomius et leurs conduits.

Ces concrétions siègent surtout à la paupière inférieure. Il suffit, pour les mettre en évidence, d'attirer fortement cette paupière en bas. Cette manœuvre met à découvert des points d'un blanc crayeux, ou d'un blanc jaunâtre, arrondis mais le plus souvent allongés perpendiculairement au bord palpébral, au voisinage duquel ils se trouvent en général. La lithiase peut se rencontrer sur les deux paupières.

Traitement. — Lorsque les concrétions font saillie, il est facile de les enlever avec la pointe d'un bistouri après anesthésie de la muqueuse à l'aide de quelques gouttes d'un collyre à la cocaïne. Ces concrétions sont parfois d'un très petit volume, l'extraction en sera faite à l'aide d'une aiguille à corps étranger.

Les concrétions une fois enlevées, les phénomènes de conjonctivite disparaissent bientôt, si l'on fait usage de légers collyres astringents (sulfate de zinc, etc.).

V. — Conjonctivite ou ophtalmie purulente.

L'ophtalmie purulente est une des affections les plus graves dont l'œil puisse être atteint, si l'on considère les lésions cornéennes dont elle se complique souvent, et qui peuvent entraîner une diminution considérable et même la perte de la vision.

L'ophtalmie purulente peut succéder à une conjonctivite folliculaire ou se greffer sur la conjonctivite granuleuse. Mais sa cause la plus fréquente est l'inoculation. Celle-ci peut se faire de mille manières (attouchements directs : linges, éponges, vêtements, etc.). Chez le nouveau-né, où elle apparaît du deuxième au cinquième jour après la naissance, la conjonctivite purulente est, dans la majorité des cas, le résultat d'une inoculation directe de la mère à l'enfant au moment du passage de la tête dans le vagin, cas le plus fréquent quand il existe un écoulement; ou bien l'affection est transmise par les personnes qui, sans avoir pris les précautions antiseptiques voulues, donnent des soins au nouveau-né.

Certaines conditions de milieu : encombrement des salles d'asile, d'hôpitaux, sont favorables à la diffusion de l'ophtalmie des nouveau-nés, qui revêt le caractère d'une véritable épidémie.

Bien que des microbes multiples puissent causer l'ophtalmie purulente, le gonocoque semble être celui qu'on rencontre le plus fréquemment.

L'inoculation du pus blennorrhagique donne lieu à une ophtalmie purulente d'une gravité exceptionnelle. Une cause fréquente d'ophtalmie purulente dans le midi de la France est due à l'emploi de l'urine comme traitement des affections oculaires.

Symptômes. — Les débuts sont ceux d'une conjonctivite catarrhale simple, mais avec exagération de tous les symptômes. La rougeur est plus accentuée et, de plus, la poussée congestive se faisant rapide et très intense, la conjonctive bulbaire est souvent parsemée d'un piqueté de petites taches hémorragiques, parfois même de larges ecchymoses sous-conjonctivales.

Les paupières, dont les bords étaient seuls infiltrés au début, deviennent rigides avec un gonflement considérable surtout marqué à la paupière supérieure. La sécrétion, d'abord citrine et assez rare, prend une teinte jaune-verdâtre et devient très abondante. Le pus s'écoule le long de la joue ou sur le dos du nez, laissant où il se dessèche des traînées d'un jaune sale. En cherchant à écarter les paupières, il s'échappe une plus ou moins grande quantité de sécrétion purulente emprisonnée dans une sorte de cul-de-sac formé par l'adossement des parties moyennes de leur surface cutanée.

Cette ouverture, douloureuse pour le patient, n'est pas sans danger pour l'opérateur, s'il ne prend certaine précaution. Dans la pratique, on se sert d'écarteurs, de façon à bien permettre l'examen de la cornée et de la conjonctive oculaires. La muqueuse palpébrale se montre d'un rouge brun, saignant au moindre contact. La muqueuse oculaire, œdématiée et baignée de pus, forme, au pourtour de la cornée, un bourrelet épais et rougeâtre, qui ne laisse voir parfois que le centre de cette membrane qui apparaît comme au fond d'un trou (chémosis). Parfois une portion de la muqueuse oculaire fait saillie au dehors et s'interpose entre les bords de l'ouverture palpébrale.

Complications. — L'ophtalmie purulente se complique souvent de lésions du côté de la cornée, qui ne manquent du reste jamais de se produire, si l'affection évolue sans qu'il lui soit opposé un traitement énergique.

Le plus souvent au début, la cornée montre une infiltration, d'abord localisée, soit à la périphérie, soit au centre. D'un blanc grisâtre, cette infiltration ne tarde pas à prendre une teinte jaunâtre, qui, envahissant peu à peu les parties voisines, finit, dans certains cas désastreux, par occuper toute la surface de la membrane, ne laissant qu'un liseré de tissu sain de quelques millimètres entourant et limitant en dehors la partie infiltrée. La cornée subit, dans ces cas, une fonte purulente et s'élimine en bloc. L'œil est à jamais perdu au point de vue de la vision, et l'organe lui-même au point de vue esthétique peut présenter deux aspects bien différents qui tiennent à la résistance plus ou moins grande qu'oppose la membrane de Descemet et à la marche de l'infiltration.

Dans les cas où la membrane anhiste cède sous l'influence de la pression intra-oculaire, le contenu de la coque se vide, le cristallin et le corps vitré s'échappent par une large ouverture et le globe réduit à un petit moignon se ratatine tout au fond de l'orbite, où la conjonctive qui le recouvre, le masque presque complètement. — Dans l'autre cas, au contraire, l'œil augmenté de volume se présente sous un aspect tout spécial : staphylomateux (voy. *Abcès, Ulcère de la cornée, Staphylome*).

Les ulcérations de la cornée constituent la complication la plus fréquente. Parfois superficielles et peu étendues, elles peuvent au contraire, tout en restant limitées en surface, gagner en profondeur et détruire toute l'épaisseur de la membrane, créant ainsi une perforation plus ou moins large qui laisse échapper l'humeur aqueuse seule ou dans laquelle l'iris poussé en avant vient s'engager par une portion plus ou moins étendue de son bord pupillaire (voy. *Ulcère de la cornée*).

Un des endroits de prédilection de l'ulcère cornéen est le voisinage du limbe. — Dans certains cas d'ophtalmie purulente, on peut voir une ulcération marginale d'abord localisée au tiers supéro-interne gagner peu à peu le pourtour de la cornée, isolant ainsi les parties centrales de la membrane qui, privées de leur nutrition, se sphacèlent et s'éliminent.

Pour les variétés que peuvent présenter les complications cornéennes, le lecteur voudra bien se reporter aux articles *abcès* et *ulcères de la cornée.*

Traitement. — Traitement prophylactique. — *a)* Faire disparaître pendant la grossesse tout écoulement catarrhal ou purulent du vagin ; dans le cas où aucune médication n'aurait été instituée, faire un lavage antiseptique du canal vaginal au moment de l'accouchement.

b) Aussitôt après la naissance, laver les yeux de l'enfant avec de l'eau autre que celle de son bain, mais de préférence avec une solution antiseptique (sublimé 0,25 0/0, légèrement chaude). Le lavage fait, entr'ouvrir les paupières, et laisser tomber sur chaque œil une goutte du collyre suivant : Nitrate d'argent, 0,20 cent., eau, 10 gram.

On peut remplacer les instillations de nitrate par des lavages au sublimé, par l'insufflation de poudre d'iodoforme. Nous donnons la préférence aux instillations de nitrate d'argent, dont l'application est aisée et dont les résultats ont été jusqu'ici supérieurs à ceux obtenus par les médications parallèles.

Traitement de la blennorrhée. — Toute ophtalmie purulente des nouveau-nés non compliquée de lésions cornéennes doit être guérie sans laisser de traces.

Dès le début, il faut s'appliquer à arrêter la purulence de la conjonctive ; à faire « la chasse au pus » et à préserver l'œil sain si un seul œil se trouve pris.

Préservation de l'œil sain. — Pour préserver l'œil sain, on ne saurait, chez l'enfant, employer un bandage occlusif; ce sont les soins de propreté rigoureusement observés autant qu'en ce qui concerne l'œil contaminé, et la fréquence des lavages antiseptiques qui ont pour effet d'éviter les chances d'inoculation. Aucun des instruments (linge, vase, etc., etc.) servant pour l'œil malade ne devra servir pour l'œil sain.

Traitement de l'œil malade. — Après avoir soigneusement nettoyé la région avec une solution au sublimé :

Sublimé 0,25
Eau 1,000

entr'ouvrir peu à peu les paupières et arroser la conjonctive à mesure qu'elle se présente, les lavages doivent être faits à l'aide d'un tampon d'ouate imbibé d'une solution antiseptique (sublimé, acide borique, naphtol, formol, etc.). Le tampon bien imbibé est exprimé au-dessus de l'ouverture palpébrale et chaque fois que le courant ainsi établi a quelque peine à entraîner les glaires purulentes, par une légère friction exercée à l'aide du tampon, on les détachera. Tout tampon d'ouate ayant touché la muqueuse sera immédiatement jeté ou mieux brûlé.

La conjonctive étant ainsi bien nettoyée et aussi loin que possible, il s'agit de se rendre compte de l'état de la cornée, de bien examiner si cette membrane ne présente aucune lésion (simple infiltration, abcès, perforation, etc.). Cette constatation faite, il faut retourner les paupières de façon à mettre à découvert le plus de muqueuse possible. Chez l'enfant, par suite de la contraction de l'orbiculaire, en entr'ouvrant avec force la fente palpébrale, on arrive aisément à luxer les cartilages.

Deux cas peuvent se présenter : *a*) la purulence est à son début, l'œdème des paupières peu marqué; *b*) ou bien, au contraire, la blennorrhagie oculaire est dans toute son intensité, l'œdème des paupières considérable.

Dans le premier cas, il suffit le plus souvent d'instiller sur la muqueuse malade deux ou trois gouttes d'un collyre au nitrate d'argent.

> Nitrate d'argent . . . . 0 gr. 10
> Eau distillée . . . . 15 gr.

Ces instillations, répétées matin et soir, devront, en même temps que les lavages antiseptiques (voy. p. 45), être continuées jusqu'à complète disparition de la purulence.

Dans le deuxième cas, il faut remplacer les solutions légères par l'application directe du crayon de nitrate d'argent sur les muqueuses conjonctivales ou, mieux encore, par le badigeonnage de la conjonctive au moyen d'une solution forte de sel lunaire.

Le badigeonnage est d'une application plus aisée; il peut être porté dans tous les replis de la muqueuse sans aucun danger.

La solution ordinairement employée est une solution à 2 0/0.

> Nitrate d'argent . . . . : 0 gr. 20.
> Eau distillée . . . . 10 gr.

L'opérateur doit avoir à sa portée un flacon à large goulot contenant la solution de nitrate et un verre contenant de l'eau salée (4 ou 5 grammes de sel pour un demi-verre d'eau). Un petit pinceau trempé dans la solution, un pinceau, au contraire, beaucoup plus fourni est placé dans le verre d'eau salée. La conjonctive ayant été bien nettoyée de la façon indiquée plus haut, on badigeonne la conjonctive de chaque paupière séparément. On commencera de préférence par la paupière supérieure, l'inférieure devant demeurer en place de façon à protéger la cornée contre les atteintes du collyre. La paupière supérieure, pour le même motif, sera également remise en place avant la cautérisation de la paupière inférieure.

La paupière à cautériser étant bien fixée avec les doigts de la main gauche, on badigeonne à plusieurs reprises (le pinceau ayant été plusieurs fois retrempé) toute la portion de la muqueuse qui se présente. *Immédiatement après*, saisissant le gros pinceau bien chargé d'eau salée, on le promène un peu vigoureusement sur toute la muqueuse cautérisée. Le pinceau devra être retrempé à plusieurs reprises dans l'eau salée. Pendant la cautérisation, mais surtout pendant la neutralisation, il se produit le plus souvent une hémorrhagie en nappe, dont l'opérateur n'a pas à s'occuper.

Les cautérisations de la conjonctive toujours suivies de la neutralisation du sel d'argent seront renouvelées toutes les douze ou vingt-quatre heures, selon les cas. Chez le nouveau-né, une cautérisation toutes les vingt-quatre heures est, dans la majorité des cas, absolument suffisante.

Dans l'intervalle des cautérisations, *point très important du traitement*, il est essentiel de pratiquer des lavages fréquents, en respectant autant que possible le sommeil de l'enfant. Ces lavages doivent être faits avec des solutions antiseptiques, de préférence avec une solution au sublimé.

> Sublimé. . . . . . . 0,10 centigr.
> Eau distillée . . . . 1,000 grammes.

Parfois le sublimé est mal supporté et détermine de

l'érythème, il peut être avantageusement remplacé par le naphtol β en solution ou le permanganate de potasse à 1 0/00.

Permanganate de potasse. 0,50 à 1 gramme.
Eau   1,000   —

C'est souvent faute d'avoir consciencieusement pratiqué ces lavages que les gens qui soignent l'enfant peuvent être rendus responsables de certains accidents. Le tampon d'ouate nous semble bien préférable à la seringue.

Voici comment nous recommandons de pratiquer ces lavages :

Après avoir soigneusement nettoyé les bords des paupières de l'enfant, les avoir débarrassés de toutes les croûtes adhérentes, entr'ouvrir aussi largement que possible la fente palpébrale et arroser, à l'aide de la solution choisie, légèrement tiède, toute la portion de muqueuse qui se présente. Ensuite, par des mouvements alternatifs d'ouverture et de fermeture des paupières, faire sourdre à la fente palpébrale les sécrétions étendues sur la surface du globe ou renfermées dans les culs-de-sac et, immédiatement, les essuyer à l'aide du tampon.

Un point important du traitement est de savoir à quel moment l'on doit cesser de pratiquer les cautérisations. Les cautérisations pratiquées au delà du moment où elles sont nécessaires, provoquent une conjonctivite rebelle et retardent souvent la guérison de un ou deux septenaires, sans préjudice des troubles qu'elles peuvent occasionner du côté de la cornée. Voici quelques indications qui peuvent guider le médecin sur le moment où il doit cesser de pratiquer les cautérisations : diminution sensible du volume des paupières, qui présentent une surface ridée,

Puech et Fromaget. Ophtalmol.   3.

plissée (la peau distendue n'a pas repris sa tonicité parallèlement à la diminution de l'exsudat), changement d'aspect de la sécrétion qui, de franchement purulente, devient
muqueuse ou plus souvent « citrine », etc. A ce moment,
les cautérisations seront remplacées par les instillations
de collyres astringents dont on diminuera graduellement
la force.

**Ophtalmies des nouveau-nés compliquées de
lésions du côté de la cornée.** — Doit-on cesser de pratiquer les cautérisations ou, dans le cas où elles n'auraient
jamais été faites, doit-on s'abstenir de les faire lorsqu'on
se trouve en présence de lésions cornéennes ?

*Les cautérisations doivent être pratiquées aussi long-
temps que le nécessite l'état de la conjonctivite et quel que
puisse être l'état de la cornée.* Il faut dans ces cas particuliers redoubler de précautions pour empêcher que le sel
d'argent ne vienne se répandre sur les lésions de la cornée,
et avoir soin de pousser aussi loin que possible la neutralisation du sel à l'aide de l'eau salée. Loin de nuire à l'affection cornéenne, les cautérisations, dans un grand nombre de cas, en enrayent la marche, en empêchant l'apport,
le renouvellement de l'agent infectieux et en atténuant la
virulence.

Les lésions du côté de la cornée consistent parfois en de
simples exfoliations épithéliales, en de petites érosions
qui guérissent d'autant plus vite que le traitement de la
conjonctivite purulente elle-même a été dès le début bien
institué.

Dans certains cas, les lésions cornéennes revêtent un certain degré de gravité ; les abcès sont étendus, les ulcérations qui leur succèdent sont plus ou moins profondes.
Chez le nouveau-né le traitement local est celui qui offre

le plus de chance de succès. Tout en continuant d'agir sur la conjonctive, on recouvre, on comble les ulcérations de poudre d'iodoforme. Si les lésions menacent de s'étendre tant en surface qu'en profondeur, on se trouvera bien de toucher très légèrement les bords de l'ulcère à l'aide d'une fine pointe de galvano-cautère ou bien à l'aide d'une aiguille à tricoter embrochée dans un bouchon qui sert de manche et permet de chauffer et de se servir de l'instrument sans aucun danger.

Il est impossible, dans ce petit aperçu clinique, d'envisager tous les cas qui peuvent se présenter et que la clinique, la vue de malades peuvent seuls enseigner. Nous dirons cependant qu'il ne faut pas se hâter de porter un pronostic fâcheux en face des lésions cornéennes. Un grand nombre d'ulcères de la cornée, même avec hernies de l'iris, guérissent d'une façon relativement satisfaisante. Bien des yeux que l'on supposait à jamais perdus ont recouvré plus tard, après une intervention entendue, un degré de vision suffisant pour les besoins généraux de l'individu.

Ophtalmie blennorrhagique. — Cette variété d'ophtalmie purulente revêt un caractère de gravité exceptionnelle, eu égard à l'extrême rapidité de son évolution et aux complications souvent et rapidement désastreuses du côté de la cornée. C'est ici surtout que le traitement ne saurait être trop actif ni trop énergique.

PRÉSERVATION DE L'ŒIL SAIN. — Il existe une foule d'appareils destinés à préserver l'œil sain, lorsqu'un seul œil est atteint. Aucun d'eux n'offre de garantie absolue, c'est en somme, comme dans l'ophtalmie des nouveau-nés, les soins de propreté rigoureusement observés qui constituent le meilleur préservatif. Il est cependant indispensable de recommander au malade de se coucher toujours du côté de l'œil malade, de façon à éviter que les sécrétions montant sur la racine du nez ne viennent directement infecter l'œil sain.

TRAITEMENT DE L'ŒIL MALADE. — Dès le début, il est indispensable de pratiquer les cautérisations au nitrate d'argent au 2 0/0 ou au 1/30 (Voy. *Ophtalmie des nouveau-nés*). L'œdème des paupières est parfois considérable et le retournement difficile, impossible même. Lorsque toutes les tentatives faites pour luxer les cartilages ont échoué, mais alors seulement, il ne faut pas hésiter à pratiquer l'incision de l'angle externe qui facilite cette luxation (canthotomie).

Les cautérisations seront pratiquées toutes les douze heures ou toutes les vingt-quatre heures, et, comme pour l'ophtalmie des nouveau-nés, il faut pousser aussi loin que possible la neutralisation du sel d'argent.

Les lavages antiseptiques qui constituent le traitement à employer dans l'intervalle des cautérisations seront renouvelés toutes les demi-heures ou toutes les heures selon les cas.

Dans l'*ophtalmie purulente des adultes*, dans l'ophtalmie blennorrhagique surtout, l'infiltration de la conjonctive oculaire, le chémosis est parfois fort intense et c'est à peine si l'on aperçoit le centre de la cornée. En pareille occurrence, il est bon de pratiquer des scarifications sur la conjonctive. Ces scarifications, faites à l'aide d'un instrument spécial ou même à l'aide d'un bistouri convexe, seront toujours exécutées parallèlement aux bords palpébraux et devront être pratiquées dans l'intervalle des cautérisations, ou mieux, immédiatement après elles (le sel d'argent ayant été neutralisé bien entendu).

Dans tous les cas, les scarifications ne devront jamais être faites immédiatement avant les cautérisations de crainte de produire des cicatrices défectueuses dans le cas où le collyre viendrait à pénétrer profondément.

Les complications du côté de la cornée surviennent fréquemment; elles demandent, selon les cas, un traitement spécial, qui est celui des différentes variétés de kératites. Mais comme dans l'ophtalmie des nouveau-nés, les « cautérisations, quelles que soient les lésions cornéennes, devront être pratiquées autant que le nécessitera l'état de la conjonctive ».

Pendant la période de convalescence, alors que les cautérisations au nitrate ont été remplacées par les collyres astringents à faible dose, il persiste une sorte de catarrhe indifférent aux différentes instillations, mais qui guérit souvent fort bien après quelques légères cautérisations au sulfate de cuivre.

On trouve aussi pendant la période de convalescence un état granuleux de la conjonctive dû à l'hypertrophie papillaire et qui est également justiciable des cautérisations au sulfate de cuivre.

VI. — Conjonctivite phlycténulaire, scrofuleuse.

Cette variété est caractérisée par le développement sur la muqueuse, le plus habituellement au niveau du limbe, de petites vésicules d'une coloration blanchâtre (phlyctènes), ou blanc jaunâtre (pustules) ayant une grande tendance à se propager du côté de la cornée (fig. 4).

La phlyctène est constituée par l'épithélium soulevé par

un amas exsudatif qui ne tarde pas à s'exfolier, laissant alors une ulcération plus ou moins profonde qui dispa-raît après la cicatrisation.

La symptomatologie est différente, suivant que la phlyc-tène est loin ou près du limbe de la cornée. Dans les deux cas elle est accompagnée d'un pinceau vasculaire en forme de triangle dont le sommet est constitué par la vésicule même. Lorsque les vésicules sont nombreuses et entou-rent pour ainsi dire le limbe, l'injection paraît uniforme tout autour de la portion qu'elle occupe. Développées loin du limbe, les phlyctènes ne donnent pas lieu à des phé-nomènes réac-tionnels : pho-tophobie, lar-moiement, etc., etc., contraire-ment à ce qui arrive pour cel-les qui sont à

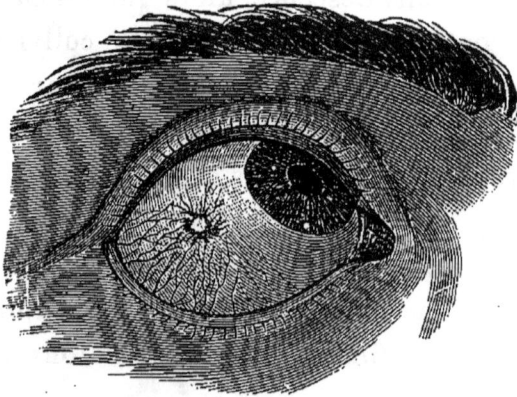

Fig. 4. — Conjonctivite phlycténulaire.

cheval sur la cornée et la conjonctivite (voy. *Kératite*). L'apparition de phlyctènes s'accompagne presque toujours, surtout chez les enfants, d'un léger catarrhe qui, à un exa-men superficiel, pourrait en imposer et faire ignorer l'affec-tion essentielle.

La conjonctivite, comme la kératite phlycténulaire, se développe de préférence chez les sujets jeunes. Elle se montre de plus en plus rare à mesure que l'on avance en âge. Chez les sujets lymphatiques, scrofuleux, etc., elle récidive avec une constance désespérante. Dans quelques cas particuliers, la phlyctène ou la pustule naît sous l'influence d'une irritation continue de la conjonctive provoquée par le frottement d'un ou de plusieurs cils implantés anormalement.

Traitement. — Le traitement est différent suivant que les phlyctènes occupent ou non le limbe.

Les phlyctènes développées assez loin de la cornée doivent être traitées par l'emploi des irritants :

1o POMMADE A L'OXYDE JAUNE

Oxyde jaune d'hydrargyre . . 0,10 0,15
Vaseline. . . . . 10 gr.

Gros comme un grain de blé matin et soir entre les paupières.

2o Calomel à la vapeur . . . $\big\}$ $\bar{a}a$
Sucre porphyrisé. . . . . . $\big\}$ 2 gr.

En projection sur le globe à l'aide d'un petit pinceau.

Toute médication iodurée devra être suspendue pendant ce dernier traitement.

On emploie aussi avec succès des compresses chaudes antiseptiques ou aromatiques combinées avec les irritants.

Afin de modifier l'état catarrhal qui accompagne les phlyctènes, on se trouvera très bien d'un léger collyre astringent au sulfate de zinc ou à la cocaïne.

Sulfate de zinc . . . 0,05 centigr. ou 0,10 centigr.
Eau distillée . . . . 10 grammes.

Une goutte le soir.

Chlorhydrate de cocaïne . . 0,10 centigr.
Eau distillée . . . . . . 10 grammes.

Une goutte trois ou quatre fois.

Ces collyres seront concurremment employés avec la pommade à l'oxyde jaune ou les projections avec la poudre de calomel.

La conjonctivite phlycténulaire s'accompagne souvent d'impetigo des lèvres, du nez et d'autres lésions strumeuses qu'il est essentiel de traiter concurremment avec l'affection oculaire, par suite de l'excitation qu'elles peuvent provoquer sur les branches de la 5e paire.

Les lésions eczémateuses du nez, des oreilles, des paupières seront rapidement guéries par l'application de la pommade suivante :

Oxyde de zinc. . . . . . . 2 grammes.
Acide salicylique . . . . . 0, 10 centigr.
Vaseline . . . . 10 grammes.

ou :

Oxyde de zinc. . . . . . . 4 grammes.
Acide borique . . . . . . 45 —
Vaseline . . . . 20 —

Qu'on mettra en permanence sur les parties malades.

Le traitement des phlyctènes périkératiques étant le même que celui des kératites phlycténulaires proprement dites, nous en parlerons aux articles qui ont trait aux lésions de la cornée.

A côté du *traitement local,* il est absolument nécessaire d'insister sur le *traitement général.* On recommandera l'usage des ferrugineux, des arsenicaux, de l'huile de foie de morue, l'emploi des bains salés.

Le *traitement général* devra être continué longtemps après la disparition des phénomènes oculaires, et le traitement local sera maintenu une huitaine encore après la guérison.

VII. — Conjonctivite folliculaire.

Cette variété de conjonctivite est caractérisée par la présence de petites élevures arrondies, transparentes, d'un gris rougeâtre, disposées en séries linéaires, parallèlement au bord palpébral. Ces élevures se rencontrent sur la conjonctive palpébrale inférieure et, principalement, dans le cul-de-sac et au voisinage des angles.

La conjonctivite folliculaire est le plus souvent accompagnée d'un état catarrhal de la conjonctive. Les paupières sont légèrement accolées le matin au réveil.

Etiologie. — Les mauvaises conditions d'habitation, le manque d'air, le séjour dans une atmosphère contenant des vapeurs irritantes, les fatigues oculaires résultant des différents vices de réfraction sont les causes les plus fréquentes de cette variété de conjonctivite.

Il existe une forme spéciale de conjonctivite folliculaire, due à l'emploi prolongé de certains collyres à l'atropine, à l'éserine, etc.

Dans la plupart des affections de la cornée et de l'iris dont la durée est longue, la conjonctive, surtout dans le cul-de-sac inférieur, est parsemée de follicules.

La conjonctivite folliculaire ne doit pas être confondue avec la conjonctivite granuleuse. L'aspect des deux affections est bien différent (voy. *Conjonctivite granuleuse*). Les follicules ont pour siège de prédilection la paupière inférieure (culs-de-sac et angles) contrairement à la granulation, dont le siège de début est presque toujours la paupière supérieure. Lorsque la granulation a envahi la paupière inférieure, les complications du côté de la cornée datent ou évoluent depuis longtemps, alors que l'on peut rencontrer des follicules sur les deux paupières sans la moindre complication cornéenne.

Traitement. — 1º Soustraire le malade à l'influence des milieux qui sont la cause de son affection.

2º Les conjonctivites consécutives aux vices de réfraction se dissiperont après la correction des amétropies.

3º Quelle que soit l'étiologie de l'affection, les astringents et les antiseptiques seront employés avec avantage. Parmi les astringents on emploiera le sulfate de zinc, le sous-acétate de plomb ou le tanin.

Collyres :

1º Sulfate de zinc. . . .	0,10 à 0,15 centigr.	
Eau distillée	10 grammes.	
2º Acétate de plomb . . .	0,50 centigr.	
Eau distillée.	10 grammes.	
3º Tanin pulv	0,10 à 0,25 centigr.	
Eau distillée	10 grammes.	

1 goutte 3 fois par jour.

Parmi les lotions antiseptiques, on donnera la préférence à l'acide borique à 30 ou 40 0/00.

4º Quand la conjonctivite s'est développée sous l'influence de l'usage prolongé des collyres à l'atropine ou à l'éserine, on devra en suspendre l'emploi.

Au collyre d'atropine on substituera la pommade :

Extr. de jusquiame.	}	ãa
Extr. de belladone	}	4 gr.
Cérat.		40 gr.

En friction sur le front et la tempe matin et soir.

L'éserine sera remplacée par les sels de pilocarpine, bien moins irritants.

Collyre :

Nitrate ou chlorhydrate de pilocarpine   0,10 à 0,20 cent.
Eau distillée . . . . 10 grammes.
1 goutte matin et soir.

VIII. — Conjonctivite granuleuse, trachome.

La conjonctivite granuleuse est une affection essentiellement chronique caractérisée par la présence, au niveau de la conjonctive des tarses surtout, de néoplasies offrant en général l'aspect d'élevures à large base, à sommet arrondi et de couleur opaline. La *granulation* est constituée par du tissu embryonnaire qui se développe plus ou moins rapidement et se transforme finalement en un tissu conjonctif adulte, et c'est ce qui constitue la dégénérescence cicatricielle qui est la terminaison obligée du néoplasme.

Les granulations demandent, pour se développer, un terrain préparé et placé dans des conditions telluriques spéciales. La classe pauvre, du moins dans la région du Midi, est presque exclusivement frappée. Chez elle, aux mauvaises conditions d'hygiène vient s'ajouter l'influence des diathèses (scrofulose, lymphatisme).

La granulation se développe dans certaines régions. Les régions d'une altitude élevée sont peu propres à leur développement, il n'en est pas de même des pays plats. Certaines races seraient réfractaires. La contagion joue le principal rôle dans l'éclosion et l'extension de l'affection.

Le germe contagieux, malgré de nombreuses recherches, n'a pu encore être découvert.

Symptômes. — La conjonctivite granuleuse ne saurait revêtir une forme aiguë ou chronique. La granulation est une, les phénomènes qui s'associent à son évolution peuvent être multiples et constituer des variétés cliniques.

Les granulations peuvent parfois rester méconnues et arriver à la période de dégénérescence cicatricielle, ces faits constituant l'exception. Dans le plus grand nombre des cas, un léger catarrhe, surtout marqué au réveil, une sensation de corps étranger et une *légère chute de la paupière supérieure* ouvrent la scène.

Le plus souvent, *le tiers supérieur de la cornée est le siège d'un dépoli* qui peut échapper à l'attention. A ce dépoli succède bientôt un « *pannus* » dont l'emplacement et la configuration doivent faire songer à l'existence d'une conjonctivite granuleuse.

Ce pannus se trouve limité à sa partie inférieure par une ligne correspondant à peu près au bord libre de la paupière supérieure dans l'état d'ouverture ordinaire de la fente palpébrale.

Règle générale : Chez l'adulte particulièrement, retourner la paupière supérieure toutes les fois qu'il existe des lésions cornéennes situées au tiers supérieur, qu'elles soient constituées par un simple dépoli, l'apparition de quelques vaisseaux ou la dissémination de petites phlyctènes.

Les granuleux ont le plus souvent les « *yeux demi-clos* » et ce n'est souvent qu'en relevant leurs paupières qu'on aperçoit nettement les lésions cornéennes.

La paupière supérieure étant renversée, on constate, au

niveau du tarse, des élevures arrondies, de couleur opaline, disséminées ou occupant toute la surface de la muqueuse. Ces élevures ont été assez justement comparées à
des graines de semoule (fig. 5).

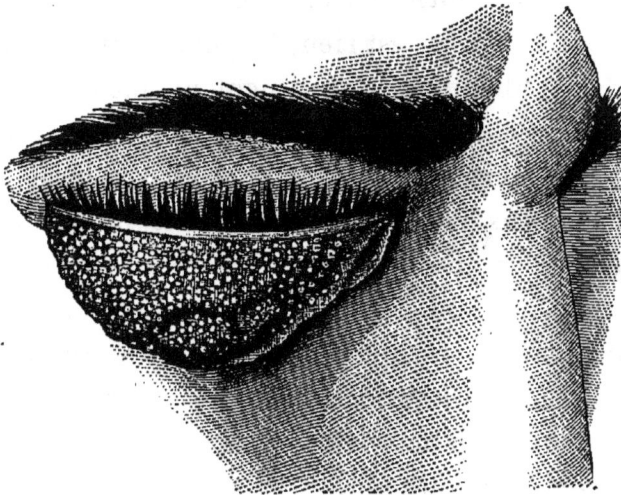

Fig. 5. — Conjonctivite granuleuse.

Il peut arriver que certaines granulations soient parve-
nues à la phase de dégénérescence cicatricielle. La muqueuse est alors sillonnée par une ou plusieurs lignes de
cicatrices qui sont caractéristiques de l'affection. Ces cicatrices se rencontrent le plus souvent près du bord supérieur
du cartilage tarse. Les portions cicatrisées offrent un aspect
spécial; la muqueuse, exsangue ou très légèrement rosée,
tranche, par sa coloration, avec les parties voisines vasculaires ou parsemées de granulations. Dans certains cas la
conjonctive, très épaissie, montre une surface d'un jaune
sale, lardacée; les granulations, peu apparentes à la surface de la muqueuse, ont envahi son épaisseur.

Il existe enfin des cas plus rares, du moins dans notre
contrée, où la conjonctivite granuleuse revêt le type de

l'ophtalmie purulente, gonflement des paupières avec suppuration abondante. Nous ne saurions appliquer à ces cas l'épithète de conjonctivite granuleuse aiguë, et en faire une classe à part. Décrire une conjonctivite granuleuse aiguë, c'est supposer une forme chronique évoluant de façon toute différente. Or, il n'en est rien, la poussée inflammatoire, la purulence abondante constituent un incident pouvant se greffer sur des granulations récentes ou sur du trachôme de très vieille date. Tel granuleux soigné depuis longtemps, sans jamais avoir présenté de phénomènes aigus, arrive un jour porteur d'une véritable ophtalmie purulente. L'incident disparu, l'affection reprend à peu de chose près, si l'on excepte les phénomènes du côté de la cornée, sa marche habituelle. Il nous semble qu'il serait plus logique, si du moins nous nous en rapportons à ce qui se passe dans notre région, de dire que la conjonctivite granuleuse peut, pendant son évolution, présenter des poussées aiguës que de décrire une conjonctivite aiguë et une conjonctivite chronique.

La granulation envahit à la longue la paupière inférieure, « jamais elle ne débute sur elle ».

Quelle que soit la variété clinique des granulations, il existe le plus souvent des troubles, des lésions du côté de la cornée. — Au début, la présence d'un pannus constitue, comme nous l'avons vu, un précieux indice pour la recherche de l'affection. D'abord léger, le pannus va s'épaississant, envahissant les deux tiers et même la totalité de la membrane transparente, qui se trouve alors recouverte d'une épaisse couche de vaisseaux, se continuant, parfois, sans ligne de démarcation bien apparente, avec les vaisseaux de la conjonctive et de la sclérotique. — Le pannus ne constitue pas la seule lésion cornéenne : des phlyctènes, des abcès, suivis d'ulcérations plus ou moins étendues, aboutissant à des perforations avec toutes les conséquences (voy. *Ulcères de la cornée*) sont des complications journalières de la conjonctivite granuleuse.

Les complications cornéennes de la conjonctivite granuleuse constituent donc la règle. Elles peuvent être considérées en général comme la conséquence du frottement continuel de la conjonctive parsemée de granulations sur la surface de la membrane transparente.

Les troubles sont dus dans certains cas à l'extension de la granulation elle-même à la cornée.

Les lésions cornéennes entraînent souvent à leur tour les complications du côté du tractus uvéal (iritis, irido-choroïdite, etc., etc.).

Les granulations de la conjonctive palpébrale envahissent avec le temps le tissu sous-conjonctival et le cartilage tarse. Celui-ci se ratatine, se recourbe et détermine l'incurvation du bord libre de la paupière en dedans (*entropion*). Les irritations produites par le frottement des cils sur la cornée sont aussi néfastes que les granulations elles-mêmes, souvent même l'entropion et le trichiasis constituent le seul danger, la muqueuse étant devenue toute cicatricielle. Etendue à toute la muqueuse, la dégénérescence cicatricielle produit des tiraillements, efface les culs-de-sac et détermine par la disparition des éléments glanduleux une sécheresse de la conjonctive (xérosis) ou des adhérences de cette membrane (symblépharon). Une complication fréquente de la conjonctivite granuleuse est le rétrécissement de l'ouverture palpébrale, amené par l'inflammation chronique de la conjonctive et des paupières ou par un des phénomènes énoncés plus haut (symblepharon, effacement des culs-de-sac, etc.). La première consé-

quence de ce rétrécissement est de produire sur le globe
et principalement sur la cornée un frottement plus énergique des granulations (Voy. *Blépharo-phimosis*).

Enfin les granulations envahissent parfois les conduits
lacrymaux et le sac déterminant une entrave à l'écoulement
des larmes (larmoiement, dacryocystite).

Diagnostic. — Le diagnostic précoce de la conjonctivite
granuleuse est d'une importance extrême. L'attention du
médecin devra être éveillée toutes les fois qu'il se trouvera
en présence d'une conjonctivite déjà ancienne, s'accompagnant d'un pannus limité à la partie supérieure de la cornée. Il devra s'empresser de renverser immédiatement la
paupière supérieure pour s'assurer de l'existence des granulations.

On ne confondra pas la conjonctivite granuleuse avec la
conjonctivite folliculaire. Cette dernière a pour lieu de
prédilection la *paupière inférieure* et *surtout le cul-de-
sac ;* la conjonctivite granuleuse, au contraire, a pour lieu
d'élection la paupière supérieure et se rencontre aussi fréquente dans le suc-de-sac que sur la conjonctive tarsale.
En outre, la conjonctivite folliculaire ne donne pas lieu au
pannus si caractéristique du trachôme.

La conjonctivite granuleuse devra être aussi différen-
ciée d'avec la conjonctivite avec *hypertrophie papillaire*
qui succède aux inflammations chroniques de la conjonctive qui compliquent certaines kératites ou qui succède
aux ophtalmies purulentes. La conjonctivite papillaire occupe les deux paupières et leur aspect est bien différent de
la granulation. Elles déterminent du reste rarement des
accidents cornéens (voy. *Conjonctivite folliculaire* et *hypertrophie papillaire)*.

Traitement : *Règle générale.* — Le traitement doit tendre à favoriser la transformation cicatricielle des granulations et dans certains cas à les détruire *tout en limitant autant qu'il est possible l'action des agents employés aux seules parties de la muqueuse atteintes par le néoplasme.*

1º Parmi les agents destinés à transformer la granulation en tissu cicatriciel, il faut citer en première ligne le « *sulfate de cuivre* » employé soit à *l'état solide* sous forme d'un cristal poli, taillé en bec de flûte, soit à l'état liquide en *collyres* ou en *badigeonnages.*

Les attouchements de la muqueuse à l'aide du cristal seront journaliers ou plus ou moins espacés, suivant les cas. Il faut se guider, pour ces attouchements, sur la réaction plus ou moins vive qui en résulte. Un point essentiel est de porter le cristal aussi haut que possible dans le cul-de-sac supérieur.

Pour ce faire, on renverse la paupière supérieure de façon à mettre bien à découvert la muqueuse de tarse et à permettre l'introduction du cristal dans le cul-de-sac supérieur.

Après chaque cautérisation et de façon à les rendre plus supportables, instiller quelques gouttes d'un collyre à la cocaïne.

Au cristal de sulfate de cuivre, on peut substituer un collyre fait avec le même sel.

Collyre :

> Sulfate de cuivre . . . . . 0,10 à 0,20 cent.
> Eau distillée . . . . . . 10 gr.
> Une goutte matin et soir.

Ces instillations sont loin de présenter les mêmes avantages que les cautérisations. Par contre le badigeonnage de glycérine avec le sulfate de cuivre donne de fort bons résultats.

Sulfate de cuivre . . . . .   1 gramme.
Glycérine pure   10   —

Étendre à la surface de la muqueuse avec un pinceau, la paupière étant renversée.

Les sels de plomb sont également employés.
Collyre :

Sous-acétate de plomb. . . .   1 à 3 grammes.
Eau distillée   10   —

Très en usage autrefois, ces sels ne donnent pas les résultats que procurent les sels de cuivre, sauf peut-être dans les cas où il existe un peu de purulence. Ils offrent de plus certains inconvénients. Ils doivent être proscrits du traitement alors qu'il existe des ulcérations de la cornée, pour éviter les dépôts qui pourraient se faire sur cette membrane.

Les conjonctivites granuleuses présentent parfois des périodes de purulence. Dans ces cas l'emploi d'un collyre au nitrate d'argent donne de bons résultats.

Nitrate d'argent . . . .   0,10 centigr.
Eau distillée . . . .   10 grammes.
1 goutte matin et soir.

On ne devra pas en prolonger l'usage au delà de la période purulente et surveiller avec soin la cornée. Il est même préférable de traiter les périodes de purulence, de même façon que l'ophtalmie dite purulente, c'est-à-dire à l'aide des cautérisations ou des badigeonnages avec une solution forte de nitrate d'argent (voy. *Ophtalmie purulente*, p. 43).

Cette façon de faire aurait le grand avantage de ménager la cornée, toujours atteinte en pareil cas.

Depuis ces dernières années on a voulu traiter la conjonctivite granuleuse comme une affection microbienne et on a institué des *traitements dits antiseptiques*.

Dans ce but on a surtout employé le mercure en nature ou les sels de mercure et en particulier le *sublimé* à 1/500.

Nous pensons que, en dehors du pouvoir antiseptique réel de ces sels de mercure, c'est cependant par une action analogue à celle du sulfate de cuivre qu'ils agissent favorablement contre les granulations.

Grâce aux phénomènes irritatifs qu'ils provoquent, ils hâtent la transformation du tissu embryonnaire de la granulation en tissu conjonctif adulte.

TRAITEMENTS CHIRURGICAUX. — Ils remontent à la plus haute antiquité.

Excision des granulations. — Il est certain que lorsque les granulations présentent une procidence très marquée, leur excision ne saurait donner que du bénéfice à la condition de ménager la muqueuse dans les parties saines.

Cette excision est pratiquée à l'aide de ciseaux courbes dont la portion convexe appuie sur la muqueuse. Cette opération s'accompagne d'une hémorrhagie en nappe assez abondante qui disparaît après une légère compression, mais qui masque un peu la muqueuse et rend difficile une excision très limitée aux seules parties que l'on voudrait atteindre.

Excision des culs-de-sac. — L'excision du cul-de-sac, principalement du supérieur, offre l'avantage de détruire d'un seul coup les parties de la conjonctive qui sont les plus difficiles à atteindre, à l'aide du sulfate de cuivre.

Mais cette excision ne saurait constituer un traitement complet car si les granulations sont fréquentes dans le cul-de-sac supérieur, elles le sont tout autant sur la conjonctive tarsale.

Râclage, curettage et brossage. — Dans ces derniers temps, on a recommandé un traitement qui consiste à pratiquer le râclage des granulations, et le brossage de cette surface cruentée avec une solution de sublimé à 2/1000. Ainsi que nous l'avons dit plus haut, l'action du sublimé ne nous semble pas être due uniquement à son pouvoir antiseptique. Cette opération s'accompagne d'un œdème très prononcé des paupières qui peut persister pendant quelques jours.

Quant aux scarifications de la conjonctive, elles atteignent constamment les portions saines, et, par conséquent, ne peuvent qu'augmenter la quantité de tissu cicatriciel. De plus, si les scarifications sont trop rapprochées, pendant le brossage, on doit détacher des lambeaux de conjonctive qui laisseront à leur place un tissu cicatriciel extrêmement abondant; dont la rétraction déterminera presque à coup sûr de l'*entropion et du trichiasis*. Enfin, à la suite de l'ablation des couches superficielles de la conjonctive, il se produit très souvent chez les opérés des symblépharons, plus ou moins prononcés, qui apparaissent bien rarement au cours du traitement médical.

Expression. — Dans les cas où la conjonctivite se présente sous l'aspect lardacé, l'expression à l'aide des doigts ou avec la pince de Knapp, constitue une des meilleures interventions chirurgicales. Elle a l'immense avantage sur le brossage de respecter le tissu sain.

. Le traitement des granulations est des plus complexes.

Le traitement est toujours de grande durée, et tous les procédés qui ont été préconisés peuvent avoir à leur actif des succès, mais *aucun d'eux ne saurait être substitué à tous les autres*, car il n'y a pas une *ophtalmie granuleuse* mais *des granuleux*.

Nous reconnaissons cependant au traitement médical les plus grands avantages. Ce n'est que dans des cas exceptionnels et bien déterminés, qu'on aura recours à l'excision des granulations, au brossage et à l'expression qui sont les seuls procédés chirurgicaux que nous recommandons.

Traitement des complications cornéennes. — C'est en somme celui des affections ordinaires de cette membrane (voy. *Kératite ulcéreuse, pannus*). Mais il est un point qu'il est essentiel de bien faire ressortir. Les complications du côté de la cornée étant le plus souvent la conséquence du frottement des granulations sur cette membrane, la résorption de celle-ci amène la disparition des accidents cornéens. Il est fréquent de voir après un certain nombre de cautérisations le pannus s'atténuer d'une façon très apparente, les ulcérations cesser de s'étendre et présenter des phénomènes de cicatrisation.

Un des meilleurs traitements des accidents cornéens est de s'attaquer à la cause qui les engendre, à la granulation même.

Parfois le pannus est tellement intense qu'il ne disparaît qu'avec beaucoup de lenteur; la péritomie donne, dans ces cas, d'assez bons résultats (voy. *Pannus*).

Complications du côté des paupières. — La rétraction du tissu cicatriciel qui succède à la granulation détermine le renversement de la paupière en dedans (entropion) de sorte que les cils viennent frotter sur la cornée et ne font qu'augmenter les lésions qui existaient sur cette membrane. Il sera donc de toute nécessité de remédier à ces complications (voy. *Entropion, trichiasis*).

TRAITEMENT GÉNÉRAL. — Nous avons vu que l'ophtalmie granuleuse est presque exclusivement l'apanage de la classe pauvre et qu'elle se développe chez des personnes plus ou moins strumeuses. Il est donc important, si la chose est possible, de mettre les malades dans de meilleures conditions hygiéniques, de leur prescrire des toniques et des ferrugineux et de les astreindre à de grands soins de propreté.

Bien que la contagion dans nos contrées ne semble pas jouer un rôle bien important, il serait prudent d'isoler autant que possible le malade atteint de granulation, surtout s'il présentait une poussée aiguë avec suppuration.

IX. — Conjonctivites pseudo-membraneuses.

Ces conjonctivites sont caractérisées par l'existence d'*exsudats pseudo-membraneux* plus ou moins épais, plus ou moins adhérents aux couches sous-jacentes et dont la cause est variable.

Autrefois on distinguait deux variétés : la *conjonctivite croupale* (Bouisson, Chassaignac) et la *conjonctivite diphtéritique* (de Grœfe). On supposait que la seconde pouvait seule être causée par la diphtérie et qu'elle en était la manifestation unique.

La bactériologie a montré que la fausse membrane n'était qu'une réaction de la conjonctive et qu'elle pouvait être causée par des microbes tout à fait différents de celui de Löffler.

Par conséquent la forme clinique, bénigne ou maligne, ne préjuge pas de la variété de conjonctivite. Les formes graves « dites autrefois diphtéritiques » pouvant être produites par des streptocoques, des pneumocoques.

Le diagnostic bactériologique est donc indispensable pour connaître la variété.

Ces conjonctivites peuvent être à microbes purs et ceux qu'on rencontre sont : le *bacille de Lœffler*, le *streptocoque*, le *staphylocoque*, le *pneumocoque*, le *bacille de Weeks*, le *gonocoque*.

Les conjonctivites *associées* renferment des bacilles de Löffler avec des streptocoques et des staphylocoques ou des conjonctivites à pneumocoques et streptocoques.

Dans certains cas enfin, la conjonctivite pseudo-membraneuse est purement chimique. L'ammoniaque, le jequisity, le nitrate d'argent donnent des lésions analogues à celles des microbes.

Si on veut classer ces affections suivant leur marche et leur gravité, on peut les grouper sous trois modes :

La conjonctivite pseudo-membraneuse suraiguë,

—   —   aiguë,

—   —   chronique.

La forme suraiguë grave s'accompagne souvent de nécrose cornéenne ; la forme aiguë, suivant qu'elle revêt la forme superficielle ou la forme interstitielle, est plus ou moins redoutable. La forme chronique est très rare et sans complications.

Les conjonctivites à streptocoques sont de beaucoup les plus graves.

Traitement. — Pour éviter la production des conjonctivites chimiques, on surveillera les cautérisations au nitrate d'argent et on ne les laissera pas pratiquer par des mains inexpérimentées. On neutralisera l'excès de sel employé par l'eau salée et on se bornera, dans ces brûlures, à des lavages et des pommades antiseptiques.

Dans les vraies conjonctivites microbiennes *non diphtéritiques*, on s'occupera de l'ablation des fausses membranes et de la destruction de l'agent qui les produit.

On enlèvera les fausses membranes avec des pinces, des lavages conjonctivaux; mais bien se garder de faire des cautérisations au nitrate d'argent, les effets sont presque toujours désastreux.

On emploiera, de préférence, le *jus de citron*. On lavera avec des antiseptiques chauds en solution assez étendue, le sulfate de zinc à $\dfrac{5}{1000}$; le formol à $\dfrac{0,25}{1000}$; le permanganate de chaux ou de potasse, le cyanure de mercure à $\dfrac{0,25}{1000}$.

On fera suivre ces lavages de l'instillation de collyres antiseptiques :

1° Sulfate de zinc	0,10 centig.
Eau distillée	10 c. cubes
2° Protargol	1 gr.
Eau distillée	10 c. cubes
3° Nitrate d'argent	0,05 centigr.
Eau distillée	10 gr.

Les lavages seront faits toutes les deux heures et les collyres instillés suivant l'intensité des cas, trois, quatre ou cinq fois par jour.

Si l'usage des antiseptiques précités amène de l'irritation, se contenter de solution de boro-borate.

Acide borique . . . . $\left.\begin{array}{l} \end{array}\right\}$ 40 gr.
Borate de soude . . . .
Eau distillée. . . . . 1 litre.

On pourra aussi introduire entre les paupières des pommades à l'*aristol*, au *protargol*, à l'*ichtyol*.

Si, malgré les soins, la cornée se nécrose, s'ulcère et se perfore, on fera ce que nous avons dit à propos de l'ophtalmie purulente.

La sérothérapie encore embryonnaire n'a pas donné ici les brillants résultats qu'on a constatés dans la conjonctivite diphtéritique. Néanmoins certains auteurs ont prôné, dans les cas de conjonctivites à *streptocoque*, le *sérum antistreptococcique*.

Dans les cas où le diagnostic bactériologique ne peut être fait, on devra toujours faire une *injection sous-cutanée* de *sérum antidiphtéritique*. Cette injection de 5 ou 10 c. c. *inoffensive* peut sauver les yeux atteints.

X. — Conjonctivites diphtéritiques.

La diphtérie conjonctivale peut revêtir plusieurs formes : *catarrhale, purulente* et *pseudo-membraneuse*.

Les deux premières sont exceptionnelles; le plus souvent on se trouve en présence d'une conjonctivite pseudo-membraneuse et celle-ci revêt à son tour deux types : la *forme superficielle* et la *forme interstitielle,* ce qu'autrefois on appelait improprement la forme « croupale » et la forme « diphtéritique ».

Il n'y a pas de différence essentielle entre la *conjoncti-vite superficielle* et l'*interstitielle*. Elles *ne sont que le résultat d'un même processus qui, dans un cas, s'arrête, grâce à la légèreté de l'infection ou à la résistance des tissus et qui, dans l'autre, progresse.*

Les cas les plus bénins sont ceux où le bacille de Löffler est seul ou associé au staphylocoque; les plus graves ceux où il est associé au streptocoque. Il semble, en effet, que les associations microbiennes exaltent la virulence du bacille diphtéritique.

La conjonctivite diphtéritique accompagne souvent la diphtérie buccale, pharyngée ou laryngée. Elle peut s'accompagner de symptômes très graves et aller jusqu'à l'intoxication mortelle. Elle peut être suivie d'accidents paralytiques, quelle que soit la forme qu'elle affecte.

Bien que ces formes soient identiques au point de vue étiologique, cliniquement, elles ont une allure différente et il faut bien faire ressortir que la forme interstitielle est de beaucoup la plus grave.

Dans la forme légère, l'œil devient rouge, du muco-pus apparaît entre les paupières; le catarrhe peut devenir plus ou moins purulent et une fois les paupières retournées, on les voit recouvertes d'une fausse membrane grise plus ou moins épaisse, tapissant les tarses et gagnant plus tard la conjonctive bulbaire; celle-ci est tuméfiée, enflammée; les fausses membranes enlevées laissent voir une conjonctive saignant au moindre attouchement. Au bout de quelques jours, s'il ne survient pas de complication, la fausse membrane se ramollit, la purulence augmente et peu à peu tout s'élimine jusqu'à la guérison.

Dans les cas de conjonctivite interstitielle, les symptômes sont plus graves et plus alarmants.

Au début, les paupières sont extrêmement tuméfiées, dures ; elles offrent une consistance presque cartilagineuse rendant très difficile leur écartement et leur renversement. Si on y arrive, on trouve une conjonctive épaissie, blafarde, parsemée de taches ecchymotiques violacées qu'on trouve jusque sur la conjonctive bulbaire et sur cette surface conjonctivale des exsudats membraneux qu'on enlève difficilement sans qu'il s'écoule de sang. L'examen bactériologique sera indispensable pour faire un diagnostic étiologique certain, mais l'examen sur lamelle ou la culture ne suffit pas pour éviter une erreur constante et trop fréquente qui résulte de la confusion du bacille de Löffler avec le *bacille de la nécrose* ou de *Kuschbert*. Tout le tissu conjonctif sous-jacent est infiltré, le sang des capillaires coagulé. La vitalité des tissus est compromise. La conjonctive bulbaire forme un chémosis blafard qui entoure la cornée ; celle-ci s'infiltre, devient blanche comme si elle avait été brûlée ; elle va s'ulcérer et se perforer si le traitement n'intervient pas assez tôt. Lorsque la cornée est infiltrée en totalité, la perte de l'œil est la règle.

Au bout de quelques jours, la conjonctive se ramollit, les fausses membranes s'éliminent et l'écoulement de pus devient assez considérable. Les lambeaux de tissus sphacélés s'éliminent aussi et la conjonctive présente alors des ulcérations abondantes qui donnent lieu à du symblépharon et plus tard à de l'entropion cicatriciel par rétraction comme dans l'ophtalmie granuleuse. Enfin, peu à peu la purulence finit par disparaître ; les ulcérations se comblent, se cicatrisent, la guérison survient, la cornée étant intacte ou portant un leucome ou un staphylome, suivant les cas.

Traitement. — Autrefois il n'y avait pas de conjonctivite plus grave, car on ne connaissait pas le moyen d'agir sur l'agent infectieux.

Aujourd'hui, grâce à la sérothérapie, on obtient des résultats merveilleux, si on intervient avant l'infiltration cornéenne.

Le TRAITEMENT GÉNÉRAL ici doit tout dominer. En présence d'une conjonctivite pseudo-membraneuse, il faut pratiquer immédiatement une injection de *sérum anti-diphtéritique, avant d'avoir le résultat bactériologique,* car dans 24 heures, une cornée peut être prise et perdue.

Si le diagnostic bactériologique confirme la diphtérie, on les renouvellera deux ou trois fois suivant la marche.

Sous l'influence du sérum, les fausses membranes semblent fondre; elles disparaissent et si on pratique en même temps des lavages antiseptiques, la période de purulence n'apparaît pas. Tout se borne à un catarrhe assez léger, facilement enrayé par l'instillation de collyres antiseptiques légers et des lavages analogues.

Le sulfate de zinc, le protargol, le permanganate de chaux ou de potasse seront employés comme précédemment.

Aux collyres on associera les pommades indiquées. L'antisepsie oculaire préservera l'œil des lésions *cornéennes qui ne sont jamais diphtéritiques,* mais presque toujours le fait d'infections secondaires qui s'ajoutent à l'action de la toxine diphtéritique.

Les *complications cornéennes* seront traitées, comme nous l'avons indiqué, à propos de l'ophtalmie purulente (p. 39).

. XI. — Conjonctivite printanière ou catarrhe printanier.

Le catarrhe printanier, qui se différencie absolument des conjonctivites granuleuse et phlycténulaire avec lesquelles certains le confondent, est caractérisé par l'apparition au niveau du limbe et sur la conjonctive tarsienne d'*élevures opalines* plus ou moins volumineuses qui ont un aspect tout spécial.

L'état général ne semble avoir aucune influence, bien que souvent les enfants qui en sont atteints soient plutôt chétifs.

C'est chez les *garçons* de 6 à 12 ans qu'on le rencontre surtout.

Il éclate aussitôt que les chaleurs arrivent vers le commencement de mai pour disparaître à l'automne. C'est donc une affection essentiellement saisonnière.

Les malades ont souvent un aspect pâle, lymphatique. Les paupières un peu tombantes, ayant la face cutanée et ridée, donnent à l'enfant une physionomie endormie.

Les yeux sont le siège d'un catarrhe plus ou moins abondant qui agglutine les cils et s'accumule sous forme de muco-pus dans l'angle interne surtout.

Quand on examine la conjonctive, on trouve les lésions pathognomoniques.

Elles occupent soit le *limbe*, soit la *conjonctive tarsienne*, les deux quelquefois. Au niveau du limbe naissent du côté nasal et temporal, parfois tout autour, de petits boutons blancs rosés, un peu translucides, *de consistance dure et ne s'ulcérant jamais*, ce qui les différencie absolument des

PUECH et FROMAGET. Ophtalmol. 5

phlyctènes. Ces élevures parfois très nombreuses, accolées les unes à côté des autres, forment un anneau qui envahit un peu le tissu cornéen, l'enserrant de plus en plus. Tout autour de la cornée existe de l'injection conjonctivale plus ou moins intense, jamais très prononcée. Quand l'affection arrive à sa période de régression, les élevures s'affaissent et laissent à la périphérie de la cornée un arc blanchâtre, sorte de sclérose cornéenne.

Toute la conjonctive présente un aspect singulier; elle semble avoir subi une macération prolongée, elle est comme lavée, recouverte d'une couche laiteuse.

Du côté du tarse, on trouve également des néoplasies caractéristiques.

Ce sont des végétations parfois très volumineuses, véritables polypes conjonctivaux, nombreux, tassés les uns contre les autres, aplatis par la pression des paupières sur le globe, laissant entre eux des interstices plus ou moins larges. Elles ressemblent à une sorte de pavage, d'où le nom de végétations en pavés qu'on leur a donné.

Elles sont rosées, dures, pédiculées et ne ressemblent en rien *aux granulations*. L'aspect laiteux de la conjonctive leur donne un reflet blanc bleuâtre parfois très prononcé.

Ces végétations ne déterminent presque jamais de complications cornéennes.

De même que les lésions du limbe peuvent manquer, celles du tarse peuvent faire défaut.

Presque toujours les malades se plaignent d'un catarrhe persistant, de cuisson, de brûlure, de photophobie qui rendent le travail impossible et qui s'exagèrent au moment des fortes chaleurs pour disparaître avec l'automne.

Bien que de longue durée, 3, 4, 5 ans, cette affection guérit sans dommage pour l'œil; il importe donc de faire un diagnostic dès le début pour ne pas promettre une guérison rapide ou ne pas alarmer les parents en faisant craindre des complications qui ne se produiront pas.

La durée de l'affection, l'époque de l'apparition, la consistance et la persistance des élevures du limbe permettront de ne pas confondre le *catarrhe printanier* avec des *phlyctènes* qui se montrent à toute époque de l'année, peut-être même plutôt l'hiver, qui sont des vésicules dont la vie est courte.

Les végétations tarsiennes ne sauraient être confondues quand on les a vues une seule fois avec des granulations. Leur volume, leur aspect polypoïde, l'absence de complications cornéennes les différencient nettement.

Traitement. — Contre l'affection elle-même, nous pouvons peu de chose.

La première indication est de lutter contre le catarrhe. On emploiera les collyres au sulfate de zinc, au borate de soude.

On combinera également à l'antisepsie le massage, en introduisant dans l'œil une pommade au précipité jaune à $\dfrac{0,05}{10}$.

Tous les caustiques employés n'ont donné que des résultats déplorables.

L'acide acétique, I ou II gouttes dans 5 c. cubes d'eau a donné parfois d'heureux résultats.

Si les malades peuvent se déplacer, on les enverra dans des pays un peu froids, dans les montagnes où la température plus basse leur procurera une grande amélioration. Quand la chose est impossible, nous avons avec succès prescrit l'application répétée sur les yeux, 4 à 5 fois par jour, de *compresses glacées*.

Le TRAITEMENT CHIRURGICAL des végétations tarsiennes est inutile, à moins qu'elles n'aient pris un développement considérable. L'excision sera faite dans ces seules circonstances.

Le TRAITEMENT GÉNÉRAL devra être réconfortant (glycérophosphates, arsenic). On s'efforcera de faire attendre la guérison définitive.

XII. — Conjonctivites exanthématiques.

On dénomme ainsi toutes les inflammations de la conjonctive qui se manifestent pendant les fièvres éruptives ou qui accompagnent les différents exanthèmes de la peau.

Conjonctivite morbilleuse, rubéolique. — Avant l'apparition de l'exanthème se montre du larmoiement auquel ne tarde pas à succéder un état catarrhal et même franchement purulent de la conjonctive. Dans quelques cas rares, cette conjonctivite peut revêtir le caractère diphtéritique. Le traitement est celui des conjonctivites catarrhales et purulentes.

Ophtalmie variolique. — Dans la variole, ce sont des pustules qui se développent sur les paupières et sur la conjonctive, particulièrement celle qui tapisse les tarses (voy. *Kératites*).

Sur les paupières, ce sont ordinairement les bords libres qui sont atteints. Lorsque les pustules sont nombreuses, elles amènent un tel gonflement des voiles palpébraux que l'examen du globe devient presque impossible. L'éruption pustuleuse laisse souvent après elle des complications fâcheuses (cicatrices vicieuses).

Le *traitement* consiste à ouvrir les pustules aussitôt qu'on s'aperçoit de leur apparition et d'en cautériser le fond avec la fine pointe d'un crayon au nitrate d'argent.

On aura soin également dans la journée de pratiquer les lotions avec des antiseptiques (eau boriquée, sublimée).

La scarlatine et l'érysipèle, en dehors des conjonctivites, peuvent donner lieu à des accidents fort graves (voy. *Paupières*).

Conjonctivite acnéique. — Se montre en même temps que l'éruption de l'acné, et se développe surtout chez l'adulte.

Elle apparaît sous la physionomie d'une conjonctivite phlycténulaire du limbe. Le traitement général est ici des plus importants.

Le *traitement local* est celui de la conjonctivite phlycténulaire (voy. p. 51).

XIII. — Corps étrangers de la conjonctive.

On les trouve le plus souvent dans les culs-de-sac où les ont chassés les clignotements et les larmes dès qu'ils sont venus frapper le globe. Ce sont des grains de charbon, des parcelles métalliques, des grains de poussière, des larves ou des ailes d'insectes, etc., etc.

Symptômes. — Leur présence provoque de suite des douleurs vives, occasionnées par leur frottement sur la cornée pendant le mouvement des paupières. Pendant l'occlusion palpébrale, les phénomènes s'amendent.

Le corps étranger est parfois chassé par les larmes et le frottement des paupières que le malade pratique à tout instant, mais le plus souvent il faut aller à sa recherche ; on le rencontre dans les culs-de-sac conjonctivaux, qu'il faut mettre à découvert en renversant la paupière supérieure, en abaissant l'inférieure.

Traitement. — Le corps étranger n'est pas adhérent, on l'enlève par simple frottement.

Parfois, il est solidement encastré ou même enkysté, on l'extrait au moyen d'une pince, d'une curette. Dans quelques cas, on le saisit avec une pince et on l'enlève avec la portion de conjonctive à laquelle il adhère intimement.

Toutes ces manœuvres sont rendues plus faciles par l'anesthésie de la muqueuse à l'aide de quelques gouttes d'un collyre à la cocaïne.

XIV. — Plaies de la conjonctive.

Les plaies de la conjonctive bulbaire offrent peu de gravité et se réparent facilement. Si elles sont trop étendues, on devra appliquer quelques points de suture et un pansement antiseptique.

Les plaies de la conjonctive palpébrale peuvent donner lieu, dans certains cas, à des cicatrices étendues, dont la rétraction aura pour effet ultérieur une déviation de la paupière (entropion).

Traitement. — On pratiquera l'antisepsie la plus rigoureuse et l'on appliquera aussi des points de suture, si la blessure est par trop étendue.

XV. — Brûlures de la conjonctive.

La projection, dans les yeux, d'un liquide bouillant,

d'eau chaude, vapeur d'eau, etc.; de certains corps in-
candescents, métal, cendres, etc. ; des acides sulfurique,
azotique, chlorhydrique, etc.; de bases caustiques, potasse, chaux, soude, etc., détermine des lésions qui
sont en rapport direct avec l'étendue, la situation des parties atteintes, les lésions de la cornée et la nature même de
l'agent vulnérant.

Symptômes. — Au début de l'accident, les symptômes
objectifs, à l'exception d'un œdème parfois considérable
des paupières, sont peu accentués, les symptômes subjectifs apparaissent aussitôt.

Les parties atteintes de la conjonctive ressortent au milieu du tissu sain, sous forme de plaques blanchâtres,
opaques. La cornée est trouble par place ou en totalité et
sa surface est rugueuse et dépolie.

Au moment et même parfois quelques jours après l'accident, les parties atteintes présentent si peu de modifications apparentes que l'on se trouve tenté de porter un
pronostic favorable. Il est donc de règle absolue de se
mettre en garde et de ne point porter une appréciation pré-
maturée, lorsqu'il s'agit de brûlure de la conjonctive.

Les parties brûlées ne tardent pas en effet à s'éliminer,
sous forme d'escharres, en laissant au-dessous d'elles une
ulcération qui entre en voie de cicatrisation. La perte de
substance se recouvre de bourgeons et la conjonctive saine
est attirée par le travail de cicatrisation.

Les brûlures de la *conjonctive bulbaire*, à moins d'être
très étendues, se cicatrisent en général sans qu'il en résulte
de grands inconvénients.

Il n'en est pas de même des brûlures de la *conjonctive
palpébrale,* qui présentent un pronostic plus fâcheux.

Le **pronostic** est encore plus sombre, si les deux con-
jonctives ont été atteintes et si les parties brûlées se trouvent en contact normalement. Indépendamment de la rétraction cicatricielle qui peut effacer les culs-de-sac, tirailler
sur la peau des paupières, en leur imprimant une position
fâcheuse, il s'établit des adhérences plus ou moins étendues
entre la conjonctive palpébrale et la conjonctive oculaire et
même avec la cornée (symblépharon).

Traitement. — Dès le début, il faut procéder au nettoyage
minutieux de la conjonctive et à l'extraction aussi complète
que possible des subtances ayant occasionné l'accident.

Pour les brûlures causées par les acides on emploiera de
l'eau bicarbonatée (Vichy, Vals) ou la solution suivante :

> Carbonate de soude ou de potasse   2 grammes.
> Eau. 20   —
> En lavages ou collyres.

Pour les alcalis corrosifs, on aura immédiatement recours au vinaigre, en se gardant de faire usage d'eau.

Les brûlures produites par la chaux seront traitées à
l'aide de l'huile et ensuite avec une solution de sucre de
canne, de l'eau sucrée.

Les accidents du côté de la cornée et leurs complications
seront traités comme nous l'indiquons plus loin.

Après ces premiers lavages et pendant toute la durée du
traitement, il faudra surveiller l'élimination des escharres
et éviter autant que possible que les surfaces ulcérées de
la conjonctive bulbaire et palpébrale ne viennent à s'accoler et à former ensuite un symblépharon.

Dans ce but, nous recommandons l'interposition d'un
corps gras mélangé à une substance antiseptique telle que
l'iodoforme.

Pommade avec :

Vaseline. . . . . 10 grammes.
Iodoforme . . . . 0,50 centigr.

Gros comme un pois trois fois par jour entre les paupières et à étendre avec soin à la surface du globe.

Il faut recommander au malade d'écarter légèrement ses paupières plusieurs fois dans la journée. Malgré toutes ces précautions, les adhérences des culs-de-sac et de la conjonctive bulbaire avoisinante s'effectuent assez souvent : de là, les recommandations d'isoler le globe de la conjonctive palpébrale au moyen d'une coque de métal ou d'émail ; ce dernier moyen ne nous semble offrir aucun avantage sérieux ; le corps étranger ne peut guère être supporté.

XVI. — Ptérygion.

Le *ptérygion* est constitué par une hypertrophie partielle de la conjonctive bulbaire se présentant sous la forme d'un triangle à sommet dirigé vers la cornée, à base tournée le plus souvent vers l'angle interne (fig. 6).

C'est dans la direction du muscle droit interne qu'on rencontre le plus souvent le ptérygion ; rarement on trouve plusieurs ptérygions sur un même œil.

Très rare dans la classe aisée, le ptérygion apparaît ordinairement après la quarantaine chez les gens qui, par leur profession, sont exposés aux poussières, aux légers traumatismes que déterminent les parcelles de corps durs : maçons, campagnards, tourneurs sur métaux.

Le siège de prédilection du ptérygion se trouve sur le trajet du muscle droit interne, à ce niveau de la fente palpébrale où la conjonctive se trouve toujours à découvert

pour peu que les paupières s'entr'ouvrent. Le ptérygion succède le plus souvent à une ulcération marginale de la cornée
au fond de laquelle le sommet du ptérygion vient s'insérer.

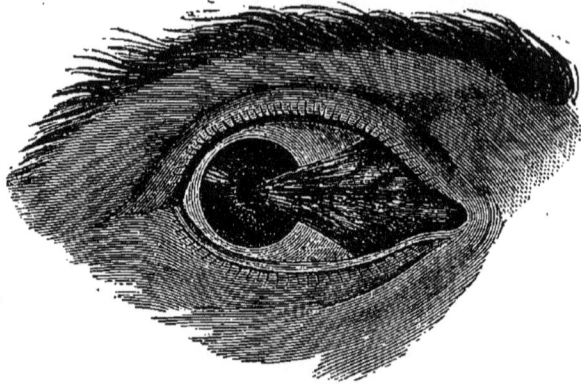

Fig. 6. — Ptérygion.

Le ptérygion peut être progressif ou stationnaire. Progressif, l'hypertrophie conjonctivale présente une riche
vascularisation, et tend à envahir le centre de la cornée.
Stationnaire, l'épaississement ne tend guère à dépasser le
limbe. Sa couleur est pâle et les vaisseaux qu'il contient
sont en très petit nombre.

Traitement. — Le seul traitement du ptérygion consiste
dans son excision, qui ne doit être employée que dans le
cas de ptérygion progressif.

Après avoir détaché très soigneusement le sommet de la
portion de la cornée sur laquelle il se trouve implanté, par
deux coups de ciseaux longeant exactement le côté supérieur et inférieur du ptérygion, on l'isole de parties voisines
où il ne tient plus que par sa base.

Deux ou trois points de suture réunissent la plaie conjonctivale. On aura soin de placer le premier point près
de la caroncule.

Ainsi isolé des parties voisines, le ptérygion ne tarde pas à s'atrophier. Une fois l'excision faite, on peut aussi engager son sommet dans une boutonnière pratiquée à la conjonctive et l'y maintenir avec un point de suture (procédé de *réclinaison*). La ligature et l'excision complète donnent de moins bons résultats que l'excision partielle.

Quel que soit le procédé employé, il faut parfois compter sur la récidive.

XVII. — Pinguécula ou Pinguicula.

On nomme *pinguécula* une petite tumeur d'apparence jaunâtre et graisseuse qui se développe en général chez les personnes âgées et qui siège dans la partie de la conjonctive exposée à l'air au voisinage de la cornée. C'est le plus souvent au niveau des insertions du droit interne ou du droit externe qu'on les rencontre. Il n'est pas rare d'en trouver aux deux yeux et même souvent deux sur un même œil, l'un en dedans l'autre en dehors.

Leur volume dépasse rarement la grosseur d'un grain de chènevis. Elle ne contient pas de graisse ainsi qu'on l'avait cru et n'est non plus le résultat d'une simple hypertrophie du tissu conjonctival, ainsi que quelques-uns l'enseignent. Elle est le résultat d'une dégénérescence hyaline sénile non seulement de la conjonctive, mais aussi du tissu épi-scléral et même des couches superficielles de la sclérotique.

Cette petite tumeur, extrêmement bénigne, presque toujours stationnaire, ne nécessite aucune intervention. Si cependant elle avait un volume trop considérable et si elle tendait à empiéter sur la cornée, on en pratiquerait l'excision avec des ciseaux et on suturerait les deux bords de la plaie conjonctivale.

CHAPITRE III

CORNÉE

I. — Kératite phlycténulaire, scrofuleuse, etc.

La phlyctène que nous avons vu se développer sur la conjonctive présente une grande tendance à occuper la cornée ou le limbe scléro-cornéen (phlyctène périkératique). Elle est constituée comme sur la conjonctive par l'épithélium soulevé par un amas exsudatif et des cellules embryonnaires.

Étiologie. — Cette forme de kératite se rencontre dans la majorité des cas dans le jeune âge, peu fréquente chez l'adulte, elle devient très rare chez le vieillard.

Toutes les causes susceptibles d'amener le lymphatisme, la scrofule, peuvent être le point de départ de la kératite phlycténulaire. L'hérédité scrofuleuse, toute misère physiologique et toutes les affections qui mettent l'organisme dans un état de débilité passagère, peuvent engendrer cette forme de kératite. Ainsi agissent la rougeole, la scarlatine, la dentition, etc. La phlyctène kératique est souvent précédée de phlyctènes conjonctivales et surtout de phlyctènes périkératiques.

Nous avons vu sous quel aspect se présentait la phlyctène conjonctivale.

Phlyctène périkératique. — La *phlyctène périkératique* est loin de présenter la même physionomie. La rougeur qui accompagne l'éruption périkératique n'a plus cette forme triangulaire si nette qui accompagne la phlyctène conjonctivale. La rougeur se présente autour de la cornée, affectant une forme circulaire limitée à la portion du limbe où se fait l'éruption.

Les parties avoisinantes sont loin de trancher par leur blancheur des parties où se sont développées les phlyctènes. Souvent la conjonctivite oculaire et même palpébrale présente un état de turgescence qui peut en imposer pour un simple catarrhe conjonctival.

L'erreur se commet d'autant plus aisément qu'il n'est pas rare de voir quelques glaires de mucus dans le cul-de-sac inférieur, et qu'il existe souvent et surtout chez les enfants qui présentent du blépharospasme un léger œdème des paupières.

Examinant attentivement le limbe, il est facile d'apercevoir un chapelet de petites phlyctènes, contournant une portion plus ou moins grande du bord cornéen.

Quelques phlyctènes ont évacué leur contenu, et à leur place se voit un petit point d'un blanc sale ; d'autres, au contraire, se présentent avec leurs caractères propres.

C'est à la présence de l'éruption qu'il faut attribuer le léger catarrhe qui trompe l'observateur peu accoutumé à l'examen de l'œil.

Phlyctène cornéenne. — Tout autre est la physionomie des phlyctènes essentiellement kératiques. Mais ici encore, nous ne pouvons donner une description unique de l'affection.

Indépendamment de certaines variétés de kératites phlyc-

ténulaires (kératites *en bandelette*) (1), l'aspect de la phyc-
tène ou de la pustule diffère selon que l'éruption se fait au
voisinage du limbe ou se rapproche du sommet de la cornée.

Les phlyctènes développées au voisinage du limbe sont
accompagnées le plus souvent dès le début, comme la
phlyctène conjonctivale, d'un pinceau de vaisseaux, affectant une forme triangulaire à sommet dirigé vers la vésicule.

La phlyctène avoisinant le centre de la cornée ou située
loin du limbe, demeure isolée pendant un temps plus ou
moins long de son évolution. Les vaisseaux n'apparaissent
de façon bien évi-
dente qu'après af-
faissement de la
phlyctène ou après
évacuation de son
contenu. Les vais-
seaux péri-cor-
néens, au contrai-
re, sont en pleine
turgescence.

Sur la cornée,
la phlyctène se
montre sous la

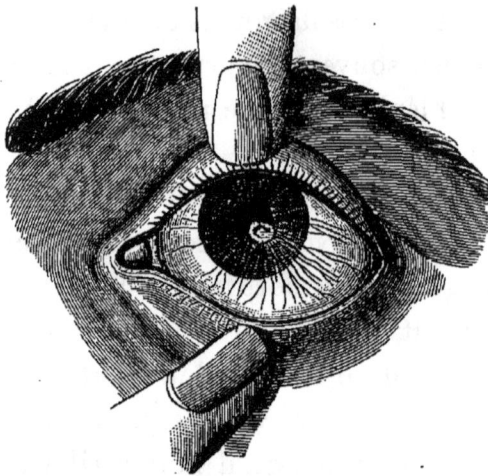

Fig. 7. — Kératite phlycténulaire.

forme de vésicule grisâtre entourée d'une auréole d'un
blanc sale. Une fois affaissée et débarrassée de son contenu,
elle laisse à sa place une ulcération de forme arrondie à

(1) On donne le nom de kératite à bandelette à une variété de
kératite caractérisée par de petites ulcérations qui, se succédant
dans une ligne directe, entraînent à leur suite un pinceau, une bande
vasculaire.

laquelle vient aboutir un pannus plus ou moins fourni
(fig. 7). Dès l'apparition des phlyctènes les malades accusent de la douleur, du larmoiement et de la photophobie. A ces symptômes ne tarde pas à s'ajouter un phénomène fréquent surtout chez les enfants : le blépharospasme.

L'attitude des petits malades est caractéristique. Ils marchent la tête baissée, fermant leurs paupières avec énergie,
ou bien cachent leur face sur l'épaule de la personne qui
les porte. Couchés, ils enfoncent leur tête dans l'oreiller.
La douleur, toujours plus accusée pendant le jour, persiste parfois aussi pendant la nuit. La contraction énergique des paupières détermine souvent de l'œdème. L'examen des malades n'est pas toujours chose facile : il faut le
plus souvent avoir recours aux écarteurs. Pendant les tentatives d'ouverture, il se produit souvent des éternuements
réflexes par action de l'air, de la lumière sur les branches
du trijumeau. Pour bien se rendre compte de la lésion et
de sa situation, après avoir couché le malade sur le dos
sur les genoux d'un aide qui lui tient les mains, le médecin prend la tête entre les cuisses et introduit un écarteur
plein sous la paupière supérieure, qu'il attire doucement
en haut ; à l'aide de la main restée libre, il abaisse avec le
pouce la paupière inférieure.

Pendant cette manœuvre, le malade dévie son œil en haut
et en dehors ne laissant voir que la conjonctive. Au bout
de quelques secondes cependant, le segment inférieur de
la cornée apparaît, puis peu à peu toute la surface de la
membrane.

L'examinateur déplacera la tête de l'enfant de façon à
soumettre la cornée à un éclairage favorable.

Il existe d'autres moyens d'exploration, tels que l'administration du chloroforme, l'immersion brusque du visage

dans l'eau froide. Nous croyons qu'il est préférable d'avoir recours au moyen que nous avons décrit.

La photophobie, le larmoiement et le blépharospasme présentent une acuité qui est en relation avec le nombre des phlyctènes ou avec leur situation. Pour les phlyctènes périkératiques, ces phénomènes sont moins intenses que dans les cas de phlyctènes situées loin du limbe et surtout pour celles développées sur le sommet de la cornée.

L'éruption des phlyctènes peut se faire par poussées successives et à intervalles plus ou moins rapprochés. L'éruption de nouvelles phlyctènes sur un œil précédemment atteint et dont les phénomènes réactionnels n'ont point complètement disparu amènent en général des complications dont il faut tenir compte. C'est d'abord le larmoiement qui, devenu plus intense, irrite la conjonctive oculaire, la rougit, la boursoufle, au point de déterminer un chémosis apparent. Les glandes de Meibomius, les glandes ciliaires irritées à leur tour déversent le produit exagéré et modifié de leurs sécrétions qui enflamme le bord des paupières. Le plus souvent les cils acquièrent une longueur exagérée.

La photophobie, le blépharospasme, par leur violence, leur tenacité, constituent une complication assez grave par suite des dangers que fait courir à la cornée la compression énergique que les paupières exercent sur elle. Le blépharospasme détermine également de l'*entropion*, qui devient une nouvelle source d'irritation de la cornée par suite du frottement des cils sur cette membrane. Avec un blépharospasme intense, la commissure externe se trouve sillonnée de fissures qui saignent dès qu'on essaie d'entr'ouvrir les paupières.

Le blépharospasme a encore pour effet de raccourcir les

fibres palpébrales de l'orbiculaire et de ramener ainsi la peau par dessus la commissure externe et de créer ainsi une sorte de rigole où viennent s'accumuler les larmes et les sécrétions de la conjonctive. Le premier effet de cette stagnation est de produire un simple érythème qui fait bientôt place à des excoriations et à de véritables ulcérations.

Pronostic. — Le pronostic sans être grave est très sérieux, parce que la kératite, se développant chez des sujets débiles récidive avec une constance parfois désespérante. D'autre part, la guérison de la phlyctène ne s'opère le plus souvent que par une taie plus ou moins épaisse dont la situation (centre cornéen, champ pupille) peut compromettre les visions (voy. *Taies de la cornée).*

Traitement local. — Tous les phénomènes que nous venons de décrire s'amendent sous l'influence du traitement et de la réparation de l'ulcération qui succède à la phlyctène.

Le traitement de la kératite phlycténulaire tend, au début, à amender les phénomènes réactionnels : photophobie, blépharospasme, larmoiement.

Mettre l'œil en état de repos absolu, constitue pour nous la première indication.

Nous ne sommes nullement partisan des myotiques dans les cas de kératite simple. Nous donnons la préférence aux mydriatiques et aux anesthésiques, dont la cocaïne est le plus précieux.

On prescrira des instillations avec :

> Sulfate d'atropine . . . 0,02 à 0,05 centig.
> Chlorhydrate de cocaïne. 0,05 »
> Eau distillée. . . . . 10 à 15 gr.

En instillations de 2 à 4 fois par jour.

On fera suivre ces instillations d'applications de compresses chaudes soit d'infusion de camomille, soit d'une solution antiseptique (boriquée à 30 0/00). Ces compresses devront être maintenues à une température moyenne de 40° environ pendant un quart d'heure ou une demi-heure. Elles seront fréquemment renouvelées pendant la même séance.

Sous l'influence de ce traitement, les symptômes réactionnels s'amendent, et dès que le malade peut supporter assez facilement la lumière, de façon à activer la réparation de la petite ulcération, mais alors seulement, on prescrira l'usage d'une pommade avec :

Précipité jaune	0,05 à 0,10 centig.
Vaseline	10 gram.

Gros comme un grain de blé, introduit le soir au moment du coucher entre les paupières.

Pendant toute la durée du traitement, l'œil du malade sera mis à l'abri de la lumière soit à l'aide d'un bandeau flottant qui ne comprimera nullement le globe, soit à l'aide de lunettes très fortement fumées.

L'emploi de la pommade sera prolongé quelques jours après la guérison complète.

Nous ne sommes nullement partisan des révulsions faites à distance, à l'aide de mouches placées au bras ou à la tempe. La seule révulsion que nous employons et qui, bien souvent, nous a donné de bons résultats, consiste en badigeonnages des deux paupières à l'aide d'une très légère couche de teinture d'iode.

Ces badigeonnages ne sauraient être faits que par le médecin lui-même (voy. le chapitre *Blépharospasme*, p. 28).

Nous avons dit plus haut combien le blépharospasme,

si fréquent dans cette affection, constituait parfois une complication très ennuyeuse. Dans ces cas, il faudra lutter contre lui et avoir recours aux moyens que nous avons déjà indiqués (voy. *Blépharospasme*, p. 27).

Dans les cas où, sous l'influence du traitement local prolongé, la réparation des ulcères et la disparition du pannus ne seraient pas assez rapides, on pourra avoir recours au *raclage* et à la *péritomie* (voy. *Pannus*).

Traitement général. — La kératite phlycténulaire se développe, comme nous l'avons vu, sous l'influence d'un état général précaire, il est donc essentiel de prescrire une médication reconstituante. Les malades ne doivent pas être enfermés dans les appartements ; il faut, au contraire, leur faire respirer le grand air, tout en préservant leur œil de la grande lumière.

L'huile de foie de morue, le quinquina, les amers, les arsenicaux, les ferrugineux seront prescrits avec succès.

Les bains salés donnés à domicile ou le séjour au bord de la mer, alors que l'affection ne présente plus sa période d'acuité, donnent de bons résultats.

II. — Abcès de la cornée.

L'abcès est constitué par un dépôt purulent situé dans les couches de la cornée.

Il se développe souvent, à la suite d'une infection venue du dehors, grâce à une ulcération de la cornée. Les malades atteints de conjonctivites et de dacryocystites y sont particulièrement exposés.

Les abcès de la cornée s'observent à la suite des maladies contagieuses : la scarlatine, la rougeole ; mais c'est surtout dans la variole et la scrofule qu'on a le plus souvent l'occasion de les constater.

Les abcès peuvent siéger dans les couches superficielles, moyennes ou profondes.

Symptômes. — Les symptômes et leur marche varient suivant ces différents sièges.

Les abcès superficiels amènent une voussure très apparente de la région et s'ouvrent rapidement au dehors. Les abcès moyens ou profonds s'ouvrent plus difficilement tantôt au dehors, tantôt au dedans, parfois des deux côtés. Parfois aussi ils se résorbent.

Au début, on voit dans la cornée apparaître un point grisâtre, dont la coloration va en s'atténuant du centre à la périphérie. Tout autour de ce point, la cornée a perdu sa transparence habituelle : elle semble terne, un peu dépolie.

En même temps, l'humeur aqueuse se trouble, il se fait de l'hypopyon, l'iris perd son brillant, devient sale et des synéchies puissantes ne tardent pas à l'accoler à la cristalloïde.

A mesure que le pus augmente, les lamelles cornéennes sont de plus en plus écartées, et s'il est assez liquide, ce pus s'accumule à la partie déclive de l'abcès sous forme d' « onyx ».

Tout cela s'accompagne d'injection périkératique et de troubles fonctionnels très accusés : photophobie, larmoiement, blépharospasme, douleurs oculaires et péri-oculaires qui viennent à s'amender très rapidement à la suite de perforations ou d'une paracentèse.

Les lamelles cornéennes infiltrées ne tardent pas à s'éliminer, et l'abcès s'ouvre laissant voir une ulcération de la cornée.

Le plus souvent l'ulcération se fait en avant, parfois elle a lieu en arrière ; enfin, il peut y avoir perforation, comme nous l'avons indiqué à propos des *ulcères*, et nous renvoyons le lecteur à l'article suivant pour l'étude de toutes les complications.

Traitement. — Ces affections suppuratives de la cornée sont toujours extrêmement graves et on devra avoir recours à une thérapeutique des plus actives.

Il faut employer comme pour les ulcères :

Les lavages antiseptiques ;

Les instillations d'atropine, sauf quand le staphylome se montre ;

Les pommades antiseptiques ;

A ce traitement médical, on devra joindre le traitement chirurgical, dès qu'une amélioration sensible n'est pas obtenue.

Ce traitement comprend :

La cautérisation ignée, pas à conseiller ;

La transfixation de l'abcès (opération de Sœmisch), peu recommandable à cause des enclavements iriens consécutifs ;

La paracentèse ;

L'iridectomie ;

Les injections sous-conjonctivales de sublimé ou de cyanure de mercure (voy. *Kératite à hypopyon*).

Nous avons, dans certains cas, obtenu de très bons résultats de la péritomie.

III. — Kératite ulcéreuse. Ulcères de la cornée.

L'ulcère de la cornée est constitué par la destruction

plus ou moins étendue, tant en surface qu'en profondeur,
du tissu cornéen.

Souvent consécutif à un traumatisme, l'ulcère succède
aussi fréquemment aux abcès, aux pustules, aux phlyctènes de la cornée. Il complique certaines conjonctivites
graves : ophtalmie purulente, conjonctivite granuleuse.
L'ulcère cornéen peut enfin apparaître sous l'influence de
causes encore mal définies et de certains troubles trophiques (kératite neuro-paralytique, glaucome chronique,
etc., etc.).

Symptômes. — Les phénomènes généraux qui accompagnent la formation et la marche de l'ulcère varient selon
les cas. L'aspect même de l'ulcération est loin aussi d'être
toujours le même.

Certains ulcères évoluent sans produire de phénomènes
réactionnels bien sensibles : ce sont les ulcères indolents,
torpides, asthéniques. D'autres, au contraire, et c'est le
plus grand nombre, débutent avec de la rougeur péri-
kératique et sont accompagnés pendant longtemps de photophobie, de larmoiement avec douleurs ciliaires et circumorbitaires intenses.

L'ulcère cornéen offre dans sa structure trois portions
bien distinctes : les bords, les parois et le fond. A l'étude
de ces trois portions, il faut ajouter la description de la
zone du tissu cornéen infiltré qui entoure les bords en
s'étendant plus ou moins loin.

Certaines ulcérations offrent cette particularité de ne
présenter aucun changement dans la coloration des parois,
ni du fond, et de n'être pas entourées d'une zone d'infiltration : ce sont les ulcères transparents à « facettes ».

Examen de l'ulcère. — Si, le plus souvent, il est facile de trouver et de bien examiner un ulcère de la cornée, il est des cas assez nombreux où un examen superficiellement fait ne saurait révéler son existence et encore moins en faire connaître les détails. Les ulcères superficiels ou même ceux un peu profonds, mais à bords étroits et à parois obliquement dirigées, ne sont bien vus que sous certaines incidences, d'où la nécessité de faire mouvoir le globe dans toutes les directions, jusqu'à ce que l'œil soit placé dans une position telle que l'ulcère bien éclairé laisse voir tous ses caractères. Chez certains malades, l'examen est très difficile, par suite d'une photophobie et d'un blépharospasme intenses ; mais quelle que puisse être l'acuité de ces deux phénomènes, il est de toute nécessité de se rendre un compte exact des lésions cornéennes susceptibles de les déterminer, soit à l'aide de l'examen direct, soit à l'aide de l'éclairage oblique, soit par l'instillation de fluorescéine.

L'ulcère de la cornée débute par l'exfoliation de l'épithélium, mais sa forme et sa marche ultérieure varient selon les cas.

I. *Ulcères superficiels*. — Les ulcères consécutifs aux légers traumatismes, à la kératite phlycténulaire ne déterminent qu'une perte de substance très légère, peu profonde et presque toujours de forme ronde ou légèrement ovalaire. Tout au pourtour de l'ulcération existe une légère zone d'infiltration que seul l'éclairage oblique met bien en évidence. Cette variété d'ulcères superficiels guérit, en laissant peu de traces, mais les néphélions qui leur sont consécutifs peuvent porter un trouble dans la vision, s'ils sont situés en regard du champ pupillaire.

L'ulcère, au début, superficiel, bien limité, peut s'étendre en *largeur* et en *profondeur*.

Lorsque l'ulcère *s'élargit*, la zone d'infiltration qui l'environne se ramollit et s'élimine. Dans les ophtalmies purulentes, les kératites infectieuses, la totalité de la cornée peut s'exulcérer par élimination successive des tissus infiltrés situés tout au pourtour de l'ulcération primitive.

Lorsque la perte de substance est étendue, la portion ulcérée de la cornée ne tarde pas à bomber en avant, à céder par suite de son manque de résistance sous l'influence de la pression intra-oculaire (cornée staphylomateuse).

Il est des cas où, à mesure que l'ulcère se répare d'un côté, il s'étend de l'autre : des ulcères semblables ont reçu le nom d'*ulcères serpigineux*.

II. **Ulcères profonds.** —Lorsque l'ulcération gagne en profondeur, les phénomènes varient selon qu'une partie ou la totalité des couches de la membrane ont été détruites. Alors que la perte de substance occupe toute l'épaisseur de la cornée, on perçoit, au fond de l'ulcération ou à son ouverture antérieure, une petite vésicule arrondie, transparente : c'est une hernie de la membrane de Descemet, ou « kératocèle ». La membrane de Descemet, membrane anhiste, résiste aux poussées inflammatoires qui ont détruit les autres couches de la cornée, mais ne trouvant plus d'appui, vient, sous l'influence de la pression intra-oculaire, s'engager dans le pertuis creusé par l'ulcération. Sous l'influence du plus léger effort, par suite même de l'évolution de l'affection, la kératocèle se rupture, l'humeur aqueuse s'échappe, et l'iris projeté vient s'appliquer, ainsi que le cristallin qui le suit dans cette marche en avant, sur la face postérieure de la cornée ; la chambre antérieure est complètement effacée. L'ulcération est-elle petite et périphérique : l'iris vient s'accoler à elle sans contracter d'adhérences. Avec le temps, l'ulcération s'oblitère, l'humeur aqueuse reparaît dans la chambre antérieure qui s'est reformée, et l'iris quittant peu à peu le contact de la cornée revient à sa place.

L'ulcération est-elle assez étendue, l'iris peut s'engager dans l'orifice et faire même au dehors une hernie plus ou moins volumineuse, rendant plus grave le pronostic de l'affection. La portion herniée ne tardera pas à s'enflammer et à contracter des adhérences avec la cornée. Une fois l'ulcération oblitérée, l'iris sera bien refoulé en arrière par l'humeur aqueuse, mais la portion comprise dans la cicatrice restera définitivement fixée, et il se constituera ce qu'on nomme « un *leucome cicatriciel adhérent* ». Dans les cas plus heureux, il y a un simple accolement de l'iris avec la cornée par des exsudats plastiques : les adhérences qui réunissent les deux membranes, cornée et iris, ont reçu le nom de « *synéchies antérieures* ».

III. Il est enfin des ulcères qui gagnent à la fois en surface et en profondeur. Indépendamment de la perforation qui peut toujours avoir lieu, la cornée diminuée d'épaisseur et ramollie ne résiste plus à la pression intra-oculaire, se distend, bombe en avant. Cette voussure, cette déformation, constitue le « staphylome » antérieur, le staphylome de la cornée. L'humeur aqueuse filtre à travers la membrane distendue et l'iris vient s'accoler à la face postérieure.

Les ulcères consécutifs à l'ophtalmie purulente, à la kératite suppurative, offrent parfois un caractère de gravité exceptionnel. L'infiltration et l'ulcération occupent toute l'aire de la cornée qui s'élimine en bloc. L'iris s'engage par cette large ouverture faisant une hernie volumineuse sous forme d'une masse noirâtre recouverte de lambeaux purulents, derniers vestiges de la membrane transparente.

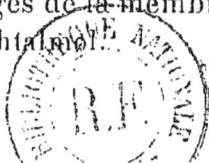

Période de régression et de réparation. — Quelle que soit la variété d'ulcération, l'affection finit par arriver au bout d'un temps bien variable à la période de régression.

L'ulcère se nettoie, les produits grisâtres purulents qui le recouvrent s'éliminent peu à peu, la cornée reprend sa transparence, au pourtour d'abord, puis au niveau de l'ulcère lui-même, dont les bords deviennent nets et propres. Le plus souvent, des vaisseaux sanguins en nombre plus ou moins grand partent des parties voisines du limbe scléro-cornéen se dirigeant vers l'ulcère, où ils finissent par arriver (voy. *Pannus*).

Des bords de l'ulcération, l'épithélium prolifère gagnant peu à peu le centre et finissant par recouvrir la cavité tout entière ; sous ce manteau protecteur va proliférer le tissu cicatriciel, qui peu à peu comblera la cavité creusée par l'ulcère.

Complications. — La complication la plus fréquente des ulcères de la cornée est le trouble de la chambre antérieure dû à la présence de leucocytes et de flocons fibrineux provenant d'une inflammation de l'iris ou de la cornée. Leucocytes et dépôts fibrineux se déposent à la partie déclive de la chambre antérieure et constituent « l'hypopyon ». L'hypopyon est plus ou moins étendu. Une petite ligne jaunâtre, contournant la partie inférieure de la chambre antérieure, représente parfois tout le dépôt. Dans d'autres cas, l'hypopyon occupe le tiers inférieur, atteint le champ pupillaire et finit par remplir toute cette même chambre antérieure.

Une seconde complication, surtout fréquente chez l'adulte et le vieillard, est due à la présence d'une iritis, d'une irido-cyclite par propagation. Chez l'enfant l'iritis, même à la suite de perforation, est très rare ; l'hypopyon constitue une exception. Cette immunité relative des enfants doit tenir à la nature de leurs ulcères (phlycténulaires) et au bon état de leurs voies lacrymales (voy. *Kératite infectieuse*).

A la suite de certaines perforations de la cornée (perforations centrales), le cristallin vient se mettre en contact direct avec la partie ulcérée et pour peu que le contact se prolonge, des dépôts plastiques se déposent sur la cristalloïde antérieure. Une fois l'ulcération cicatrisée, la chambre antérieure se reforme, le cristallin reprend sa place, emportant, comme vestige de son ancien contact avec la cornée, une opacité capsulaire centrale simulant une cataracte pyramidale. Parfois, un très fin filament relie le cristallin à la cicatrice de l'ancienne perforation, cicatrice souvent difficile à distinguer, parfois même à l'éclairage oblique.

Dans certains cas, fort rares heureusement, la perforation ne s'oblitère pas. Cela arrive surtout lorsque les lambeaux de la membrane de Descemet tapissent les parois de l'ulcère ; il s'établit une « *fistule cornéenne* ». L'œil devient extrêmement mou eu égard à l'écoulement incessant de l'humeur aqueuse. Si la fistule persiste longtemps, des désordres surviennent dans les membranes profondes (décollement de la rétine, etc.), et l'œil se perd en présentant un état d'atrophie qui va sans cesse s'accentuant.

Toute ulcération de la cornée ayant intéressé plus que les couches épithéliales, laisse fatalement des traces après elle (voy. *Opacités, taies de la cornée, staphylomes*).

Les leucomes adhérents doivent être considérés comme étant d'un pronostic fâcheux. La portion enclavée de l'iris tiraille à tout moment sur cette membrane, l'irrite, l'enflamme. L'œil se perd quelquefois à la longue après une série de poussées d'iritis, d'irido-choroïde accompagnées de phénomènes glaucomateux.

Les vastes perforations donnent issue au cristallin et à une portion du corps vitré. L'œil ainsi vidé s'affaisse, se phtisie, et formera plus tard un petit moignon blotti au fond de l'orbite, et presque entièrement masqué par la conjonctive.

Traitement. — Avant d'appliquer à l'ulcération cornéenne la thérapeutique qui lui convient, le médecin devra s'enquérir de la cause.

S'il existe un corps étranger, l'extraction sera faite immédiatement, ainsi que nous l'avons indiqué plus haut.

Le trichiasis sera combattu comme nous l'avons dit.

S'il s'agit d'une ophtalmie granuleuse, purulente, on commencera par soigner la conjonctivite, cause de la kératite.

Une fois cette partie du traitement accomplie, on devra diriger contre les progrès de l'ulcération tous les moyens que nous avons à notre disposition.

La thérapeutique doit atteindre un triple but : soulager le malade, hâter la réparation de l'ulcère et pallier les différentes complications qui vont ou viennent de se produire.

Pour calmer la douleur, pour mettre l'œil dans le repos complet en même temps que pour éviter les complications qui pourraient résulter d'une iritis existante ou possible, le médicament le plus précieux est le *sulfate neutre d'atropine.*

On prescrira :

Sulfate neutre d'atropine . .	0,05 centig.
Eau distillée	10 gram.

ou

Sulfate acide de quinine	.	.	0,05 centig.
Sulfate neutre d'atropine	.	.	0,05 »
Eau distillée	. . .	. .	10 gram.

1 goutte 4 fois par jour.

Le sulfate acide de quinine joue le rôle d'un antiseptique et il donne les meilleurs résultats dans certains ulcères cornéens, ainsi que l'un de nous l'a démontré.

Un puissant adjuvant du collyre consiste dans l'application de compresses chaudes pendant un quart d'heure, une demi-heure après les instillations.

Ces compresses seront faites avec des solutions boriquées, des infusions de fleurs de camomille, ou simplement de l'eau bouillie ; le médicament ici n'importe guère, c'est la chaleur qui agit. Elles seront appliquées aussi chaudes que possible et renouvelées incessamment dès qu'elles se refroidiront.

L'œil devient moins douloureux et la marche de l'ulcère est très favorablement influencée.

Le collyre à l'atropine peut être employé sans aucun inconvénient dans tous les cas de kératite ulcéreuse. Il n'en est pas de même de l'ésérine, qui, introduite il y a quelques années dans le traitement de cette affection, peut avoir de graves inconvénients s'il se produit des complications iriennes, comme la chose est fréquente chez l'adulte et le vieillard.

Les instillations d'atropine ne sauraient suffire. On arrêtera l'infection et on aura recours à l'*antisepsie* la plus rigoureuse, non seulement de l'ulcération cornéenne, mais aussi de la conjonctive, où pullulent les microbes pathogènes.

L'antisepsie peut être obtenue par les *lavages*, les *instillations*, les *pommades*.

Les *lavages* seront faits trois ou quatre fois par jour, avant les instillations d'atropine, avec des antiseptiques tels que l'acide borique à 40/1000, le sublimé à 0,50/1000, le formol à 1/2000, le permanganate de potasse à 1/1000, le naphtol β à 1/1000. Tous nous paraissent être recommandés, *sauf peut-être le sublimé*, qui donne lieu souvent à de l'infiltration de la cornée et aggrave l'affection; aussi croyons-nous qu'on doive lui préférer les antiseptiques, qui ne sont nullement irritants et qu'on puisse le repousser au même titre que l'acide phénique.

Pour pratiquer ces lavages, on irriguera la conjonctive après avoir écarté fortement les paupières (avec des écarteurs si le malade présente trop de blépharospasme). Le liquide employé devra être chauffé au bain-marie ou coupé avec moitié eau chaude.

Après ces lavages, on *instillera* le collyre à l'atropine auquel on associera un antiseptique tel que le sulfate de zinc, ou mieux, le sulfate de quinine, comme nous l'avons constaté :

Sulfate d'atropine	0,05 centig.
Sulfate acide de quinine. .	0,05 »
Eau distillée.	10 gram.

ou

Sulfate d'atropine	0,05 centig.
Sulfate de zinc	0,05 »
Eau distillée.	10 gram.

Enfin, quelques minutes après, on *introduira sous les paupières*, avec un passe-lacet ou une aiguille à tricoter, une pommade antiseptique qui renfermera soit de l'*iodo-forme*, soit du *précipité jaune*, soit de l'*aristol*.

Pommades avec :

Précipité jaune . . . . . 0,05 centig.
Vaseline . . . . 10 gr.

ou

Iodoforme pulvérisé . . . 0,20 centig.
Vaseline . . . . 10 gr.

ou

Aristol. . . . . 0,50 centig.
Vaseline . . . . . . 10 gr.

Enfin, on appliquera un bandeau occlusif qui mettra l'œil à l'abri de la lumière, de l'air, et empêchera les mouvements toujours douloureux du globe oculaire.

Le plus souvent, sous l'influence d'un semblable traitement, l'ulcération ne tarde pas à guérir; mais si, malgré tout, au bout de quelques semaines la cicatrisation ne se montre pas, on devra avoir recours au traitement chirurgical.

Le traitement chirurgical comprend :
1° *La cautérisation ignée ;*
2° *Le raclage de l'ulcère ;*
3° *La paracentèse ;*
4° *L'iridectomie.*

La cautérisation ignée avec la fine pointe d'un thermocautère ou mieux d'un galvano-cautère, donne parfois de bons résultats dans les kératites infectieuses, lorsque l'infiltration s'étend d'une manière diffuse.

Mais ce mode de traitement a besoin, pour être employé, de mains un peu expérimentées pour éviter les perforations de la cornée et doit être rejeté dans les ulcères bénins, car on détruit du tissu sain et on augmente ainsi la grandeur du leucome qui remplacera plus tard la perte de substance.

Nous préférons de beaucoup à cette méthode, surtout dans les cas d'ulcères asthéniques persistants, dans les ophtalmies strumeuses, le *raclage* avec un instrument tranchant.

Ce raclage se pratiquera avec une gouge à corps étrangers. On nettoie ainsi toute la cavité de l'ulcère, on enlève les produits grisâtres qui le comblent, constitués par la cornée détruite et de nombreuses colonies microbiennes.

On évitera de perforer la cornée et exécuter cette manœuvre avec beaucoup de soin.

On s'arrête quand on entend le tissu sain crier sous l'instrument.

Ce raclage sera suivi des lavages et du traitement antiseptique indiqués plus haut.

Au raclage, on joint fréquemment la *paracentèse* de la chambre antérieure qui amène une détente, calme le malade et favorise la réparation de l'ulcération. C'est une excellente pratique qui devra être employée toutes les fois qu'il y aura *une chambre antérieure profonde* ou *une menace de perforation*, ou un *hypopyon abondant*.

Quand l'ulcère est périphérique, la ponction de la chambre antérieure devra se faire de préférence à ce niveau.

Lorsque les paracentèses répétées n'ont pas amené de modification de l'ulcération, une *iridectomie* agit de la façon la plus favorable. Cette pratique, depuis longtemps recommandée par le professeur Badal, a donné aussi entre nos mains les meilleurs résultats.

Lorsqu'il y a eu perforation de la cornée, il y a deux cas à considérer : l'*iris fait hernie* ou *non*.

Dans le premier cas, il faudra pratiquer l'excision de la portion herniée.

Dans le second, on fera garder au malade le repos absolu.

Mais de toute façon, on continuera jusqu'à la guérison complète le traitement que nous avons indiqué.

Pour les complications telles que : pannus, hypopyon, panophtalmie (voy. les articles qui s'y rapportent).

VI. — Pannus. — Kératite vasculaire.

On donne le nom de pannus à une variété d'inflammation de la cornée, caractérisée par le développement sur cette membrane d'un réseau vasculaire adhérent superficiel situé entre l'épithélium et la membrane de Bowman.

Étiologie. — Toutes les causes susceptibles de déterminer une irritation d'une certaine durée sur la cornée font naître le pannus. Ainsi agissent les corps étrangers, certains traumatismes ; mais la cause la plus fréquente du pannus est le frottement des cils (entropion, trichiasis) et surtout le frottement qu'exercent sur la cornée les granulations de la conjonctivite granuleuse.

Il existe également une variété de pannus que nous nommerons « *réparateur* » qui se trouve constituée par un pinceau vasculaire plus ou moins large se rendant à une ulcération de la cornée. Ces vaisseaux sont destinés à apporter les matériaux nécessaires pour combler une perte de substance.

La kératite vasculaire des scrofuleux offre en général un aspect caractéristique. Elle est la conséquence d'une

éruption abondante et souvent répétée de petites phlyctènes.

Symptômes. — Le siège du pannus varie selon la cause.
Le pannus granuleux siège presque toujours, du moins à
ses débuts, au tiers supérieur de la cornée. L'irritation produite par les granulations détermine d'abord une migra-
tion cellulaire entre l'épithélium et la membrane de
Bowman, qui donne à la partie irritée un aspect dépoli
caractéristique. L'irritation continuant, les vaisseaux de
nouvelle formation apparaissent, se disposant dans le sens
même du frottement. A mesure que ces vaisseaux s'avan-
cent, il est facile de constater qu'ils sont précédés d'une
opacité qui donne à la cornée une teinte d'un gris jaunâtre d'aspect velouté.

Quelle que soit la cause irritante qui ait donné lieu à la
formation du pannus, ce dernier peut se présenter sous
deux aspects différents selon que l'irritation dure plus ou
moins longtemps.

Lorsque l'irritation est légère et surtout de courte durée,
l'émigration cellulaire est peu abondante et les vaisseaux
de nouvelle formation peu nombreux. Sous l'influence du
traitement et de la suppression de la cause, cellules et vaisseaux se résorbent et disparaissent rapidement, c'est le
« *pannus tenuis* ».

Lorsque, au contraire, l'irritation est prolongée, les cellules émigrées se multiplient, pénètrent plus profondément dans le tissu cornéen où les suivent les vaisseaux en
rangs serrés. La cornée apparaît comme une surface d'un
rouge foncé, sur laquelle font saillie quelques îlots d'un
rouge vif. C'est le « *pannus crassus* ».

Il est commun de voir dans le pannus crassus se développer, dans la cornée, des abcès suivis d'ulcérations assez profondes pour donner lieu à des perforations.

Lorsque l'invasion cellulaire qui précède l'établissement des vaisseaux s'est faite très abondante, les vaisseaux eux-mêmes sont en très grand nombre. Cellules et vaisseaux situés au voisinage immédiat du tissu trabéculaire péri-cornéen constituent, d'après certains auteurs, un véritable obstacle à la principale voie de filtration des liquides intra-oculaires, d'où augmentation plus ou moins grande de la tension intra-oculaire et éclosion possible de phéno-mènes glaucomateux.

Traitement. — Le pannus étant dû le plus souvent à une cause irritante, la première indication est de faire dis-paraître cette cause : aussi devra-t-on enlever au plus vite les corps étrangers qui pourraient siéger soit sur la cor-née, soit sur la conjonctive, épiler ou redresser les cils dé-viés. Le pannus granuleux s'atténue ou disparaît complè-tement par le traitement même des granulations conjonc-tivales, mais on peut en hâter la résorption grâce à l'emploi de la méthode irritante (pommade au précipité jaune, ca-lomel, etc.).

L'usage de la pommade au précipité jaune (précipité jaune 0,10 centig., vaseline 5 gram.) donne d'excellents résultats dans le pannus scrofuleux.

Les moyens destinés à combattre le pannus crassus peu-vent être classés en deux ordres : 1° MÉTHODE OPÉRATOIRE ; 2° MÉTHODE SUBSTITUTIVE.

1° La MÉTHODE OPÉRATOIRE comprend la simple section des vaisseaux, tout au pourtour du limbe ; 2° ou bien l'a-brasion de la conjonctive, péritomie, syndectomie.

I. La péritomie a pour but de détruire la communication des vaisseaux scléroticaux avec les vaisseaux cornéens et d'empêcher ainsi l'envahissement de la cornée par un tissu cellulaire de nouvelle formation.

La péritomie, que l'on pourrait appeler la circoncision de la conjonctive, se pratique de la manière suivante :

A l'aide d'un scarificateur ou d'un petit bistouri courbe, on incise la conjonctive tout au pourtour de la cornée et à 4 ou 5 millimètres de son bord. Le lambeau ainsi circonscrit est détaché à l'aide d'une pince et de petits ciseaux courbes. Les effets de la péritomie ne sont pas immédiats. Les résultats ne sont appréciables que trente jours, souvent davantage, après l'opération.

II. La MÉTHODE SUBSTITUTIVE, la moins souvent employée, se pratique à l'aide de l'établissement de l'ophtalmie jéquiritique.

V. — Kératite à hypopyon. — Kératite des moissonneurs. — Ulcère rongeant, etc.

Cette affection extrêmement grave se rencontre chez l'adulte, très fréquemment chez le vieillard, rarement chez l'enfant. Elle succède presque toujours à un traumatisme connu, rarement passé inaperçu : érosion de la cornée par des épis de blé, ajoncs, épines, coups de branches d'arbre, parcelles métalliques, etc., etc. L'ulcération siège de ce fait presque toujours au centre de la cornée ou dans son voisinage immédiat.

Une fois l'épithélium cornéen enlevé, l'ulcération prend une teinte sale ; tout autour d'elle se fait une infiltration qui peut donner lieu à un véritable abcès qui s'ouvrira soit en dedans dans la chambre antérieure, soit au dehors.

. L'humeur aqueuse devient trouble, tenant en suspension des flocons purulents et de nombreux leucocytes qui, s'accumulant à la partie inférieure de la chambre antérieure, constituent l'*hypopyon* (fig. 8).

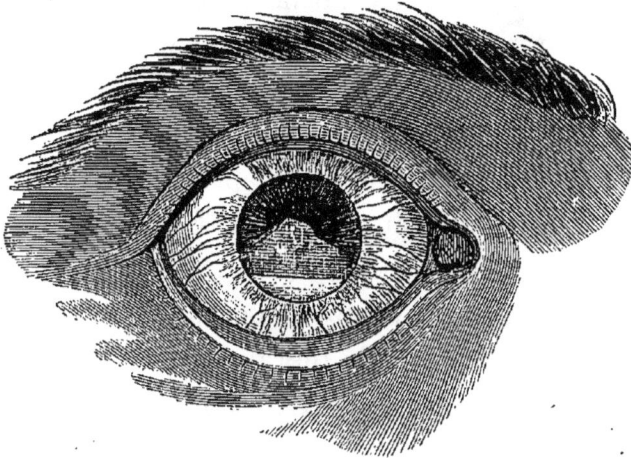

Fig. 8. — Kératite suppurative avec hypopyon.

L'iris est terne, la pupille rétrécie, des synéchies se sont constituées en même temps que le champ pupillaire se trouve envahi par des exsudats plastiques et purulents. L'iritis est de fait une complication fréquente et précoce de la kératite à l'hypopyon.

Si les soins sont donnés à temps ou si l'affection ne revêt pas un caractère par trop malin, l'hypopyon peu considérable se résorbe assez rapidement en même temps que l'ulcération se cicatrise, laissant à sa place un leucome plus ou moins étendu et des traces d'iritis.

Dans le cas contraire, surgissent de graves complications : la cornée infiltrée et ramollie dans toute la partie qui environne l'ulcère ne tarde pas à s'éliminer, l'ulcère rongeant augmente en même temps que l'hypopyon. Ce dernier arrive au niveau de la pupille et dans quelques cas remplit la presque totalité de la chambre antérieure. A ce moment, plusieurs complications peuvent se montrer. L'ulcération a gagné toute l'épaisseur de la cornée, jusqu'à la membrane de Descemet, qui, cédant sous l'influence de la pression intra-oculaire, vient faire hernie (kératocèle), ou bien la perforation est complète, laissant échapper la totalité de l'humeur aqueuse. Selon la situation et les dimensions de la perforation, l'iris vient s'accoler derrière l'ouverture, ou bien, fait une hernie d'autant plus volumineuse que la perforation est plus étendue (voy. *Ulcères de la cornée*).

Dans d'autres cas, peut-être plus fréquents, l'ulcération, au lieu de gagner en profondeur, gagne en surface : ce sont les plus graves, car la thérapeutique est presque impuissante à les combattre. La cornée s'infiltre dans toute son épaisseur, se ramollit, s'exulcère en masse par des lambeaux irréguliers. L'humeur aqueuse filtre à travers le tissu cornéen altéré, derrière lequel on ne trouve plus qu'un vaste hypopyon baignant l'iris poussé en avant par la tension intra-oculaire. La cornée elle-même finit par céder sous l'influence de cette même pression et bombe en avant (cornée staphylomateuse). Alors que la cornée présente tous ces phénomènes, la conjonctive devient rouge, œdématiée et il s'établit souvent un état catarrhal très prononcé. Dans les cas malheureux, le chémosis, peu marqué au début, va s'accentuant, les paupières présentent un œdème presque comparable à celui de l'ophtalmie purulente : le globe va être détruit par une panophtalmie (voy. *Panophtalmie*).

La kératite à hypopyon est donc une affection grave, compromettant toujours la vision dans une certaine mesure et pouvant, dans certains cas, amener la perte définitive de l'œil.

La gravité de l'affection provient de sa nature infectieuse, due à l'envahissement de la cornée par les microbes de la suppuration : streptocoques, staphylocoques ou pneumocoques que l'on rencontre en grande quantité dans les culs-de-sac conjonctivaux et surtout dans le sac lacrymal. Presque toujours la kératite à hypopyon se montre chez les malades atteints de larmoiement ou d'affection catarrhale des voies lacrymales (tumeur lacrymale, dacryocystite suppurée), aussi est-elle fréquente chez les vieux paysans, si souvent atteints d'ectropion lacrymal. Tant que la cornée est recouverte de son épithélium, les microbes sont inoffensifs pour l'œil ; mais dès qu'un traumatisme, le plus souvent très léger, a dépouillé une minime portion du revêtement épithélial de la membrane transparente, l'ulcère rongeant ne tarde pas à évoluer. Il est donc de toute nécessité, chez un malade atteint de kératite à hypopyon, d'examiner avec beaucoup de soin l'état des voies lacrymales, d'inspecter la situation des points lacrymaux, le contenu du sac, etc.

Traitement. — Le traitement sera dirigé : 1° contre la cause de l'infection ; 2° la marche de l'ulcère ; 3° l'hypopyon ; 4° l'iritis, qui est presque constante.

1° Nous avons vu que le larmoiement avec ou sans ectropion était une des causes les plus fréquentes de l'infection (voy. *Traumatisme de la cornée*) ; aussi devra-t-on tout d'abord diriger contre lui les moyens thérapeutiques.

En présence d'un simple larmoiement ou d'un ectropion lacrymal, la première indication est d'inciser les conduits lacrymaux pour rendre aux larmes leur cours régulier. En face d'une dacryocystite suppurée, indépendamment du cathétérisme du canal nasal, il sera nécessaire de pratiquer des lavages antiseptiques du sac avec une solution de sulfate de zinc à 1 0/0 et même, si la suppuration est abondante, avec une solution de nitrate d'argent à 1 0/0 ou 2 0/0. Cathétérisme et lavages seront renouvelés tous les jours. Une fois la suppuration tarie et l'écoulement des larmes rétabli de façon à peu près normale, l'amélioration des accidents cornéens ne tarde pas en général à se manifester, si toutefois le traitement a été pratiqué dès le début de l'affection. Le foyer infectieux étant combattu, reste à s'occuper de l'ulcère.

2° Il faut s'opposer à tout prix aux progrès de l'ulcère rongeant, en détruisant au plus vite et les agents infectieux qui comblent la cavité de l'ulcération et ceux qui sont situés dans son voisinage.

L'*antisepsie* de la conjonctive et de la cornée remplit ce double but. La désinfection de la conjonctive s'obtient au moyen de grands lavages de toute la surface oculaire, avec des solutions de sublimé à 0,5/1000 ou de sulfate de zinc à 5 ou 10/1000. Répétés 3 ou 4 fois par jour, ces lavages seront autant que possible pratiqués par le médecin lui-même, car il est indispensable de bien faire pénétrer les solutions antiseptiques jusque dans les culs-de-sac conjonctivaux. Chaque fois on instillera de l'atropine.

Le nettoyage de l'ulcère s'obtient au moyen du grattage des parties atteintes, à l'aide d'une gouge à corps étranger qui permet d'enlever les agents infectieux et enraye ainsi la marche de l'ulcération tant en profondeur qu'en surface. Le nettoyage à la gouge doit être poussé au loin, jusqu'à ce que l'on sente le tissu sain crier sous l'instrument, tout en évitant de faire une perforation, accident qui ne saurait survenir en des mains expérimentées.

Une fois l'ulcère nettoyé, un lavage antiseptique, en

enlevant les débris laissés par la gouge, entraînera les germes infectieux qui pourraient encore y séjourner.

Le lavage et le nettoyage de l'ulcère faits, la cavité sera comblée avec de la poudre d'iodoforme finement pulvérisé, répandue à la surface du globe, ou mieux à l'aide d'une pommade avec :

Iodoforme.   0 gr. 50   ou Aristol en poudre.   0 gr. 50
Vaseline .   10 gr.   Vaseline .   .   .   .   10 gr.

introduite entre les paupières maintenues fermées à l'aide d'un pansement occlusif.

L'ulcère infectieux n'est malheureusement pas toujours limité, il occupe une surface plus ou moins grande de la cornée; il est inutile, dans ces cas, de pratiquer le râclage, car on ne saurait enlever tout le foyer malade. Il faudrait s'en tenir alors aux lavages et pansements antiseptiques. Mais ce traitement purement externe ne saurait avoir toujours la prétention d'arrêter la marche envahissante de l'ulcère. L'infection a pénétré dans le tissu cornéen, dans la chambre antérieure, dans l'iris. Quand il en est ainsi, quand l'infection est diffuse, profonde, l'instrument tranchant ou le thermocautère ne peut guère influencer la marche de la maladie.

S'il existait un procédé capable de faire pénétrer dans l'œil des liquides antiseptiques et de baigner ainsi les tissus dans une pareille solution, la thérapeutique réaliserait un progrès énorme.

C'est à cela qu'on arrive par les *Injections sous-conjonctivales.*

On a employé dans ce but surtout les solutions de sublimé. On injecte sous la conjonctive une demie ou un quart de seringue de Pravaz d'une solution suivante :

> Sublimé . . . .   0,05 centigr.
> Chlorure de sodium . . .   0,10   —
> Eau distillée. . . . . . 100 grammes.

ou

> Sublimé . . . .   0,05 centigr.
> Chlorure de sodium. . .   0,10   —
> Eau distillée . . . . . 100 grammes.

les injections massives ont été préconisées en Italie ; en France, elles ont aussi donné de très bons résultats.

Entre nos mains, il en a été de même, mais elles donnent lieu à de la douleur, du chémosis et de l'œdème notable des paupières, ce qui gêne parfois pour d'autres injections.

C'est pour ces raisons que nous avons employé, avec un succès tout aussi grand, sinon plus remarquable, les solutions de *cyanure de mercure*.

Nous injectons une demi-seringue d'une solution au 1/200 ou au 1/400 :

> Cyanure de mercure . . .   0,10 centigr.
> Eau distillée . . . . . 20 grammes.

ou

> Cyanure de mercure. . .   0,05 centigr.
> Eau distillée . . . . . 20 gr.

Cette dernière solution est très suffisante. Le plus souvent une injection d'un 1/2 centimètre cube suffit pour arrêter la marche envahissante de l'ulcère, qui se nettoie peu à peu et se répare.

Si la marche continuait, on pourrait avoir recours à la première, qui est deux fois plus concentrée.

Les injections de cyanure à 1/200 donnent lieu à très peu de douleur ; il n'y a presque pas de chémosis persistant et pas d'œdème des paupières. Les phénomènes réactionnels sont bien moins marqués qu'avec le sublimé.

Une fois la marche envahissante de l'infection arrêtée, le traitement indiqué plus haut suffira pour terminer la guérison, c'est-à-dire la cicatrisation de l'ulcère.

Ces injections sont précieuses, parce qu'elles permettent de porter directement et rapidement l'agent antiseptique dans le foyer infecté ; elles sont le complément de la thérapeutique externe qui souvent ne pourrait éviter un désastre.

Certains auteurs ont préconisé la cautérisation de l'ulcération avec la fine pointe d'un thermocautère ; le procédé, qui donne parfois de bons résultats, nous paraît inférieur à l'instrument tranchant. Nous ne saurions trop recommander, soit qu'on pratique le raclage ou la cautérisation ignée, d'instiller au préalable, après cocaïnisation de l'œil, deux gouttes d'un collyre à la *pyoctanine*, qui peint pour ainsi dire, de façon très apparente, toutes les parties qui doivent être raclées ou brûlées.

Collyre avec :

Pyoctanine (bleue). . . . 0 gr. 05.
Eau distillée . . . . . 10 à 15 grammes.

Lorsque, malgré tout, l'ulcération s'étend et qu'une perforation est imminente, il est nécessaire, selon les cas, de pratiquer, soit la *transfixion de l'ulcère*, soit la *paracentèse*, soit l'*iridectomie*.

3° La *transfixion de l'ulcère* ou *opération de Saemisch* consiste à sectionner la cornée à l'endroit où s'est développée l'ulcération ou l'abcès. Un couteau à cataracte est plongé à quelques millimètres d'une des extrémités de l'ulcération; la pointe une fois introduite dans la chambre antérieure, le tranchant est retourné en avant et la contre-ponction est faite comme la ponction à quelques millimètres au delà du tissu malade, puis on sectionne la cornée d'arrière en avant.

Cette large paracentèse permet l'évacuation facile du pus et avive les bords de l'ulcère, mais elle expose aux pincements ou enclavements de l'iris. Elle a même souvent pour conséquence de créer un leucome plus étendu que ne l'aurait fait l'ulcération livrée à elle-même.

La *paracentèse*, ordinairement facile à exécuter, procure les mêmes avantages que l'opération de Saemisch sans en avoir les inconvénients. De plus, on peut souvent la renouveler, chaque fois que l'état de l'œil l'exigera.

Le lieu d'exécution n'est pas indifférent. Les ulcères marginaux ou ceux situés au voisinage du limbe seront ponctionnés en plein tissu malade. Dans tous les autres cas, on la pratique avec un couteau lancéolaire ou même un couteau à cataracte dans la portion la plus déclive où est accumulé le pus, c'est-à-dire au niveau du limbe à la partie inférieure du grand diamètre vertical.

Le plus souvent, le pus très concret ne s'échappe pas avec l'humeur aqueuse. Il est nécessaire d'aller le chercher avec des pinces à bords plats, en évitant de blesser l'iris et le cristallin.

L'*iridectomie* sera pratiquée dans tous les cas où, soit avec, soit sans hypopyon, l'ulcère s'étend, l'excavation se creuse, les phénomènes d'irido-choroïdites avec augmentation de la tension intra-oculaire menacent de donner lieu à une perforation ou à la production d'un staphylome.

4° Dès le début l'iritis sera combattue par l'atropine.

Kératite interstitielle, parenchymateuse, hérédo-syphilitique.

La kératite interstitielle a pour caractéristique de siéger d'emblée dans le parenchyme même du tissu cornéen et de pouvoir évoluer sans produire aucune modification de ce parenchyme. L'affection est constituée par une infiltration de cellules lymphoïdes dans les couches moyennes et profondes de la cornée.

La kératite interstitielle est toujours bilatérale, les deux yeux pouvant être pris à la fois ou un œil se prenant après l'autre. L'affection du second œil peut éclater quelques jours, quelques semaines ou quelques mois après que le premier œil a été atteint.

Étiologie. — C'est entre sept et vingt et un ans, rarement avant ou après, que l'on voit éclater cette forme de kératite. La syphilis héréditaire, est la cause la plus commune, et, pour nous, presque la seule, de la kératite interstitielle. Certains auteurs font cependant jouer un rôle prépondérant à la scrofule et au rachitisme.

Etant donné le rôle essentiel que nous faisons jouer à l'hérédo-spécificité, nous recommandons de rechercher dans tous les cas de kératite interstitielle les signes qui permettent de diagnostiquer la syphilis héréditaire. Nous emprunterons à M. le professeur Fournier une partie de sa description à ce sujet.

Habitus. Facies. — Les enfants sont délicats, de constitution chétive. Ils sont maigres, leur système musculaire est peu développé. Ils sont pâles, leur face est terreuse. (Cette description offre quelques exceptions : les malades ont au contraire parfois un extérieur assez brillant).

Déformations nasales et crâniennes. — Ils ont de l'asymétrie du crâne, leur front est en carène, à bosselures latérales, olympien. Le dos du nez est aplati, effondré même.

Lésions osseuses. — Les déformations constatées au crâne se reproduisent aux membres et sur le tronc.

Érosions dentaires. — Microdontisme constitué par la petitesse, la réduction au-dessous de la moyenne physiologique du volume de la taille de certaines dents.

Amorphisme dentaire. — Caractérisé par ce fait, que telles ou telles dents perdent plus ou moins les attitudes de leur espèce propre, du type auquel elles appartiennent.

Dent d'Hutchinson. — Cette malformation consiste en une échancrure semi-lunaire occupant le bord de la dent. Cette échancrure est très accentuée au moins dans la forme type de la lésion.

Elle entoure le bord libre de la dent suivant une ligne courbe régulièrement arciforme, dont la connexité regarde le collet de la dent, de sorte que ce bord libre figure un croissant.

« Cette échancrure semi-lunaire se rencontre sur les incisives médianes supérieures, qui constituent le siège de prédilection par excellence de cette lésion si typique. »

Très fréquemment on rencontre la kératite superficielle avec semblable dentition. — L'absence de la dent syphilitique ne doit nullement faire rejeter l'étiologie hérédo-spécifique de l'affection ; comme signes adjuvants, il faut rechercher la polyléthalité des enfants, obtenir si possible des renseignements sur les ascendants.

Signalons encore la fréquence des troubles ou des lésions de « *l'appareil auditif* ». Ces troubles ont pour siège l'appareil transmetteur et proviennent d'un catarrhe pharyngien ou d'une otite moyenne suppurée ou bien ils siègent dans les parties profondes avec intégrité apparente de l'organe. Ces derniers sont ceux que nous avons trouvés le plus souvent avec la kératite interstitielle. Malformation dentaire, troubles de l'ouïe et kératite interstitielle constituent « la triade d'Hutchinson ».

Symptômes. — Les auteurs décrivent trois périodes bien distinctes dans l'évolution de l'affection : infiltration, vascularisation, résolution. Pour nous, il n'existe que deux périodes à proprement parler : celle d'*infiltration* et celle de *résolution*. Cette dernière commençant dès l'apparition des vaisseaux et aboutissant à la transparence plus ou moins complète de la cornée.

L'*infiltration* de la cornée est le premier symptôme. La cornée, d'une couleur « grisâtre, pierre à fusil », présente un aspect rugueux, granité, et on chercherait en vain à sa surface la moindre élevure, la moindre érosion à laquelle on puisse rapporter l'infiltration qui se détache d'une façon si apparente.

En même temps que se fait l'infiltration, apparaît le plus souvent, au pourtour de la cornée, un véritable cercle péri-kératique rappelant de tous points, par sa coloration rouge-vineux et la disposition des vaisseaux, le cercle péri-kératique de l'iritis.

L'infiltration de la kératite interstitielle débute tantôt par *la périphérie*, tantôt, au contraire, par *le centre*, pour finir par occuper toute l'aire de la cornée, mais avec des tons indécis, quelques parties plus infiltrées se détachant d'une façon plus vigoureuse.

Au début de l'infiltration, il est encore possible de se rendre compte de l'état de la chambre antérieure et de l'iris, mais bientôt cet examen devient difficile et finit même par être impossible.

L'infiltration périphérique se fait ordinairement dans le tiers supérieur de la cornée, à la place même qu'occupe le pannus granuleux, avec lequel l'on pourrait, à la rigueur, confondre la kératite interstitielle, alors surtout que les parties infiltrées se sont vascularisées.

Pendant cette première période d'infiltration, les phénomènes subjectifs sont peu accusés. Le plus souvent, le malade ne se plaint que de la perte graduelle de sa vision.

Vascularisation.— La cornée peut demeurer, dans la première période de l'affection, pendant un temps plus ou moins long, variant de quelques jours (12 à 20) à quelques mois.

La vascularisation de la cornée doit être considérée comme un phénomène du meilleur augure et, quelque intense qu'elle puisse être, nous ne saurions la considérer comme susceptible de créer une complication.

Les cas de kératites interstitielles où l'infiltration persiste longtemps, sans que la vascularisation occupe les parties infiltrées, sont les seuls qui se terminent par la sclérose de la cornée, qui ne se trouve plus représentée que par un vaste leucome aplati.

L'envahissement des parties infiltrées par les vaisseaux se fait le plus souvent d'une façon graduelle. Partis de la périphérie, les vaisseaux envahissent le tissu cornéen en rangs parfois si serrés qu'ils donnent la sensation d'une tache de sang occupant les parties infiltrées.

Dès le début de la vascularisation, les phénomènes sub-jectifs apparaissent et se traduisent par de la douleur, de la photophobie et du larmoiement. Tous ces phénomènes acquièrent rarement une très grande intensité. La douleur est sous la dépendance de la photophobie et des compli-cations du côté du tractus uvéal.

La kératite interstitielle se complique en effet assez sou-vent d'iritis dont les reliquats, après disparition de l'affec-tion cornéenne, apportent un trouble notable à la vision et à la nutrition du globe. La kératite parenchymateuse ne se complique jamais d'abcès de la cornée. Certaines kéra-tites diffuses aboutissant le plus souvent à la formation d'un abcès central, revêtent, dès le début, les caractères de la kératite interstitielle. Il faut avouer que le diagnos-tic en est parfois difficile. Le doute ne saurait subsister longtemps. Au bout de quinze jours ou trois semaines, l'affection se révèle avec ses caractères propres.

La durée de la période de vascularisation varie énor-mément.

Dans quelques cas heureux, la cornée a récupéré sa plus grande transparence au bout de deux à trois mois. Mais le plus souvent cinq ou six mois, parfois un an ou deux sont nécessaires.

Les vaisseaux disparaissent peu à peu, emmenant pour ainsi dire avec eux les cellules infiltrées.

La vision s'améliore au fur et à mesure que la transpa-rence de la cornée reparaît.

Marche, terminaison. — La kératite interstitielle dure des mois, même dans les cas les plus favorables. La resti-tution *ad integrum* de la transparence de la cornée s'ob-tient dans des cas exceptionnels ; le plus souvent, il demeure quelques opacités légères, apportant selon leur siège un certain obstacle à la vision. Il est assez rare, par contre, que la cornée perde de sa transparence, au point de ne plus laisser de vision suffisante.

L'affection peut récidiver, mais rarement.

Traitement. — Nous sommes toujours partisan de l'ancien traitement, qui consiste à s'abstenir de toute intervention active, tant que l'affection évolue de façon régulière.

La vascularisation étant indispensable à la réparation, il faut chercher, dès le début de l'affection, à favoriser l'appel des vaisseaux. Les fomentations aromatiques chaudes remplissent très avantageusement le but cherché. Des compresses d'une infusion chaude de camomille seront maintenues sur l'œil pendant trois ou quatre heures dans la journée. On veillera à ce que ces compresses aient toujours une température de 38 à 40° minimum. Il est donc nécessaire de retremper le linge à toute minute dans le liquide maintenu à la température voulue et de ne pas attendre qu'il soit refroidi pour le changer.

Nous avons dit plus haut que l'iritis était une complication fréquente de la kératite insterstitielle ; aussi faudra-t-il dès le début, avant que la cornée trop infiltrée ne s'oppose au passage des mydriatiques, instiller plusieurs fois dans la journée (trois à quatre fois), deux gouttes d'un collyre à l'atropine :

Sulfate d'atropine . . . .   0,05 centig.
Eau distillée. . . . . .   10 gram.

Ces instillations seront continuées jusqu'au moment où la cornée commencera à s'éclaircir.

Il est nécessaire de surveiller l'emploi de l'atropine, au point de vue d'un empoisonnement possible.

La période de vascularisation peut durer de longs mois; aussi certains auteurs ont-ils proposé d'en abréger la durée en coupant toute communication entre les vaisseaux du limbe et ceux de la cornée, qui n'en sont que la continuité (péritomie). Nous ne sommes nullement partisans d'une semblable méthode, nous croyons, au contraire, que la vascularisation de la kératite interstitielle doit être respectée, qu'elle constitue la meilleure garantie pour la restitution de la transparence de la cornée. Il faut savoir attendre et, ce qui est plus difficile, savoir faire attendre les intéressés.

Lorsque la cornée a récupéré sa transparence dans la plus grande partie de sa surface, mais qu'il demeure cependant çà et là quelques taies, on cherchera à activer leur résorption à l'aide de pommades ou de poudres irritantes :

1º Précipité jaune. . . .   0,10 centig.
  Vaseline . . . .   10 gram.
2º Calomel à la vapeur . . ⎫ $\bar{a}a$
  Sucre pulvérisé. . . . ⎭ 2 gr.

En projeter un fin nuage.

Cette dernière méthode ne saurait être employée si le malade prend de l'iodure de potassium à l'intérieur.

Depuis quelques années, on fait usage d'injections sous-conjonctivales de sublimé, dans le but d'abréger la durée de l'affection. Nos observations personnelles ne nous ont pas jusqu'à présent démontré l'efficacité de ce traitement.

TRAITEMENT GÉNÉRAL. — Il semblerait, étant donnée l'étiologie de l'affection, que le traitement anti-syphilitique dût produire de bons et de rapides résultats. Il n'en est rien. Le sirop de Gibert, l'iodure de potassium n'agissent pas sur l'affection oculaire. Leur emploi ne saurait être longtemps prolongé, un mois, six semaines au plus. A ce moment, les toniques les remplacent avec avantage.

VI. — Kératites diffuses diverses.

Certaines kératites se présentent sous les symptômes de la kératite hérédo-spécifique.

La *syphilis acquise* s'accompagne rarement de pareilles lésions. Dans ce cas d'ailleurs, la kératite est unilatérale toujours partielle, périphérique et guérit très rapidement sous l'influence du traitement spécifique.

Chez les *rhumatisants*, on observe des faits analogues. On rencontre également, chez les femmes surtout, vers l'époque de la ménopause des kératites diffuses centrales accompagnées d'iritis, unilatérales et n'aboutissant pas à la période de vascularisation.

Le traitement local consistera dans les instillations d'un collyre à l'atropine et le traitement général sera du plus heureux effet.

VII. — Kératite neuro-paralytique.

Bien que souvent les ulcérations cornéennes résultent évidemment de troubles trophiques, on a conservé le nom de « kératite neuro-paralytique » à une kératite ulcéreuse qui est sous la dépendance d'une lésion des nerfs trophiques de la cornée.

On est loin d'être d'accord sur la trophicité de cette membrane, mais cependant on peut admettre, en général, que cette variété de kératite a pour cause une altération du trijumeau et en particulier du ganglion de Gasser ou des noyaux d'origine.

Elle est d'ailleurs exceptionnelle et se présente dans le cours d'infections graves : syphilis, scarlatine, méningites cérébro-spinales, choléra et le plus souvent peut-être dans les névralgies et le zona ophtalmique. Les tumeurs ou les lésions capables de comprimer le trijumeau ou le ganglion ophtalmique y donneront aussi naissance. Elle est souvent une conséquence de l'extirpation du ganglion de Gasser.

Symptômes. — L'ulcération de la cornée commence ordinairement par les couches superficielles, puis elle creuse peu à peu en profondeur en même temps qu'elle s'étend en largeur, s'accompagnant ou non d'hypopyon et pouvant aboutir à la perforation.

Parfois aussi l'hypopyon est le premier symptôme et les troubles trophiques peuvent débuter par un point quelconque de la cornée, mais le début est presque toujours central.

Cette kératite ulcéreuse, au point de vue des signes physiques, ne présente rien de particulier. Elle peut donner lieu à tous les accidents que nous avons signalés aux « ulcères de la cornée ».

Mais le caractère particulier c'est *l'absence absolue* de symptômes réactionnels et *l'insensibilité complète de la cornée*, caractère d'autant plus frappant que toutes les autres kératites, surtout les plus superficielles, s'accompagnent de troubles fonctionnels très intenses (photophobie, blépharospasme, etc.).

Traitement. — La première chose à faire dans une kératite neuro-paralytique est de soustraire la cornée aux traumatismes extérieurs, *l'application d'un bandeau occlusif* et *parfois la suture des paupières* ont donné de bons résultats.

En dehors de là, on aura recours au traitement ordinaire des ulcères cornéens et nous ne pouvons qu'y renvoyer le lecteur pour ne pas nous exposer à des redites.

VIII. — Herpès zoster ou zona ophtalmique.

Cette affection est caractérisée par le développement de groupes de *vésicules d'herpès sur le territoire du nerf ophtalmique*, branche supérieure du trijumeau.

Etiologie. — La lésion qui cause cette éruption est une névrite dont l'agent pathogène est inconnu.

Symptômes. — Au début l'affection s'accompagne de symptômes généraux plus ou moins intenses, surtout prononcés chez les vieillards. Une sensation de brûlure dans la région du front, du nez, des paupières avertit le malade des phénomènes qui menacent. Parfois de violentes névralgies éclatent. Bientôt apparaissent dans les régions douloureuses des *plaques rouges*, plus ou moins œdématiées. Elles ne tardent pas à se recouvrir de *vésicules* réunies en groupes plus ou moins serrés. A côté de plaques primitives s'en produisent de nouvelles qui comme les premières se recouvrent de vésicules semblables. *Toutes siègent sur le territoire innervé par l'ophtalmique.*

Bientôt les symptômes fébriles et douloureux s'amendent, la rougeur disparaît, les vésicules se dessèchent ; la période de guérison arrive.

Les vésicules, remplies en général d'une sérosité citrine plus ou moins volumineuses, peuvent se remplir d'épanchements hémorrhagiques, parfois se changer en pustules.

Toutes finissent par se dessécher, laissant à leur place des croûtes plus ou moins rousses, parfois noirâtres, caractéristiques. Ces croûtes tombent enfin, démasquant des cicatrices d'abord rouges, puis blanchâtres à contours géographiques par îlots disséminés et irréguliers, qui permettront longtemps après de faire le diagnostic.

On pourra constater plus tard, dans toutes ces zones, qu'il existe de l'anesthésie, la plupart du temps.

Chez les enfants le zona n'est presque pas douloureux ; chez l'adulte, les douleurs sont déjà très violentes ; mais chez le vieillard, elles atteignent leur maximum. Bien longtemps après la guérison de l'éruption cutanée il reste des névralgies, des céphalées qui tourmentent les malades qui réclament un soulagement.

Le zona ophtalmique peut siéger sur le territoire des trois branches de l'ophtalmique : c'est le *nerf frontal* qui est le plus souvent atteint, ainsi que le *nasal*. Quand c'est un *zona frontal*, l'éruption siège sur le front, la partie antérieure du cuir chevelu, la paupière supérieure et un peu la base du nez. *Cette éruption s'arrête anatomiquement sur la ligne médiane.* C'est un zona bénin.

Quand c'est un *zona nasal* ou *fronto-nasal*, cas fréquent, il survient du côté de l'œil des symptômes que nous devons relater.

C'est un *zona grave* (le plus souvent) parce que c'est le nerf nasal qui envoie les filets du trijumeau au ganglion

ophtalmique d'où partent les nerfs ciliaires qui vont à l'iris,
à la cornée.

En même temps que l'un des côtés du nez et le front se
couvrent de plaques érythémateuses et de vésicules, la conjonctive devient rouge, enflammée. La conjonctive, la
cornée se couvrent de petites phyctènes, vésicules analogues
à celles de la peau qui se crèvent en donnant naissance à
des ulcères de la cornée. En explorant la cornée, on
constate que la sensibilité a diminué ou même disparu
dans certains cas de zona frontal. En même temps cette
membrane s'infiltre en masse, devient le siège de nébulo-
sités plus ou moins épaisses qui parfois empêchent d'apercevoir l'iris. Très souvent celui-ci s'enflamme (iritis).

Dans les cas heureux, les petits ulcères, analogues à
ceux de la kératite phlycténulaire se cicatrisent, les troubles
cornéens se dissipent peu à peu et la guérison survient dans
d'excellentes conditions.

Dans les cas malheureux, l'ulcère cornéen grandit, creuse
comme dans la *kératite neuro-paralytique* dont le zona
n'est qu'une variété ; finalement une perforation se produit, l'iris fait hernie et dans les cas les plus heureux, le
malade s'en tire avec un *leucome cicatriciel adhérent.*

Parfois l'ulcère s'infecte, de l'hypopyon se montre et un
staphylome plus ou moins volumineux est la terminaison.

En même temps que le zona, on peut rencontrer des
paralysies des muscles moteurs de l'œil et la persistance
de l'insensibilité cornéenne. L'un de nous a signalé des
troubles du corps vitré et des lésions du nerf optique dans
un cas.

Pronostic. —Le pronostic dépend donc beaucoup de la
branche de l'ophtalmique qui est atteinte et de l'âge des

sujets. L'erreur la plus souvent commise est la confusion du zona avec l'*érysipèle*.

La limitation unilatérale à la moitié du front et du nez, la moindre intensité des phénomènes fébriles, la disposition des groupes de vésicules en lignes correspondant au trajet des filets nerveux, permettront de différencier le zona de l'érysipèle.

D'ailleurs les volumineuses phyctènes de l'érysipèle ne ressemblent en rien aux vésicules de l'herpès zoster.

Plus tard les cicatrices caractéristiques du zona permettront de le différencier de la variole.

Traitement. — *Période d'état.* — Le traitement s'adressera aux symptômes généraux et locaux.

Contre les phénomènes fébriles, les névralgies, on prescrira la quinine, l'antipyrine, l'aconitine. En dernier lieu on aura recours aux injections sous-cutanées de morphine.

Quant au *traitement local,* il faut s'abstenir de *tout traitement irritant,* ne jamais appliquer d'antiseptique violent, s'abstenir de cataplasmes ou de compresses.

Le mieux sera de saupoudrer les vésicules avec une poudre inerte : amidon, talc ou bien une poudre avec :

> Talc . . . .   30 grammes.
> Acide salicylique . . .   0,50 centigr.

Si l'on veut appliquer des pommades n'employer que des antiseptiques très faibles.

> Acide borique . . . . . } 2 grammes.
> Oxyde de zinc . . . . . }
> Vaseline . . . . 20 —

ou

> Aristol . . . . 1 gramme.
> Vaseline . . . . 20 —

On ne lavera pas les régions, on se bornera à saupoudrer ou recouvrir de pommade.

Contre les névralgies persistantes on emploiera les courants continus et en dernier lieu, l'arrachement du frontal ou du nasal.

Les accidents cornéens-iridiens seront soignés comme nous l'indiquons (voy. *Ulcère cornéen, iritis*, p. 100). Quant aux leucomes adhérents et aux staphylomes ils sont justiciables d'une iridectomie, d'une iritomie ou d'une staphylectomie suivant les cas.

IX. — Corps étrangers de la cornée.

Les corps étrangers de la cornée peuvent être de toutes sortes : grains de poussière, charbon, parcelles métalliques, ailes d'insectes, cuticules de graminées, etc., etc.

Symptômes. — Le premier symptôme de la présence d'un corps sur la cornée consiste dans une douleur plus ou moins intense survenant d'une façon brusque.

A cette douleur s'ajoute du larmoiement et de la photophobie. Le malade accuse une sensation de gravier qui augmente au moindre clignotement des paupières, et qui apparaît en même temps que la douleur et parfois même persiste alors que ce phénomène s'est amendé.

Le plus souvent, il est facile de découvrir la présence du corps du délit, dès qu'on entr'ouvre les paupières. Il pourrait cependant échapper à l'observation, si l'on avait soin d'examiner la cornée sous certaines incidences. Lors du moment de l'accident, l'examen est rendu assez difficile par suite du blépharospasme qui existe presque toujours.

Aussi.est-il préférable, avant de pousser trop loin son exploration, d'instiller quatre ou cinq gouttes d'un collyre à la cocaïne.

Au bout de 20 à 30 secondes, l'anesthésie est devenue suffisante pour permettre de bien examiner la cornée et même de tenter l'extraction du corps étranger.

Selon le lieu d'implantation, on fera subir au globe une certaine rotation de façon que la lumière, au-devant de laquelle le malade devra être toujours placé, éclaire bien la portion de la membrane où se trouve fixé le corps du délit.

Pour l'*extraction*, on se servira de préférence de la petite gouge dite à « corps étranger », la portion évidée étant tournée du côté de l'opérateur, l'extrémité plantée au ras de la particule à enlever, qu'on détache en la soulevant.

Pendant toutes ces manœuvres, l'œil sera fixé avec le pouce et l'index de la main restée libre et la tête du sujet sera maintenue fortement par un aide.

Si le corps est petit et assez profondément implanté, il est préférable de se servir d'une aiguille à discission ou à « corps étranger ».

Lorsque le corps étranger est fixé depuis quelques jours dans la cornée, il détermine tout autour de lui une zone d'infiltration grisâtre qui le limite.

Après l'extraction du corps étranger, il est bon de pratiquer le nettoyage avec la gouge de cette zone d'infiltration dans laquelle le tissu cornéen est ordinairement très ramolli.

Lorsque le corps étranger projeté est à une température un peu élevée, indépendamment de la brûlure directe de son lieu d'implantation, tout autour de lui, le tissu cornéen, sur une certaine étendue, a subi une sorte de crémation. Le corps étranger enlevé, il est nécessaire d'enlever également cette zone que l'on soulève le plus souvent en masse, sous forme d'un anneau grisâtre dont le vide représente exactement la place occupée antérieurement par l'agent vulnérant.

Certains corps étrangers, grains de pierre, cuticules de certaines *graminées,* ou certaines graines (graine de mil, etc.), peuvent à un examen superficiel, par suite de leur coloration, de leur forme et de la réaction inflammatoire que suscite leur présence, en imposer pour une pustule ou une phlyctène. En pratiquant un examen plus attentif et en touchant avec l'aiguille le corps étranger, le diagnostic sera vite rectifié.

Un des accidents possibles dans l'extraction d'un corps étranger est la perforation de la cornée par la gouge ou par l'aiguille. Cet accident, qui par lui-même ne saurait avoir de graves conséquences et que seuls commettent les gens inexpérimentés, provient de ce que l'opérateur dirige mal son instrument, trompé qu'il est par de certaines incidences de lumière qu'il n'a pas eu soin d'écarter en mettant la cornée dans un éclairage favorable.

En général, tout corps étranger de la cornée superficiellement implanté ne laisse après lui qu'une trace très légère. Au bout de quelques heures, toute douleur a disparu et l'organe se ressent à peine du traumatisme. Il n'en est pas de même lorsque ce corps séjourne un temps plus ou moins long, soit que le patient ne soit pas venu demander conseil au médecin, soit que celui-ci n'ait pas constaté sa présence. Il se produit, dans ce cas, une réaction intéressant non seulement le tissu cornéen avoisinant, mais qui peut s'étendre jusqu'au tractus uvéal, à l'iris en particulier.

Dans ce cas, il faudra, après extraction du corps, instiller un collyre à la cocaïne et à l'atropine. Quelques fomentations antiseptiques chaudes aideront à la réparation des tissus et à la diminution des douleurs.

X. — Traumatismes de la cornée.

Nous parlerons d'abord des traumatismes intéressant la *membrane dans ses couches superficielles.*

Les plaies et contusions peuvent être produites par des instruments de toutes sortes ou par le choc de certains corps (pierres, branches d'arbres, etc.).

Plaies. — Les plaies déterminées par un instrument piquant ou tranchant porté directement sur la membrane produisent des lésions qui sont en rapport direct avec la grandeur, la profondeur et la forme de la plaie.

Si l'épithélium seul est atteint, il y a simple érosion. Si la plaie comprend, en outre, une certaine portion de la substance propre, elle apparaît sous forme d'une traînée blanchâtre d'autant plus accentuée que la plaie est plus profonde. A l'éclairage oblique, il est souvent facile de distinguer les deux lèvres qui limitent la solution de continuité. Parfois il existe de véritables lambeaux d'épithélium qui ne tiennent à la surface de la cornée que par un petit pédicule.

Quelques plaies superficielles de la cornée occasionnent des accidents assez graves pour mettre l'organe en péril. Ce sont ordinairement des piqûres produites par des agents qui portent avec eux des matières septiques, irritantes (plumes d'acier tachées d'encre, etc.). Les blessures produites par l'extrémité épineuse de certaines plantes donnent lieu à de graves complications alors que les lésions du début semblaient superficielles (feuilles d'aloès, etc.).

Contusions. — Les contusions sont beaucoup plus

graves que les simples plaies qui intéressent les couches superficielles de la cornée. La gravité des accidents est loin d'être en rapport avec la gravité des lésions apparentes. Un coup de pierre, le choc produit par une branche d'arbre, etc., ne déterminent au début qu'une simple érosion avec hyperesthésie de la conjonctive. Peu à peu les phénomènes s'aggravent; la rougeur au pourtour de la cornée s'accentue, la photophobie est intense, les douleurs deviennent continues et la vision, qui au début semblait peu menacée, se trouble de façon très apparente. En examinant la cornée, cette membrane apparaît trouble, l'œil ne présente plus sa coloration normale, la pupille ne réagit plus ou peu, et fréquemment, dans la chambre antérieure dont l'humeur s'est troublée, on constate un léger hypopyon. Le choc, outre la simple érosion cornéenne, a provoqué de l'irido-choroïdite.

Dans d'autres cas, la contusion peut, sans que le choc ait été violent, occasionner de graves complications qui tiennent à l'individu lui-même. *Tout individu atteint de larmoiement chronique avec ou sans blennorrhée du sac est menacé d'accidents infectieux du côté de la cornée,* quelque superficielle que puisse être la lésion de cette membrane.

Il est donc essentiel, en face d'un traumatisme de la cornée, de s'assurer toujours de l'état des voies lacrymales et d'interroger le malade pour savoir si, avant l'accident, son œil pleurait. A la campagne, où le traumatisme de la cornée est fréquent, il se rencontre aussi beaucoup de larmoyants qui attachent peu d'importance à leur état. Vingt-quatre ou trente-six heures après l'accident, la cornée se trouble dans la région blessée, puis elle s'infiltre tant en profondeur qu'en surface, et la chambre antérieure se remplit de pus sur une plus ou moins grande hauteur. Les douleurs deviennent lancinantes et continues, il s'est produit une kératite à hypopyon, une kératite infectieuse avec toutes ses conséquences (voy. *Kératite à hypopyon*, p. 108).

Traitement. — Les simples plaies de la cornée demandent un traitement de peu de durée. La première indication est de faire disparaître les douleurs et de mettre l'organe à l'abri de la lumière et de l'air. Les instillations d'un collyre à la cocaïne auront pour bénéfice de faire disparaître les douleurs, qui s'atténueront également par quelques compresses d'eau boriquée chaude. Les plaies produites par des agents irritants seront traitées de façon plus énergique.

Outre les compresses chaudes antiseptiques employées dans la journée, on aura soin d'instiller de trois à six fois dans la journée deux gouttes d'un collyre à l'atropine pour pallier aux inflammations du côté de l'iris.

Dans les contusions ayant détaché des lambeaux d'épithélium, il est nécessaire de sectionner ces lambeaux à l'aide d'un coup de ciseaux.

Plaies compliquées de la cornée. — L'agent vulnérant a traversé toute l'épaisseur de la cornée, s'arrêtant dans la chambre antérieure sans la traverser complètement, ou bien il a été plus avant et a blessé l'iris et le cristallin.

Dans le premier cas, selon l'étendue de la plaie, il peut se produire une simple évacuation de l'humeur aqueuse, l'iris et le cristallin venant s'appliquer sur la face postérieure de la cornée, ou bien l'iris lui-même vient faire une hernie plus ou moins grande. La hernie présente ordinairement la forme d'un bourrelet dans les plaies de peu d'étendue. Lorsque la section est assez étendue et régulière, l'iris s'interpose sous forme d'une bande noirâtre entre les bords de cette section, faisant une saillie toujours plus apparente à l'une des extrémités de la plaie, celle qui se rapproche le plus du limbe, si nous nous en rapportons à nos observations personnelles.

L'instrument vulnérant, après avoir traversé la chambre antérieure, va, selon la direction qui lui est imprimée et selon la partie de la cornée où il a pénétré, blesser l'iris et le cristallin ou ce dernier seulement.

Lorsque l'iris a été blessé, il se produit une procidence de cette membrane, et il se fait un épanchement de sang dans la chambre antérieure (*hypohéma*).

Le cristallin blessé présente une opacification plus ou moins étendue et en rapport avec la déchirure plus ou moins grande de la cristalloïde. Cette opacification d'abord limitée finit par envahir toute la lentille. Nous n'examinerons pas ici toutes lésions produites par un corps vulnérant pénétrant dans le corps oculaire.

Symptômes. — Aussitôt après le traumatisme se produit une vive rougeur de la conjonctive, surtout marquée au pourtour de la cornée. La douleur est plus ou moins vive, avec cette particularité d'être de courte durée chez les enfants.

Les phénomènes consécutifs sont pour une même lésion bien différents selon les cas et selon l'âge du sujet. En général, les enfants supportent fort bien les traumatismes, tandis que chez l'adulte les phénomènes réactionnels revêtent toujours un certain degré de gravité.

Traitement. — La première indication est de bien se rendre compte de la lésion et des complications qui s'y rattachent.

L'examen doit-être toujours facilité par l'instillation d'un collyre à 2,5 0/0 à la cocaïne.

Dans les cas de *traumatismes compliqués*, la hernie de l'iris est l'accident le plus fréquent. Cette hernie peut être plus ou moins procidente, suivant l'étendue de la plaie. La première indication est de tâcher de la réduire séance tenante : telle hernie, réductible au moment de l'accident, ne l'est plus quelques heures après.

Pour réduire la hernie, l'œil étant rendu insensible par la cocaïne, à l'aide d'une petite spatule en écaille ou d'un instrument mousse et droit, on tente le taxis. Aussitôt la réduction faite, par de douces frictions exercées sur le globe par l'intermédiaire de la paupière supérieure, on cherche à déterminer une contraction énergique de la pupille, qui sera maintenue en cette situation par des instillations d'un collyre à l'éserine.

> . Sulfate ou salicylate d'éserine.   0,05 centig.
> Eau distillée . . . . . .   10 gram.

La réduction de l'iris est impossible ; dans ce cas, il ne faut pas hésiter à pratiquer l'excision de la portion herniée. Que l'on réduise ou excise la procidence irienne, il faut placer un pansement occlusif aussitôt après l'opération.

Sous l'influence des différentes manœuvres décrites, les bords de la plaie cornéenne, débarrassés de l'iris qui empêchait la coaptation, ne tardent pas à entrer en voie de cicatrisation. Mais alors apparaissent les phénomènes réactionnels du côté du tractus uvéal. A ce moment, le collyre à l'atropine doit être substitué au collyre à l'éserine.

Parfois, chez l'adulte, les douleurs circumorbitaires sont intenses, l'œil douloureux à la pression, et l'on peut constater tous les symptômes d'une iridocyclite subaiguë.

Le pansement sera levé plusieurs fois dans la journée, de
façon à permettre l'instillation d'un collyre à l'atropine et
à la cocaïne.

Le traitement sera complété par l'application de quelques sangsues à la tempe et par quelques laxatifs.

XI. — Taies, opacités de la cornée.

Les « taies » ou cicatrices cornéennes constituent la terminaison la plus fréquente des différentes variétés de
kératites.

Les opacités de la cornée ont reçu des noms différents
selon leur intensité : le *néphélion* désigne une opacité
nuageuse ; l'*albugo* se distingue par une coloration plus
accentuée alors que le *leucome* est constitué par une cicatrice d'un blanc mat tranchant fortement, par sa coloration,
avec les portions de la cornée demeurées transparentes.
Cette division des taies de la cornée ne présente que l'avantage, d'ailleurs fort minime, de classer les cicatrices par
ordre d'intensité, sans rien laisser préjuger des troubles
visuels qu'elles sont susceptibles de déterminer.

A part leur siège, les taies peuvent être divisées en deux
grandes classes : les *taies* ou *leucomes* simples formés aux
seuls dépens du tissu cornéen, et les *leucomes adhérents*
comprenant, outre le tissu de cicatrice fourni par la cornée, une portion enclavée de l'iris. Les leucomes adhérents
ne sauraient exister qu'après une perforation de la cornée.

Nous signalerons comme formant une classe tout à fait
à part les « *opacités métalliques* » produites par l'usage
malheureux de collyres à base de sels d'argent et de plomb,
dans le cas de kératite ulcéreuse.

Leucomes. — Les leucomes acquièrent une grande importance selon le siège qu'ils occupent, d'où la nécessité de les bien limiter. Le néphélion demande souvent, pour être perçu, un examen bien fait. L'examen direct peut fournir des indications peu précises alors que l'éclairage oblique fait bien ressortir sur un fond uniformément clair la teinte plus foncée des opacités les plus légères. Un albugo, un leucome qui paraissent n'occuper que la portion de la cornée sur laquelle ils se détachent bien à nos yeux, laisse voir à l'éclairage oblique, au pourtour de la taie principale, une sorte d'auréole demi-transparente s'étendant plus ou moins loin et dont l'existence explique seule les troubles souvent très marqués de la vision.

Pronostic. — Règle générale, les taies ou leucomes offrent un pronostic d'autant plus fâcheux qu'ils sont situés au centre de la cornée au-devant du champ pupillaire. Certaines opacités centrales occasionnent cependant peu de troubles de la vision, ce sont des taies de petite dimension, mais très opaques et à travers lesquelles la lumière ne peut diffuser.

Les troubles visuels résultant de la présence des taies sont, en effet, dus à la diffusion qu'éprouvent les rayons lumineux en les traversant.

En dehors des troubles dus à la diffusion de la lumière, la présence des taies sur la cornée détermine des états particuliers de l'œil et de ses annexes.

La myopie est fréquente chez les gens porteurs de leucomes, par suite de la nécessité où ils se trouvent de rapprocher les objets de façon à avoir des images plus grandes et plus nettes. Le rapprochement des objets nécessite des

efforts continus d'accommodation et de convergence qui,
à la longue, déterminent la myopie.

Un autre trouble de la vision occasionné par la présence
des taies, résulte des altérations dans la courbure de la
cornée, entraînant un astigmatisme irrégulier.

La motilité des yeux éprouve également des modifications sensibles.

Lorsqu'un seul œil présente des taies centrales, la vision
binoculaire s'effectue mal, le malade tend le plus possible
à en faire abstraction en se servant uniquement de son bon
œil. L'œil malade finit par se dévier soit en dedans, soit
en dehors, à se mettre en strabisme : la déviation en dedans
est la plus commune. Le strabisme survient également
alors que les deux yeux présentent des opacités. La déviation, dans ce dernier cas, aurait plutôt pour but de laisser
arriver les rayons lumineux sur la rétine à travers les portions de la cornée demeurées transparentes.

Un trouble moins fréquent de la motilité des yeux est
caractérisé par des oscillations involontaires et continues
des globes oculaires (nystagmus). Ces oscillations ne se
rencontrent guère que chez les malades atteints de taies de
la cornée dès leur bas âge.

L'éclairage oblique auquel on doit, en général, soumettre tous les yeux porteurs d'opacités cornéennes, a pour
avantage de nous renseigner sur la nature de ces opacités,
qui peuvent être inflammatoires ou résulter d'une inflammation ancienne.

Celle-ci offre rarement une coloration uniforme, sa surface est dépolie, comme piquetée et ses bords tranchent
de façon bien apparente avec les parties environnantes.
L'opacité inflammatoire est le plus souvent accompagnée
d'une injection péri-kératique, parfois, il est vrai, très peu

marquée, mais que l'on peut rendre bien apparente en tenant l'œil sous un bandeau pendant quelques heures.

L'opacité permanente cicatricielle réfléchit bien la lumière, présente la surface lisse, et l'éclairage oblique fait ressortir une sorte d'auréole de tissu semi-transparent entourant la tache principale.

Diagnostic. — Les opacités cornéennes, symptômes ou conséquences des kératites, doivent être distinguées : 1º de la sclérose cornéenne proprement dite ; 2º des opacités glaucomateuses.

La *sclérose cornéenne* est un état spécial de la cornée constitué par des opacités dont le siège dans le voisinage immédiat du limbe et la coloration semblent faire croire qu'il y ait continuité directe entre la sclérotique et la membrane transparente.

La sclérose cornéenne consécutive à des poussées successives de phlyctènes péri-kératiques occupe le voisinage du limbe qu'elle efface pour empiéter plus ou moins loin sur la cornée. Sa coloration est d'un gris sale et son siège de prédilection la partie supérieure de la cornée.

L'épiscléritis, la scléro-choroïdite antérieure donnent lieu à de la sclérose cornéenne, d'un blanc sale ou gris bleu.

Les *opacités glaucomateuses*, dues à une exagération de la pression intra-oculaire, occupent presque toujours le diamètre horizontal de la cornée. Elles offrent une teinte grise, leur surface est comme piquetée, dépolie, parfois quelques portions transparentes de la cornée se détachent du milieu des parties infiltrées.

Les opacités glaucomateuses se rencontrent presque exclusivement chez les personnes âgées, soit comme symptôme d'une poussée de glaucome, soit comme phénomène d'un irido-choroïdite.

Traitement. — Le traitement des opacités en général a pour but d'activer les fonctions nutritives de la cornée, en déterminant une inflammation superficielle devant amener la résorption de ces opacités. Aussi a-t-on recours à la médication locale irritante en employant le précipité rouge ou jaune, le calomel, l'opium, l'iodure de potassium, etc., etc.

Les taies légères disparaissent en grande partie avec l'âge, surtout alors qu'elles ont apparu dans l'enfance. On peut activer leur résorption dans tous les cas, par l'emploi d'une pommade au précipité jaune.

> Oxyde jaune d'hydrargyre. . . 0,10 à 0,15 cent.
> Vaseline. 5   à 10 gramm.

gros comme un grain de blé, le soir, entre les paupières. La pommade une fois introduite, pratiquer pendant quelques instants un léger massage du globe, par l'intermédiaire de la paupière supérieure.

L'usage de la pommade ne saurait être prolongé au delà de six semaines. Au bout de ce laps de temps, et après une ou deux semaines d'arrêt, la remplacer par des projections de poudre de calomel.

> Calomel à la vapeur. . . . . . . ⎫
> Sucre pulvérisé . . . . ⎬ $\tilde{a}\tilde{a}$.
>   ⎭

A l'aide d'un pinceau, en projeter un fin nuage à la surface du globe. L'extrémité du pinceau étant chargée de la poudre sus-indiquée, le médecin ou la personne chargée de faire le traitement en saisit le manche entre les trois doigts, pouce, index et médius, ce dernier allongé au-devant des autres. A l'aide de la main gauche, on entr'ouvre les paupières. La main droite tient le pinceau horizontalement au-devant du globe, de façon que l'extrémité de l'instrument chargé de la poudre corresponde à peu près au milieu de l'ouverture palpébrale. Par un coup sec imprimé par le médius sur le manche, on répand sur la surface du globe ou de la conjonctive oculaire un fin nuage de la poudre.

Un moyen qui nous a assez souvent donné de bons résultats dans les cas de taies étendues, et se résorbant difficilement, consiste dans l'emploi de la vapeur d'eau chaude, au moyen d'un petit pulvérisateur ou de l'appareil de Laurenço. Le malade, plaçant son œil au-devant du jet de vapeur, entr'ouvre ses paupières à l'aide des doigts, de façon à exposer sa cornée aux vapeurs chaudes.

La péritomie (voy. *Pannus*) donne, dans certains cas, quelques bons résultats.

Lorsqu'un leucome occupe le centre de la cornée, au point de masquer tout le champ pupillaire, la vision distincte est abolie. Un certain degré de vision, souvent suffisant pour les besoins ordinaires de la vie, peut être rendu au patient, au moyen d'une pupille artificielle (*iridectomie optique*).

Indépendamment des troubles visuels qu'elles occasionnent, les taies de la cornée constituent parfois une infirmité choquante, qu'il est souvent facile de corriger par le « *tatouage* ». Le tatouage de la cornée ne présente aucun danger, alors qu'il est pratiqué dans les conditions voulues, et a souvent pour bénéfice d'augmenter l'acuité visuelle.

XII. — Staphylomes de la cornée.

On donne le nom général de staphylomes à la distension

et improprement à la saillie de certaines membranes de l'œil : staphylomes de la cornée, de la sclérotique, irido-cornéens, ciliaires, etc.

Les staphylomes de la cornée dus à la distension de cette membrane sont divisés en deux grandes classes : les *staphylomes pellucides* et les *staphylomes opaques*.

XIII. — Staphylomes pellucides.

Comme leur nom l'indique, les staphylomes pellucides sont dus à une exagération de courbure plus ou moins régulière de la cornée sans perte de transparence. Ils se présentent sous deux formes : le staphylome conique ou *ké-ratocône*, le staphylome sphé-rique ou *kératoglobe* (voy. fig. 9 et 10).

Kératocône. — Souvent congénital, occupant rarement

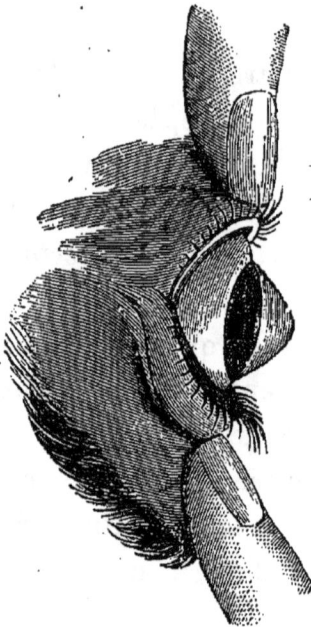

Fig. 9. — Kératocône.

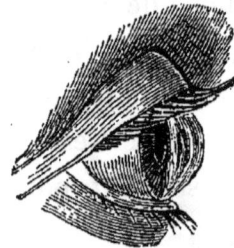

Fig. 10. — Kératoglobe.

un seul œil, le kératocône suit ordinairement une marche lente. Au début, l'affection, peu apparente, est difficile à

reconnaître au seul examen direct. En regardant le malade
de face, on remarque que la cornée brille d'un éclat particulier : en examinant l'œil de profil, la forme conique de
la cornée devient très apparente.

Le premier effet de la transformation de la concavité
régulière de la cornée en cône est de rendre l'œil myope
par allongement de l'axe antéro-postérieur du globe. Les
malades regardent de près et leur myopie est en raison
directe du développement même du cône.

La distension de la cornée se fait rarement d'une façon
uniforme. A la myopie du début, qui permettait de bien
distinguer les objets avec des verres appropriés, vient
s'ajouter un astigmatisme irrégulier dû à l'irrégularité de
déformation que la distension fait éprouver à la membrane
transparente. Les malades regardent non seulement de très
près, mais font prendre à leurs yeux, ainsi qu'aux objets
qu'ils examinent, toutes sortes de positions pour avoir des
images plus nettes. Malgré ces attitudes, les objets leur
paraissent plus ou moins déformés.

Le kératocône suit ordinairement une marche toujours
progressive. Nos observations nous ont démontré que parfois la distension s'arrête pour ne plus progresser. Dans quelques cas, le sommet du cône présente une petite ulcération.

Traitement. — Le traitement peut être médical ou chirurgical.

Le TRAITEMENT MÉDICAL tend à obtenir une diminution
aussi considérable que possible de la tension intra-oculaire, tout en exerçant une pression continue sur le globe
de façon à empêcher la distension de la cornée.

L'abaissement de la tension sera obtenu à l'aide de l'éserine ou de la pilocarpine.

1° Sulfate d'éserine . . . 0,05 centig.
   Eau distillée . . . . . 10 grammes.
Une goutte 3 fois par jour.

2° Nitrate ou chlorhydrate de pilocarpine. 0,10 centig.
   Eau distillée . . . . 10 grammes.
Une goutte 3 fois par jour.

La pression du globe sera effectuée à l'aide d'un bandeau, d'un monocle un peu serré, que le malade gardera au moins toute la nuit et quelques heures dans la journée.

Nous avons également employé avec de bons résultats les verres dits de contact, dont l'avantage très appréciable est de permettre au malade de lire et d'écrire pendant quelques heures de la journée.

TRAITEMENT CHIRURGICAL. — Il existe de nombreux procédés chirurgicaux ayant pour but d'enrayer la marche du staphylome et de remédier aux troubles de la vision créés par la distension irrégulière de la cornée. Nous en signalerons quelques-uns : cautérisations du sommet de la cornée, à l'aide du galvano-cautère. L'iridectomie suivie d'un tatouage du sommet nous a donné des résultats très appréciables. La trépanation avec cautérisation au crayon de nitrate d'argent s'oppose parfois à la marche progressive de l'affection, etc.

Kératoglobe. — La cornée se trouve distendue d'une façon uniforme dans tous ses diamètres, mais cette distension n'est presque jamais limitée à cette seule membrane, tout le segment antérieur du globe y participe. A une certaine période de l'affection, l'augmentation de pression, point de départ de la lésion, fait sentir ses effets jusque sur le nerf optique qu'elle refoule. Le kératoglobe ne désigne pour nous qu'un état de la cornée, symptomatique d'une affection spéciale, l'hydrophtalmie, que l'on pourrait dénommer le glaucome de l'enfance.

Avec du kératoglobe, on rencontre le plus souvent une coque oculaire tellement distendue que l'occlusion palpébrale est fort difficile, parfois impossible (buphtalmie). La chambre antérieure, très profonde, laisse voir un iris en semi-dilatation et obéissant fort peu ou pas du tout à l'action de la lumière ou des différents excitants. Dans certains cas, l'iris semble flotter dans l'humeur aqueuse.

Le kératoglobe, ou pour mieux dire l'hydrophtalmie, comporte un traitement purement chirurgical (sclérotomie, iridectomie, énucléation).

XIV. — Staphylomes opaques.

Le staphylome opaque de la cornée ou staphylome proprement dit est rarement constitué par un tissu cicatriciel cornéen seul ; le plus souvent, une portion de l'iris fait corps avec la partie ectasiée.

Le staphylome opaque suppose toujours ou une ancienne perforation de la cornée, cas le plus fréquent, ou un ramollissement de cette membrane (abcès), ou son amincissement sur une certaine étendue (ulcères). Indépendamment de ces facteurs essentiels, il faut tenir compte de la pression intra-oculaire. Les ulcères peu étendus aboutissant rapidement à une perforation donnent rarement lieu à la formation d'un staphylome, l'évacuation immédiate de l'humeur aqueuse abaissant d'une façon sensible la pression intra-oculaire. Dans les cas d'ulcères un peu étendus détruisant couches par couches le tissu cornéen avant d'aboutir à une perforation de la cornée, l'humeur aqueuse, toujours augmentée par irritation de la région ciliaire, filtre peu à peu et exerce sur les parties amincies ou ramollies une pression continue qui les pousse en avant, les rend staphylomateuses.

Evacuation lente de l'humeur aqueuse et ramollissement ou amincissement des couches de la cornée sont des facteurs indispensables à la formation des staphylomes.

Le staphylome opaque peut être *partiel* ou *total*.

Partiel, il peut avoir pour siège n'importe quel point de l'aire de la cornée. A sa situation se rapportent certaines particularités qu'il est bon de signaler, surtout alors (et nous avons dit que ce sont les cas les plus fréquents) qu'une portion de l'iris fait corps avec la cicatrice staphylomateuse. Le staphylome périphérique ne comprend le plus souvent qu'une portion relativement peu étendue de l'iris et de son bord pupillaire; la chambre antérieure effacée au lieu de l'ectasie subsiste dans le reste de son étendue. La pupille prend une forme qui varie : oblique de dehors en dedans et de haut en bas, si l'enclavement a lieu à la portion inféro-interne, elle devient transversale dans les cas de staphylomes du segment externe ou interne. La pupille tantôt affecte la forme d'une poire, tantôt représente la pupille de certains animaux, chat, cheval, etc.

Le staphylome situé au voisinage du centre ou au centre même de la cornée peut comprendre tout le bord pupillaire ou la majeure partie de ce bord. La chambre antérieure peut être effacée dans sa totalité ou réduite à un simple espace linéaire correspondant à une très petite ouverture pupillaire qui n'a pas été comprise dans la cicatrice. Les staphylomes qui comprennent la totalité ou la majeure partie du bord pupillaire ont une tendance à augmenter de volume, en considération même de leur situation centrale qui leur fait supporter d'une façon plus directe l'influence de l'accumulation de l'humeur aqueuse en arrière de l'iris, dans la chambre postérieure.

Le staphylome opaque peut se présenter sous différents aspects. Toujours sillonné de quelques vaisseaux, alors que l'inflammation primitive n'a pas complètement disparu, il présente une coloration qui varie du blanc mat ou nacré au gris bleu ou gris rougeâtre.

Le *staphylome total*, comme son nom l'indique, est l'ectasie cicatricielle comprenant toute la cornée (fig. 11).

Le staphylome met un certain temps à s'établir ; une fois formé, il ne reste pas toujours stationnaire. Peu saillante au début, l'ectasie cornéenne peut acquérir de telles dimensions que l'ouverture des paupières devient difficile, parfois impossible. Leur situation ou leur volume exposent les staphy-

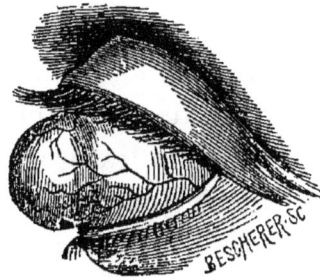

Fig. 11. — Staphylome opaque total.

lomes aux frottements continuels des paupières qui les irritent, les enflamment. Par suite d'irritation et de distension continues, le staphylome se perfore, laissant échapper l'humeur aqueuse ; l'ampoule s'affaisse pendant quelque temps, puis se reforme à nouveau. Après des alternatives de poussées inflammatoires et de temps de repos, il est commun de voir le staphylome devenir le point de départ d'une infection se généralisant à toutes les membranes de l'œil (panophtalmie).

Règle générale, tout staphylome qui comprend une portion de l'iris est susceptible de faire naître des accidents

graves. Les tiraillements incessants qu'exerce, sur toute
la partie antérieure du tractus uvéal (iris, procès ciliaire),
la portion enclavée, amènent des poussées inflammatoires
dont la première conséquence est l'augmentation de la
pression intra-oculaire et, par suite, l'augmentation même
du staphylome.

Traitement. — Les staphylomes de petites dimensions
seront excisés à l'aide des pinces-ciseaux, de façon à obtenir une cicatrice plate. Les staphylomes un peu volumineux
et dont la marche semble être progressive sont justiciables
d'une iridectomie, faite, bien entendu, de préférence dans
les portions de la cornée demeurées transparentes.

Le staphylome très étendu et le staphylome total doivent
forcément amener l'ablation complète des parties ectati-
ques. De tous les procédés employés pour l'ablation du
staphylome, nous ne saurions trop recommander l'ablation
suivie de la suture en bourse de la conjonctive, au-devant
de la large plaie. Ce procédé ne nous a jamais donné le
moindre déboire et la guérison se fait en quelques jours.
Dans quelques cas particuliers, l'énucléation devient la
seule intervention possible.

CHAPITRE IV

SCLÉROTIQUE

I. — Sclérite. — Episcléritis.

Des différentes affections du segment antérieur du globe, la sclérite, l'épiscléritis est une de celles dont le diagnostic réclame une certaine expérience.

La physionomie clinique de l'inflammation de la sclérotique varie, selon qu'elle se produit à une certaine distance du limbe ou dans son voisinage immédiat, selon que l'inflammation est superficielle ou profonde. Nous réserverons la dénomination d'*épiscléritis* aux *élevures ou plaques* apparaissant à une certaine distance du limbe ou dans son voisinage immédiat, mais ne se compliquant pas de phénomènes accentués du côté de la cornée, surtout de l'iris.

L'épiscléritis se présente le plus souvent sous la forme d'un bouton plus ou moins saillant et arrondi, et dont les dimensions ne dépassent guère celles d'une lentille.

D'un « rose pâle » tirant sur le bleu ou même de coloration franchement violette, le bouton, la plaque d'épiscléritis est recouvert, soit par la conjonctive avec son aspect blanc nacré, ce sont les cas les plus rares ; soit le plus souvent par une portion de conjonctive injectée, de telle sorte que la région intéressée forme deux plans superposés ; l'un profond avec les caractères que nous venons de décrire et appartenant à la sclérotique ; l'autre superficiel fourni par une portion superposée de la conjonctive avec des vaisseaux injectés et d'un rouge vif. Le plan superficiel mobile glisse sur le plan profond lorsque l'on tend à déplacer la muqueuse.

En dehors de la zone sclérale atteinte, les parties environnantes présentent leur aspect normal, souvent cependant la conjonctive hyperhémiée déborde en quelque sorte sur les limites du bouton d'épisclérite.

Symptômes. — Les *symptômes subjectifs* varient selon les cas. Alors que la conjonctive est fortement hyperhémiée, le malade accuse une sensation de gravier, de corps étranger ; le mouvement des paupières éveille la douleur. Il peut exister du larmoiement et une légère photophobie.

La douleur spontanée n'est pas un phénomène constant, mais peut acquérir soit dans le globe, soit dans la région orbitaire, particulièrement dans la tempe, une grande intimité. Rarement continue et violente dans la journée, elle présente parfois, le soir, une telle recrudescence qu'elle rend le sommeil impossible.

Quelle que soit la durée de l'épiscléritis, jamais elle ne se termine par ulcération, mais toujours par résorption. La guérison se fait ou bien par simple disparition, sans traces, du bouton, de la plaque d'épiscléritis, ou bien, et c'est le cas le plus fréquent, à la place antérieurement occupée par l'infiltration, on retrouve une tache ardoisée légèrement excavée, au fond de laquelle la conjonctive est plus ou moins adhérente.

Diagnostic. — Le bouton de l'épiscléritis pourrait être confondu avec une *phlyctène*, une pustule conjonctivale.

L'efflorescence conjonctivale siège dans la muqueuse elle-même, se déplace avec elle, et un moment arrive où son sommet s'affaisse, se détruit, donnant ainsi lieu à une perte de substance plus ou moins étendue, à une véritable ulcération. Le bouton d'épiscléritis a une coloration lie de vin, *violette* ; il est facile de constater que la portion de conjonctive hyperhémiée qui la recouvre est soulevée, mais ne présente pas elle-même de saillie à sa surface. La constatation de la superposition des deux plans signalés plus haut est toujours facile. Enfin, l'épiscléritis est une affection qui n'apparaît guère avant 30 ans chez l'homme et avant 25 ans chez la femme, alors que la phlyctène, la pustule sont presque le propre de l'enfance et de l'adolescence.

On ne confondra pas non plus le bouton de l'épiscléritis avec une *gomme* de la conjonctive qui, indépendamment de sa rareté, offre une physionomie tout autre.

Etiologie. — L'affection se montre le plus souvent chez les rhumatisants, plus fréquemment chez la femme que chez l'homme. Les troubles de la menstruation, les affections utérines jouent un rôle évident. Il est des cas assez nombreux où la cause échappe.

Traitement. — L'épiscléritis est une affection chronique ; pour quelques cas qui se terminent avec ou sans traitement en deux ou trois semaines, on en trouve d'autres, et c'est le plus grand nombre, qui durent de longs mois et même des années. La durée de l'affection tient moins à la persistance de la première poussée qu'à l'apparition de plaques et de boutons nouveaux dans une portion de la sclérotique non encore atteinte. Il ne se produit, du reste, jamais de récidives sur place.

PUECH et FROMAGET. Ophtalmol. 9.

Lorsque l'on soupçonne une origine rhumatismale de l'affection, il y a lieu d'administrer le salicylate de soude à la dose de 2 à 3 grammes par jour. Les purgations salines et les bains sulfureux ont leur indication. Les sels de lithine, l'iodure de potassium seront prescrits avec avantage pour prévenir les rechutes.

Localement, les fomentations chaudes, l'instillation d'un collyre à l'atropine et à la cocaïne produisent un effet sédatif passager, il est vrai, mais néanmoins très apprécié.

Les frictions mercurielles sur le front et la tempe du côté malade calment les douleurs péri-orbitaires.

> Onguent napolitain. . . . . . 40 gr.
> Extrait alcoolique de ciguë . . . 4 gr.

On emploiera également le massage pratiqué à travers les paupières avec la pommade salicylée.

> Lanoline. . . . . $\Big\}$ $\bar{a}a$ 10 gr.
> Vaseline. . . . .
> Acide salicylique . . . . . . 0,20 centig.

Quant aux différentes interventions chirurgicales employées, péritomie partielle, scarifications, curettage, nous ne saurions les recommander que sous toutes réserves, n'en ayant jamais retiré de résultat appréciable. Exception doit être faite pour l'ignipuncture et, dans certains cas, les injections sous-conjonctivales.

II. — Sclérite profonde.

La sclérite profonde se montre rarement sous la forme boutonneuse, mais bien sous l'aspect d'une tuméfaction

si peu saillante, qu'il faut quelque attention pour en distinguer la différence de niveau. C'est l'aspect du début.

Sur le pourtour de la cornée, le plus souvent du côté
interne ou supéro-interne, apparaît une injection, d'un
bleu pâle, de teinte assez uniforme et s'étendant plus ou
moins long sur la sclérotique. Bien limitée tout au pourtour de la cornée par une ligne courbe, bien nette, l'injection se termine, au contraire, du côté de la sclérotique, de
façon un peu irrégulière, en un certain nombre de petits
pinceaux vasculaires. Si l'on vient à exercer une certaine
pression sur la zone injectée, celle-ci pâlit momentanément.
En dehors de la zone infiltrée, la sclérotique a conservé
son aspect normal, mais la conjonctive peut être le siège
d'un léger chémosis s'étendant parfois bien au delà des
limites de l'infiltration scléroticale. La sclérite profonde
peut occuper toute la région ciliaire entourant la base de
la cornée.

L'affection conserve cette physionomie pendant un certain temps, dans certains cas rares, rétrograde sans donner naissance à d'autres phénomènes. Le plus souvent, au
contraire, l'inflammation franchit ses premières limites,
gagne la cornée, l'iris, les procès ciliaires, la choroïde.
L'œil devient alors larmoyant, la conjonctive s'injecte, le
malade accuse de la photophobie, des douleurs ciliaires et
péri-orbitaires intenses.

Les complications cornéennes se montrent sous forme
d'une infiltration sclérosante, opaline, irrégulièrement arrondie s'étendant plus ou moins loin vers le centre qu'elle
n'atteint jamais (voy. fig. 12). Les infiltrations sont séparées entre elles par des portions de cornée ayant conservé
la transparence normale, de telle sorte que la membrane
semble, à sa périphérie, avoir été découpée à l'emporte-

pièce par morceaux semi-lunaires. Une des particularités
de cette forme spéciale de kératite est de ne se terminer
jamais par ramollissement ou suppuration.

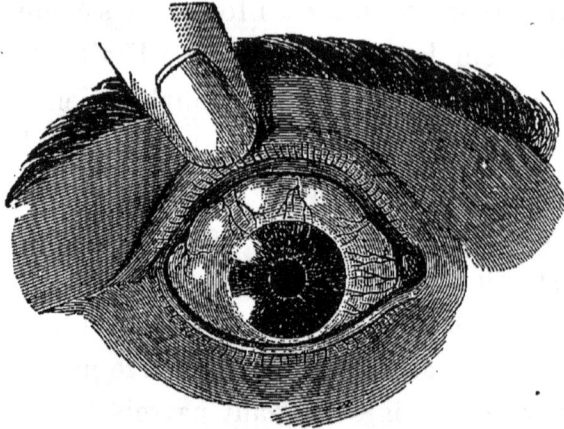

Fig. 12. — Sclérite profonde et kératite consécutive.

Complications. — Les complications du côté de l'iris
constituent presque la règle. Lorsque la sclérite n'occupe
qu'une portion bien limitée de la sclérotique, la portion
correspondante de l'iris semble elle-même seule participer
à l'inflammation. Cette particularité, qu'il est facile d'observer, est de courte durée ; bientôt tout l'iris s'enflamme
et une iritis avec toutes ses conséquences, synéchies postérieures, séclusion pupillaire, vient compliquer, aggraver
l'affection première. Avec une iritis intense ne tardent pas
à apparaître des phénomènes ciliaires et choroïdiens, irido-
cyclite, irido-choroïdite avec troubles du corps vitré.

La résorption de l'infiltration se fait toujours aux dépens
de la résistance de la membrane fibreuse, qui cède sous
l'influence de la pression intra-oculaire au niveau des parties atteintes (staphylomes). Le soulèvement de la sclérotique peut se faire en masse tout au pourtour de la cornée

qui, elle-même, participe à la distension, et l'œil se trouve agrandi dans tous ses diamètres. Lorsque les plaques de sclérite se trouvent séparées par des portions intactes de la sclérotique, il existe au niveau de la région ciliaire un chapelet à grains d'un noir bleuâtre (staphylomes ciliaires).

Toutes ces complications font de la sclérite profonde une affection grave. La distension de la sclérotique, son allongement déterminent assez souvent une myopie élevée. Les opacités de la cornée, l'iritis avec ses synéchies, l'iridochoroïdite avec les troubles du vitré altèrent et parfois abolissent complètement la vision.

Etiologie. — La sclérite profonde, très sujette à récidives, atteint assez souvent les deux yeux. Elle est surtout commune dans l'adolescence et chez la femme chez qui elle apparaît sous l'influence des troubles de la menstruation. Le rhumatisme, la scrofulose, la syphilis héréditaire prédisposent à cette variété de sclérite.

Traitement. — Toutes les médications pour combattre la sclérite profonde n'ont donné jusqu'ici que des résultats peu appréciables.

Localement, pour obvier aux complications résultant de la présence de l'iritis, instiller 2 gouttes 3 fois par jour d'un collyre à l'atropine (0,05 centig. ; eau 10 gr.). Les fomentations chaudes procurent parfois quelque soulagement.

On peut également employer les pointes de feu sur la partie infiltrée. Elles doivent être très superficielles. Nous avons obtenu quelques résultats avec les injections sous-conjonctivales de chlorure de sodium.

Le TRAITEMENT GÉNÉRAL consistera surtout dans l'emploi

des mercuriaux, soit à l'intérieur, soit en frictions, et des sudorifiques (injections de pilocarpine).

Le salicylate de soude, les sels de lithine, l'iodure de potassium seront prescrits et leur emploi longtemps prolongé.

Lorsque, malgré tout, l'affection marche, que la distension, les staphylomes s'étendent et augmentent de volume, que les phénomènes d'iritis, d'irido-choroïdite menacent l'œil d'une désorganisation à brève échéance, le mieux est de pratiquer une iridectomie, en profitant d'un moment d'accalmie, et en choisissant comme champ opératoire la portion la plus claire de la cornée.

CHAPITRE V

IRIS

I. — Iritis.

On donne le nom d'iritis à l'inflammation de l'iris. Généralement les iritis sont divisées en trois grandes classes :
iritis plastique, séreuse et *parenchymateuse.* Cette division est basée selon les lésions anatomo-pathologiques des
diverses iritis.

Il existe une autre classification basée sur l'étiologie de
l'affection, et de là, les dénominations d'*iritis rhumatismale, syphilitique, blennorrhagique,* etc., mais cette
classification ne saurait faire sûrement préjuger de la
variété anatomo-pathologique de l'iritis. Une iritis syphilitique, par exemple, peut se présenter sous la forme
plastique, séreuse, parenchymateuse.

Etiologie. — L'iritis se développe le plus souvent sous
l'influence de deux diathèses : *syphilis* et *arthritisme.*

L'*arthritisme* (goutte, rhumatisme, gravelle, eczéma,
etc., etc.), est susceptible de faire naître l'iritis à toutes les
époques de la vie, à l'exception peut-être de l'enfance.

La *syphilis* donne lieu à l'iritis le plus souvent durant
la période secondaire dont elle constituerait du reste elle-
même un accident fréquent. Rarement une iritis syphili-

tique éclate deux ans après le début de l'inoculation. C'est ordinairement du premier au huitième mois de la syphilis qu'apparaissent les accidents iriens. La syphilis héréditaire donne rarement lieu à l'iritis.

Parmi les causes d'iritis, nous citerons encore la blennorrhagie, les troubles de la menstruation, etc. Les iritis par propagation succèdent principalement aux affections de la cornée, plus rarement aux affections des membranes profondes. Il existe également une iritis dite *traumatique*.

Symptômes de l'iritis en général. — Les symptômes de l'iritis en général sont : 1º Le cercle péri-kératique ; 2º les troubles de la chambre antérieure ; 3º la décoloration de l'iris ; 4º les déformations ou les adhérences pupillaires. Ces symptômes sont les *symptômes objectifs*. Parmi les symptômes *subjectifs*, il faut signaler : 1º la douleur avec ses différentes localisations ; 2º la photophobie ; 3º le larmoiement ; 4º les troubles de la vision.

SYMPTOMES OBJECTIFS. — *Cercle péri-kératique.* — C'est un des premiers symptômes de l'*iritis aiguë*. Le cercle péri-kératique est constitué par une sorte d'anneau excentrique à la cornée. D'un rouge vineux, d'une intensité variant selon les cas, le cercle péri-kératique est dû à l'injection des vaisseaux du tissu épi-scléral. Ces vaisseaux, disposés en rangs parallèlement serrés, rayonnent tout au pourtour de la cornée sur une étendue de 5 à 6 millimètres. Dans certains cas, l'injection peut occuper tout le tissu sous-conjonctival et donner lieu à de l'œdème. Dans l'*iritis* dite *séreuse*, le cercle péri-kératique est le plus souvent très peu accentué.

Troubles de la chambre antérieure. — Ce symptôme

peut ne pas exister ou présenter une légère intensité. Dans certains cas, au contraire, il est tellement accentué que l'on peut être tenté de le considérer comme un trouble de la cornée elle-même, dont la transparence, en effet, ne saurait apparaître parfaite, par suite du fond louche sur lequel on l'examine. Il est facile cependant de se rendre compte de l'intégrité de la membrane transparente en pratiquant l'éclairage oblique.

L'éclairage oblique, tout en faisant ressortir dans la majorité des cas l'intégrité de la cornée, montre parfois la face postérieure de la membrane de Descemet, criblée dans son tiers inférieur d'une infinité de petits points dont le piqueté dépasse très rarement le bord inférieur de la pupille. Exceptionnellement le tissu cornéen lui-même, dans ses couches profondes et moyennes, se trouve altéré (iritis séreuse et irido-choroïdite). L'altération n'est pas uniforme, elle est disséminée par îlots occupant le plus souvent le centre ou la moitié inférieure de la cornée, ou ces deux parties à la fois.

En somme, les troubles de la chambre antérieure sont constitués le plus souvent par l'exsudat plastique, venant de l'iris et mélangé avec l'humeur aqueuse.

Les troubles de la chambre antérieure que nous venons de signaler sont les plus fréquents, mais il n'est pas rare de constater, à la partie la plus déclive de cette chambre, soit du sang dû à la rupture des vaisseaux de l'iris par suite d'une congestion très active, soit du pus (hypohœma, hypopyon).

Paresse, immobilité de l'iris. — Ce sont des symptômes qui ne manquent jamais au début même de l'affection, et qu'il est par conséquent nécessaire de rechercher dès l'apparition du cercle péri-kératique faisant soupçonner l'existence d'une iritis. Après avoir placé le malade en face d'une fenêtre bien éclairée, on le prie de fermer les yeux pendant quelques secondes, puis de les entr'ouvrir brusquement; on dit qu'il y a paresse de l'iris lorsque, sous l'influence de la lumière, la pupille se contracte lentement et immobilité lorsque cette ouverture ne subit aucun changement..

Décoloration de l'iris. — L'iris peut paraître décoloré sans avoir cependant subi de modification notable de sa coloration, et cela par suite du trouble de la chambre antérieure à travers lequel on examine cette membrane. Le plus souvent sa décoloration est réelle, comme l'on peut s'en rendre compte à l'éclairage oblique. Par suite de cette décoloration, les iris bleus paraissent verdâtres et les iris châtains prennent une teinte jaune ou brune.

Phénomènes pupillaires. — Rétrécissements pupillaires, irrégularités, adhérences (synéchies postérieures).

Dans toutes les formes d'iritis, la pupille tend à se rétrécir. C'est là un fait que les praticiens, peu familiers avec la pratique ophtalmologique, ne doivent jamais perdre de vue. Le rétrécissement pupillaire se distingue aisément, si l'on prend l'œil demeuré sain comme terme de comparaison.

Les adhérences ou *synéchies postérieures* constituent le symptôme le plus sûr de l'iritis en général. On donne le nom de « synéchies postérieures » aux adhérences de la face postérieure de l'iris et de son bord pupillaire à la cristalloïde antérieure (fig. 13, 14, 15). Ces adhérences se font par l'intermédiaire des masses exsudatives, produits de l'inflammation irienne. Les synéchies sont apparentes toutes les fois qu'il existe de « l'irrégularité » pupillaire. Dans certains cas, la pupille se montre ronde, mais il est alors

facile de rendre les synéchies apparentes, en instillant sur
l'œil malade deux ou trois gouttes d'un collyre à l'atropine.
Au bout d'un quart d'heure à vingt minutes, la pupille se

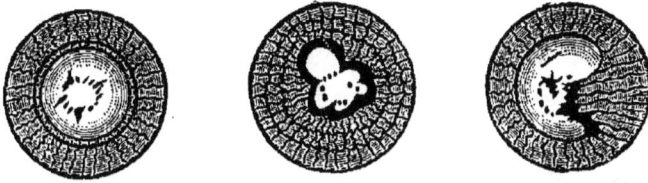

Fig. 13, 14 et 15. — Synéchies postérieures

dilate d'une façon irrégulière, et à l'éclairage oblique il
est facile de percevoir, disséminés sur la cristalloïde, de
petits points brunâtres représentant les anciens points d'attache de cette membrane à l'iris. Ces petits points, disposés
parfois de façon à dessiner une collerette, située au pôle
antérieur du cristallin, représentent les anciennes adhérences du bord pupillaire à la cristalloïde antérieure.

Il peut se faire que la pupille ne se dilate pas sous l'influence de l'atropine, on dit alors qu'il y a « séclésion pupillaire », et bien souvent, dans ces mêmes cas, le champ
pupillaire, toujours rétréci, se trouve occupé par une fausse
membrane dont l'épaisseur variable permet plus ou moins
à la lumière de la traverser (occlusion pupillaire).

SYMPTOMES SUBJECTIFS : Douleurs. — La douleur est un
phénomène qui manque rarement. Elle a pour siège soit
l'œil lui-même, soit plus souvent la région sus-orbitaire.
Les douleurs sus-orbitaires revêtent parfois un tel degré
d'acuité, qu'elles enlèvent tout repos au malade. Les douleurs oculaires sont de deux sortes : spontanées ou provoquées. Les « douleurs provoquées » ont une très grande
importance et doivent toujours être recherchées. Leur

constatation est un signe certain de l'extension de l'inflammation aux membranes voisines. Voici comment on doit procéder pour déterminer la douleur : plaçant le médius et l'annulaire de chaque main sur le front du malade, on prie celui-ci de fermer doucement les paupières et de regarder en bas ; à l'aide des deux index placés immédiatement au-dessous de l'arcade sourcilière, on appuie doucement sur le globe.

Dans les cas suraigus, dès que l'un des doigts appuie légèrement sur la paupière, le malade recule brusquement sa tête ; la douleur provoquée est des plus vives.

Dans d'autres cas, la douleur n'est éveillée que sous une certaine pression, et même que dans certains points. Il est donc essentiel de parcourir avec les doigts les deux tiers supérieurs au moins de la sclérotique correspondant aux procès ciliaires.

Larmoiement. Photophobie. — Ce sont deux phénomènes dont l'intensité est en général en relation directe avec le plus ou moins d'acuité de l'iritis.

Troubles de la vision. — Les troubles de la vision sont dus aux troubles de l'humeur aqueuse ou bien aux exsudats qui occupent le champ pupillaire. Aux débuts de l'affection, ils se montrent comme conséquences de la paresse de l'iris qui ne réagit que très difficilement à ses excitants ordinaires (lumière, accommodation).

Marche. Durée. Pronostic. — Dans ses formes, même les plus bénignes, l'iritis est une affection toujours assez longue : trois semaines, un mois, constituent sa durée moyenne. La rétrocession du processus inflammatoire se reconnaît aux signes suivants : vascularisation moindre du cercle péri-kératique, disparition ou atténuation marquée des douleurs sus-orbitaire et oculaire, dilatation maxima de la pupille sous l'influence du traitement.

Le pronostic est variable. Certaines iritis, malgré un traitement des mieux institués, présentent pendant leur évolution et après cessation de la poussée inflammatoire des complications qu'il est indispensable de bien connaître :

Complications. — 1° *Complications survenant pendant la poussée inflammatoire :* Ces complications tiennent à l'extension de l'inflammation aux parties postérieures du tractus uvéal (procès ciliaire et choroïde), l'iritis simple devient de l'irido-cyclite ou de l'irido-choroïdite. Dans ces cas, les synéchies postérieures, en grand nombre, ne se rompent pas sous l'influence de l'atropine ; les exsudats inflammatoires obstruent le champ pupillaire et, de ce fait, la communication entre les deux chambres étant abolie, les phénomènes glaucomateux ne tardent pas à éclater ;

2° *Complications post-inflammatoires :* Les exsudats occupant le champ pupillaire ne se résorbent qu'imparfaitement ou s'organisent, troublant ainsi la fonction visuelle qui ne saurait plus récupérer sa netteté et son acuité primitives. En outre, certaines synéchies persistent, parfois même tout le bord pupillaire demeure adhérent (synéchie annulaire totale) empêchant ainsi toute communication entre les deux chambres, et menaçant par conséquent la nutrition, la vitalité de l'organe. Les synéchies partielles entravent le jeu régulier de la pupille, tiraillent à chaque instant les procès ciliaires dont l'irritation amène des rechutes de l'affection.

Pronostic. — L'iritis, évoluant le plus souvent sous l'influence d'une diathèse, en subit par conséquent tous les caprices et se trouve, de ce fait, dans le cas de récidive fréquente.

Diagnostic. — L'iritis doit être reconnue aux symptômes énumérés plus haut. L'affection avec laquelle on confond malheureusement trop souvent l'inflammation de l'iris est la conjonctivite simple, et cela grâce au symptôme rougeur et à la négligence de la constatation des autres phéno- mènes : troubles de l'humeur aqueuse, décoloration de l'iris, immobilité ou irrégularité pupillaire. Dans le cas où le diagnostic paraîtrait incertain, le mieux est d'instiller une ou deux gouttes d'un collyre à l'atropine et d'examiner l'œil incriminé après un quart d'heure environ d'attente. Dans l'iritis, même au début, la pupille ne se dilate pas d'une façon bien uniforme et de plus l'éclairage oblique fait souvent percevoir quelques points de pigment dissé- minés sur la cristalloïde ou des synéchies.

Il ne faudrait pas confondre l'iritis avec une poussée de glaucome aigu accompagné d'un cercle péri-kératique, de troubles de l'humeur aqueuse et de douleurs circumorbi- taires ou crâniennes. Dans le glaucome, la pupille est tou- jours moyennement dilatée ; dans quelques cas même, l'iris se trouve complètement refoulé dans l'angle irido- cornéen, contrairement à ce qui arrive dans l'iritis, où la pupille tend à se rétrécir à mesure qu'évolue le processus inflammatoire. La cornée, dans le glaucome aigu, a perdu le plus souvent une grande partie de sa sensibilité (voy. *glaucome aigu*) et la tension est toujours très augmentée.

La confusion entre iritis et glaucome aigu vient de ce que ces deux affections présentent certains symptômes communs : rougeur, troubles de la chambre antérieure et douleurs crâniennes. L'erreur serait des plus préjudiciables, le traitement local de l'iritis étant en contradiction formelle avec celui du glaucome.

Traitement. — Le traitement doit être *local*, *général* et dans quelques cas *chirurgical*.

Traitement local. — Le traitement tend, avant tout, à mettre l'œil au repos, à prévenir ou à rompre les synéchies. Dilater la pupille aussi largement que possible, doit être la première préoccupation du médecin : la pupille dilatée et immobilisée n'obéit pas à l'action de la lumière ; ses contractions ne sont plus alors une cause d'irritation. En outre, l'éloignement de la surface postérieure de l'iris du contact de la cristalloïde empêche les adhérences et surtout l'occlusion pupillaire.

Les mydriatiques, et parmi eux l'atropine, remplissent admirablement le but cherché. En dilatant la pupille, l'atropine s'oppose non seulement à l'établissement des adhérences, mais de plus son action paralysante sur le muscle ciliaire met l'œil dans un état de repos absolu.

Parmi les sels d'atropine, c'est au sulfate neutre qu'il faut donner la préférence. Au sulfate neutre, on peut très heureusement associer le chlorhydrate de cocaïne dont on recherche, en pareil cas, les propriétés anesthésiques.

Collyre avec :

> Sulfate neutre d'atropine . 0,05, 0,10 centigr.
> Chlorhydrate de cocaïne . 0,10 centigr.
> Eau distillée . . . . . 10 gr.

Instiller 2 gouttes de 3 à 5 fois par jour, selon les cas, jusqu'à dilatation maxima de la pupille.

La dilatation maxima obtenue, on diminue le nombre des instillations sans jamais les suspendre complètement

jusqu'à disparition de la rougeur péri-kératique. Toutes
les fois que les instillations doivent être souvent renouvelées, il est nécessaire d'empêcher qu'une partie du liquide
médicamenteux entraînée par les larmes ne vienne, dans
les fosses nasales, le pharynx, déterminer un empoisonnement (sécheresse de la gorge, bourdonnement d'oreilles,
etc.). Aussi aura-t-on soin, aussitôt l'instillation faite, de
prier le malade de presser avec son index la région du sac
lacrymal pendant une vingtaine de secondes. Il est prudent, en vue des rechutes possibles, de maintenir le traitement à l'atropine pendant une huitaine après disparition
de tout phénomène inflammatoire.

Au début de l'affection, les saignées locales (2 sangsues
à la tempe ou une ventouse d'Heurteloup) peuvent rendre
quelques services, mais l'adjuvant le plus précieux du traitement à l'atropine est, sans contredit, l'action de la chaleur humide. L'application, sur l'œil malade, de compresses chaudes d'une infusion de fleurs de camomille et
mieux de feuilles de coca (feuilles de coca 5 gr., eau 500),
a pour bénéfice de calmer la douleur, tout en agissant
favorablement contre les symptômes inflammatoires. Ces
compresses doivent être maintenues pendant une demi-
heure ou 1 heure, plusieurs fois dans la journée. Comme
elles doivent être toujours chaudes pendant leur application, il est nécessaire de les retremper à toute minute dans
le liquide choisi, maintenu lui-même autant que possible
à une température de 38 à 40°. La sédation que procure
l'application des compresses chaudes ne s'étend malheureusement pas à toutes les iritis. Il est donc des cas où le
médecin les fera suspendre.

Il est nécessaire également, dès l'apparition de l'iritis,
de soustraire l'organe aux influences, aux différents exci-

tants susceptibles de l'irriter ou d'amener des contractions pupillaires. L'œil incriminé sera donc recouvert d'un bandeau noir flottant au-devant de lui ou protégé par un verre fortement teinté. Le séjour dans une chambre obscure, tout au moins pendant la période suraiguë, ne présenterait que des avantages.

Les malades atteints d'iritis quelque peu aiguë dorment mal, réveillés qu'ils sont à tout instant par leurs douleurs ciliaires. Ces phénomènes douloureux seront combattus à l'aide d'une potion au chloral ou d'injections sous-cutanées de morphine.

Lorsqu'après quelques jours de traitement la pupille se dilate mal et que des masses exsudatives encombrent le champ pupillaire et la surface de l'iris donnant à la membrane une teinte verdâtre, il est bon d'instituer, concurremment avec le traitement à l'atropine, une médication altérante basée sur l'emploi de frictions mercurielles. Ces frictions seront pratiquées matin et soir sur le front et la tempe du côté malade, avec gros comme une noisette d'onguent napolitain.

A ces frictions locales généralement employées, nous préférons les frictions faites alternativement sur les membres avec 6 à 8 grammes d'onguent napolitain, le soir au moment du coucher. Les accidents possibles du côté de la bouche seront attentivement surveillés.

TRAITEMENT GÉNÉRAL. — Le traitement général s'adresse à la cause.

Dès le début, l'administration d'un purgatif est une indication formelle dans les cas d'iritis rhumatismale : il en est de même de l'usage du salicylate de soude, du carbonate de lithine.

Contre l'iritis syphilitique, on emploiera les pilules de protoiodure, le sublimé, et plus avantageusement les frictions d'onguent napolitain, etc. Le traitement de l'iritis séreuse offre certaines particularités que nous indiquerons plus loin.

Traitement chirurgical. — Lorsque l'immobilité de la pupille et les douleurs ciliaires persistent, malgré un traitement institué depuis cinq à six jours, il ne faut pas hésiter à pratiquer une paracentèse dont l'action presque immédiate a pour conséquence une détente des phénomènes douloureux et l'abaissement de la tension. Sous son influence, les mydriatiques agissent plus aisément et la pupille se dilate.

L'emploi de l'iridectomie devient nécessaire lorsque la phlegmasie s'étant étendue aux membranes voisines (iridochoroïdite consécutive), la pupille demeure soudée et la pression notablement augmentée. Dans ce cas particulier, en effet, la nutrition de l'organe se trouvant fortement compromise, il est nécessaire d'intervenir avant que la désorganisation ne soit trop avancée, en choisissant de préférence pour moment de l'intervention celui où les phénomènes suraigus se sont un peu apaisés.

II. — Des iritis en particulier.

Iritis plastique. — Les phénomènes que nous venons de décrire, dans l'iritis en général, se retrouvent à des degrés plus ou moins accentués dans l'iritis plastique. Cette variété, comme son nom l'indique, est caractérisée par la formation d'un exsudat plastique plus ou moins abondant, répandu sur les deux faces de l'iris. Les exsudats de la face postérieure accolent cette membrane à la cristalloïde antérieure (synéchies postérieures), ou viennent se déposer dans le champ pupillaire, dont ils obstruent la lumière à des degrés variables. Les exsudats de la face antérieure se mélangent en partie avec l'humeur aqueuse, à laquelle ils donnent une teinte louche.

Iritis séreuse. — Certains caractères propres à cette forme d'iritis la différencient bien, en général, des autres variétés. L'injection péri-kératique est peu marquée. Par contre, les troubles de l'humeur aqueuse offrent certains caractères spéciaux. De couleur louche, mais permettant le plus souvent de percevoir la teinte normale de l'iris, l'humeur aqueuse laisse déposer sur la face postérieure de la cornée une partie des dépôts cellulaires qu'elle tient en suspension. Ces dépôts se montrent sous l'aspect d'un piqueté faisant un ensemble pour ainsi dire à la face postérieure de la cornée, à la membrane de Descemet. Ce piqueté, composé de points grisâtres ou franchement pigmentés, occupe le plus souvent le tiers inférieur de la cornée, mais atteint parfois le centre de cette membrane, qu'il dépasse rarement. Dans quelques cas particuliers, il existe une infiltration par flots des couches profondes et moyennes de la cornée. Ces infiltrations par places, d'un aspect gris ou blanc sale, peuvent en imposer à un examen superficiel, et faire croire à l'existence d'une simple kératite. L'erreur est assez souvent commise et s'explique aisément.

L'iris dans l'iritis séreuse est immobile, mais la pupille, souvent irrégulière, n'a pas autant de tendance à se rétrécir que dans les autres variétés.

La chambre antérieure est souvent plus profonde qu'à l'état normal.

Enfin un point très important dans la physionomie de l'iritis séreuse, est la constatation de l'augmentation de la pression intra-oculaire. L'augmentation de pression n'est pas un phénomène constant en ce sens qu'il ne se montre pas d'une façon continue. Tantôt la pression est normale ou à peu près, tantôt elle est très augmentée et se maintient telle si un traitement approprié ne vient la diminuer.

Ces variations de pression sont très importantes à connaître, car elles constituent autant d'indications pour le traitement (voy. *Glaucome prodromique, pour la détermination de tension intra-oculaire*). L'iritis séreuse évolue-t-elle, sans que la pression soit augmentée de façon bien appréciable, son traitement devra être celui de l'iritis en général. Le tonus de l'œil est-il, au contraire, élevé, il est indispensable de suspendre pendant quelque temps les instillations d'atropine, de les remplacer par des instillations à l'ésérine ou à la pilocarpine.

Dans quelques cas particuliers, il est nécessaire de pratiquer une paracentèse ou même une iridectomie pour obtenir une diminution de tension et la cessation des phénomènes inflammatoires qui menacent l'œil d'une désorganisation à brève échéance. L'iritis séreuse se complique, en effet, souvent, pour ne pas dire toujours, d'une inflammation de la choroïde (irido-choroïdite), et il n'est pas rare de voir s'ajouter aux phénomènes propres de l'affection ceux de l'iritis plastique.

Iritis parenchymateuse. — Dans l'iritis parenchymateuse, comme son nom l'indique, le parenchyme, le tissu même de l'iris, participe à l'inflammation, en four-

nissant par prolifération ou nucléation, les produits inflammatoires.

La décoloration de l'iris est toujours très marquée, avec
cette particularité d'être uniformément répandue sur toute
la surface de la membrane ou limitée en certains points.

L'iris est gonflé, plus épais que dans les autres variétés.
Sur la surface de la membrane, ou au niveau de la pupille,
apparaissent de véritables nodosités de couleur noirâtre,
mais le plus souvent jaunâtre, auxquelles aboutit un réseau
de vaisseaux variqueux des plus apparents.

Dans cette variété d'iritis, essentiellement grave, les
synéchies postérieures sont très nombreuses et solides, et
le champ pupillaire, rempli par des masses exsudatives
qui s'organisent avec le temps, finit par être complètement
obstrué par une véritable néo-membrane.

Le cercle péri-kératique est intense. La rougeur, souvent
accompagnée d'œdème, occupe toute la conjonctive ; les
phénomènes réactionnels s'étendent jusqu'aux paupières,
surtout à la supérieure, qui présente parfois un œdème
bien prononcé.

Iritis syphilitique. — C'est ordinairement de trois
semaines à cinq ou six mois après le début de l'infection,
que se manifeste la localisation de la syphilis sur l'iris.
L'iritis syphilitique apparaît rarement deux ans après
l'accident initial.

L'iritis syphilitique peut revêtir toutes les formes, *exsudative, séreuse, parenchymateuse,* mais, dans quelques
cas particuliers, elle offre un caractère propre qui permet
de la distinguer des autres variétés. En outre des phénomènes que nous retrouvons dans les autres formes, on
observe sur une portion de la membrane tranchant par sa

coloration sur les parties voisines, une ou plusieurs petites
tumeurs de couleur brune, mais plus souvent cuivrée,
auxquelles on a donné le nom de gommes de l'iris.

III. — Cyclite.

On donne le nom de cyclite à l'inflammation du corps
ciliaire. Cliniquement, l'histoire de la cyclite se trouve
intimement liée à celle des affections de l'iris et de la choroïde. Un traumatisme localisé de la région ciliaire détermine de la cyclite, mais sa constatation comme affection
isolée est difficile, pour ne pas dire impossible, les blessures de la région ciliaire s'accompagnant presque immédiatement de phénomènes d'iritis et d'irido-choroïdite.
Quant à la cyclite dite idiopathique, elle n'existe pas.

Symptômes. — Dans les cas d'iritis, d'irido-choroïdite,
il est aisé de se rendre compte de la participation du corps
ciliaire au processus inflammatoire. La rougeur péri-kératique se montre plus intense, l'iris, plus décoloré, résiste
aux mydriatiques, les douleurs péri-orbitaires et crâniennes augmentent d'acuité, et, symptôme essentiel, si l'on
vient à exercer la moindre pression au niveau des procès
ciliaires, le malade accuse une vive douleur. La cyclite ne
se constate, en somme, que par le toucher.

Traitement. — Nous renvoyons pour le traitement aux
articles *Iritis* et *Irido-choroïdites*.

IV. — Irido-choroïdites.

Etiologie. — Elle est en général la même que celle de

l'iritis, dont elle devient souvent une complication : irido-choroïdite consécutive.

Le traumatisme, les troubles de la menstruation, les affections utérines donnent lieu à de l'irido-choroïdite primitive. Il existe une forme d'irido-choroïdite spéciale, que l'on doit étudier à part eu égard aux conséquences graves, au pronostic fâcheux que détermine son apparition : cette forme a reçu le nom d'*irido-choroïdite sympathique*.

1° *Irido-choroïdite consécutive*. — C'est en général après une durée assez longue de l'inflammation irienne, par suite de l'extension de l'affection primitive aux parties antérieures d'abord (procès ciliaires), puis aux parties postérieures du tractus uvéal (choroïde proprement dite) que se développe l'irido-choroïdite.

a) Le cercle péri-kératique de l'iritis, point de départ, devient plus intense ; quelques vaisseaux ayant parfois l'aspect variqueux.

b) La pupille, malgré le traitement, ne s'est dilatée que d'une façon très imparfaite. Toute la face postérieure de l'iris, en contact physiologique avec la cristalloïde antérieure, a contracté avec cette dernière membrane de nombreux points d'attache (synéchies postérieures) surtout au niveau du bord pupillaire : l'iris bombe en avant par sa portion périphérique.

c) Le champ pupillaire est rempli par des exsudats qui mettent obstacle à la communication des liquides des deux chambres.

d) Dans certains cas, un léger hypopyon sous forme d'un petit liseré jaunâtre occupe la partie inférieure de la chambre antérieure.

e) L'accumulation des liquides et des exsudats, en arrière de l'iris, a pour effet d'augmenter la tension intraoculaire et de faire naître des phénomènes glaucomateux : dureté de l'œil avec douleurs oculaires et circumorbitaires intenses.

f) Si la transparence du champ pupillaire est suffisante pour permettre l'exploration du fond de l'œil, on perçoit des troubles, des opacités du corps vitré surtout localisés aux parties antérieures.

g) Un symptôme très important de l'irido-choroïdite est la douleur déterminée au niveau des procès ciliaires.

Traitement. — L'irido-choroïdite consécutive à l'iritis demande un traitement énergique : instillations répétées d'un collyre au sulfate neutre d'atropine (deux gouttes 6 à 8 fois dans la journée) compresses aromatiques chaudes, frictions d'onguent napolitain matin et soir sur le front et les tempes. Si le traitement médical institué dès le début n'arrive pas à enrayer la marche de l'affection ou à la modifier, il ne faut pas hésiter à pratiquer une iridectomie en choisissant pour intervenir le moment où les phénomènes suraigus se sont un peu amendés. L'iridectomie, dans ces cas, a pour bénéfices d'enrayer les phénomènes glaucomateux en abaissant la tension toujours augmentée, de rétablir la libre communication entre les deux chambres et de placer ainsi l'organe dans de meilleures conditions de nutrition.

L'œil atteint d'irido-choroïdite ne tarde pas, après les poussées glaucomateuses, à subir une *dénutrition* des plus rapides ; à la dureté du globe succède un *ramollissement de plus en plus accusé*, signe certain d'une *phtisie progressive de l'organe.*

Pendant la période suraiguë de l'affection, alors que les douleurs intenses et les phénomènes inflammatoires empêchent toute intervention directe sur le globe, on se trouvera bien de pratiquer l'opération de Badal (arrachement du nasal), qui procure le plus souvent une sédation presque immédiate.

2° *Irido-choroïdite primitive*. — Contrairement à ce qui se passe pour l'irido-choroïdite consécutive qui se traduit surtout par une superacuité des phénomènes inflammatoires (cercle péri-kératique, troubles de la chambre antérieure, etc.), l'irido-choroïdite primitive s'accuse dès le début par des troubles de la vision peu en rapport avec l'état de l'iris, du champ pupillaire, etc., mais en rapport direct avec les troubles du corps vitré.

L'irido-choroïdite primitive semble, en un mot, partir du centre pour atteindre la périphérie.

Symptômes. — Les symptômes sont : *a)* troubles du corps vitré plus ou moins prononcés ; *b)* diminution rapide de l'acuité visuelle ; *c)* le tout accompagné d'une rougeur péri-kératique en général peu marquée et de phénomènes iriens peu accusés.

A certaines périodes de l'affection se produisent certaines poussées, qui exagèrent le cercle péri-kératique, les phénomènes du côté de l'iris et font ainsi ressembler l'irido-choroïdite primitive à l'irido-choroïdite consécutive.

Traitement. — L'irido-choroïdite primitive survient surtout chez les femmes, soit à l'occasion des époques menstruelles, soit surtout au moment de la ménopause. Si la cause de la choroïdite tient à la suppression d'un flux sanguin (règles, hémorrhoïdes), on devra d'abord chercher à rappeler ou à suppléer ce flux, en même temps que l'on dirigera un traitement contre les lésions existantes. L'œil sera mis à l'état de repos; on prescrira le séjour dans une chambre obscure. L'emploi des sangsues, des sudorifiques, donne des résultats.

Quant au traitement local, on devra s'inspirer surtout des règles tracées au sujet de l'iritis séreuse.

Comme révulsion et comme antiseptique, on se trouvera souvent très bien d'*injections sous-conjonctivales* de *cyanure de mercure* à $\dfrac{0,05}{10}$. Elles pourront être répétées plusieurs fois. Au cyanure de mercure on pourra, suivant les indications, substituer l'*iodure de potassium* et même le *salicylate de soude*.

V. — Ophtalmie sympathique.

L'on entend par ophtalmie sympathique tous les troubles qui surviennent dans la nutrition ou la fonction d'un œil sain, par suite d'une blessure ou d'une lésion de l'autre œil.

Dans la majorité des cas, l'ophtalmie sympathique se traduit sous forme d'irido-choroïde plastique ou d'iridochoroïde séreuse de l'œil demeuré sain. Il faut cependant considérer certains troubles de la vision, sans lésions apparentes, tels que rétrécissement du champ visuel, diminution de l'acuité et du pouvoir de l'accommodation, obscurcissement passager de la vue, comme étant d'ordre sympathique.

Etiologie. — Le plus souvent l'ophtalmie sympathique

éclate sur l'œil sain à la suite d'un traumatisme accidentel ou chirurgical éprouvé par l'autre œil. Cependant le *retentissement* d'un œil sur l'autre se rencontre en dehors du traumatisme : perforation de la cornée avec hernie et enclavement ultérieur de l'iris ; tumeurs intra-oculaires à la période glaucomateuse, yeux phtisiés et depuis longtemps atrophiés au point de ne laisser voir que de petits moignons. Le plus souvent, dans ce dernier cas, les membranes profondes ont subi la dégénérescence calcaire, une véritable ossification. Ces moignons sont ordinairement douloureux à la pression.

Symptômes. — L'histoire clinique de l'ophtalmie sympathique n'est autre que celle de l'irido-choroïdite ; tantôt les phénomènes sympathiques sont très apparents dès le début (irido-choroïdite plastique) tantôt au contraire, mais plus rarement, ils se présentent sous la forme d'irido-choroïdite séreuse.

A la suite d'un traumatisme ayant intéressé le plus souvent le corps ciliaire ou son voisinage immédiat ou déterminé une vaste section de la cornée avec cataracte traumatique, l'œil atteint présente des phénomènes inflammatoires suraigus.

Ces mêmes phénomènes se produisent, du reste, sans grande déchirure des membranes, mais alors que le corps vulnérant a pénétré et est demeuré dans le globe.

Au bout d'un certain temps (quelques jours, quelques semaines, parfois des années), le malade éprouve sur l'œil sain des douleurs péri-orbitaires, de la photophobie, du larmoiement ; la conjonctive s'injecte, le cercle péri-kératique se forme, la chambre antérieure se trouble et l'iris décoloré se soude à la cristalloïde antérieure. Le globe est devenu douloureux à la pression au niveau de la région ciliaire. L'œil demeuré sain présente alors tous les phénomènes de l'irido-cyclite, de l'irido-choroïdite plastique, mais avec une marche rapide. Au début, alors que le champ pupillaire permet encore l'éclairage du fond de l'œil, on aperçoit des troubles, des flocons du corps vitré.

L'ophtalmie sympathique se traduisant sous forme d'irido-choroïdite séreuse, revêt une marche beaucoup plus insidieuse. Les troubles de la vision, peu marqués au début, deviennent de plus en plus apparents à mesure que les poussées se produisent du côté de la partie antérieure du tractus uvéal (cercle péri-kératique, synéchies, exsudats dans le champ pupillaire, etc.). Un phénomène presque constant est la douleur provoquée par le toucher au niveau de la région ciliaire.

Les troubles sympathiques, caractérisés par un abaissement progressif de la vision, par un rétrécissement du champ visuel, etc., etc., ont aussi toute leur importance. Leur disparition ou leur atténuation sont sous la dépendance exclusive du traitement.

Il existe certaines variétés d'ophtalmie sympathique caractérisée par de la *névrite optique* et même par un *décollement rétinien.*

Pronostic. — Le pronostic de l'ophtalmie sympathique est toujours grave. Il est donc de toute nécessité d'éviter sa production et d'établir un traitement énergique dès le début de son apparition.

Traitement. — TRAITEMENT PRÉVENTIF. — Tout traumatisme du globe occasionnant des phénomènes persistants d'irido-choroïdite est susceptible de faire éclater l'ophtalmie sympathique sur l'œil demeuré sain. Les blessures du corps ciliaire, de l'iris, le séjour d'un corps vulnérant dans le globe, les cristallins luxés, jouant le rôle de corps étrangers, etc., doivent toujours faire craindre l'apparition de phénomènes sympathiques. Toutes les fois que le globe a subi un traumatisme et présente consécutivement des symptômes d'irido-choroïdite, il est indispensable, tout en traitant l'œil malade, d'exercer une surveillance minutieuse sur l'œil sain. Lorsque, par suite de la gravité des lésions, il ne reste aucune chance de conserver la vision, nous croyons qu'il peut être dangereux de remettre à une échéance plus ou moins longue le moment d'intervenir. Tout œil grièvement blessé, irrévocablement perdu, doit être énucléé séance tenante.

Tout œil blessé, quand la nature des lésions permet d'espérer la résolution du processus inflammatoire, et la conservation d'un certain degré de vision, doit être traité. Ce traitement ne saurait être continué si, malgré tout, l'œil demeure douloureux à la pression et que des poussées glaucomateuses apparaissent d'une façon intermittente. Il serait prudent, dans ces cas, de recourir à l'énucléation.

Tout œil qui contient un corps étranger doit être énucléé. Il faut se souvenir cependant que certains corps étrangers séjournent parfois longtemps dans le globe, sans donner lieu à une réaction bien apparente. Ces faits constituent l'exception.

TRAITEMENT CURATIF. — Lorsque, malgré tout, l'ophtalmie sympathique a éclaté, la *suppression immédiate de l'œil malade s'impose* et l'on doit, par tous les moyens, essayer de sauver l'œil sympathisé.

Les frictions d'onguent napolitain (6 à 8 grammes le soir au moment du coucher), employées concurremment avec les injections de nitrate de pilocarpine (0,01 cent. en une injection le matin à jeun), nous ont donné de bons résultats. Quant aux injections sous-conjonctivales de sublimé, malgré leur réelle valeur, nous estimons que leur application doit être réservée aux spécialistes.

Le TRAITEMENT LOCAL sera celui de l'iritis en général. Déplétions sanguines, collyre à l'atropine, etc. Malgré l'énucléation, l'affection n'est parfois pas suffisamment enrayée, de sorte qu'en règle générale il faudra faire le traitement préventif.

CHAPITRE VI

GLAUCOMES

Le glaucome peut être envisagé comme une affection dépendante « d'une augmentation de la pression intraoculaire », à laquelle il faut rapporter les différents symptômes qui caractérisent chaque variété de glaucome.

Au point de vue clinique, on peut distinguer :

1° Un *glaucome prodromique ;* 2° un *glaucome aigu simple, glaucome foudroyant ;* 3° un *glaucome chronique simple ;* 4° un *glaucome chronique irritatif ;* 5° un *glaucome hémorrhagique ;* 6° un *glaucome secondaire* se greffant sur une affection oculaire qu'il complique (phénomènes glaucomateux).

Etiologie. — L'âge est une des causes du glaucome ; c'est ordinairement entre 40 et 60 ans qu'apparaissent les attaques, mais elles peuvent se produire dans la jeunesse et l'adolescence.

L'hypermétropie, dans ses degrés élevés, prédisposerait au glaucome. Parmi les causes pouvant déterminer une attaque de glaucome chez les personnes prédisposées, il faut ranger les congestions de l'encéphale, les impressions, les émotions morales vives, etc., l'instillation des mydriatiques.

I. — Glaucome prodromique.

Le glaucome prodromique est considéré par nous comme étant l'ensemble de phénomènes précurseurs d'une attaque de glaucome aigu, ou, plus rarement, de l'établissement d'un glaucome chronique.

Symptômes. — Les symptômes de la période prodromique du glaucome doivent être décrits dans un chapitre à part, de façon à bien attirer sur eux l'attention. Leur connaissance permettra au praticien d'instituer dès le début un traitement susceptible d'espacer les attaques, et le cas échéant, de pouvoir prévenir le malade du danger dont sa vision se trouve menacée.

1º Un des premiers symptômes du glaucome prodromique est la *parésie de l'accommodation*, qui se traduit chez les presbytes par la nécessité d'augmenter, à de courts intervalles, le numéro de leurs verres, et chez les gens qui n'ont pas atteint l'âge de la presbytie, par la nécessité de porter des verres convexes.

2º Un second signe du glaucome prodromique, est l'*obscurcissement subit de la vision* par des nuages de fumée d'un blanc jaunâtre. Le malade éprouve cette sensation le matin au réveil ou même dans la journée, sensation qui disparaît le plus souvent après une marche faite au grand air et en pleine lumière. La sensation est le plus souvent brusque et varie entre quelques secondes et une heure, parfois même davantage. Toutes les causes susceptibles de congestionner l'encéphale peuvent faire naître le phénomène, ainsi agissent les émotions, les exercices violents, les digestions difficiles.

3º Le symptôme le plus important, parce qu'il échappe rarement à l'observation du malade, est l'*apparition de cercles, d'anneaux irisés* entourant la flamme d'une bougie, d'une lampe, etc. Les malades observent surtout que le cercle le plus extérieur présente une coloration « rouge », tandis que la flamme de la bougie ou de la lampe leur apparaît d'une intensité bien amoindrie, blanchâtre. Il ne faudrait pas confondre cette irisation avec celle qu'éprouvent les gens atteints de simple conjonctivite catarrhale, ou de blépharite chronique.

4º Durant les manifestations qui décèlent le glaucome prodromique, il est aisé de constater une augmentation de la tension intra-oculaire.

5º Assez souvent l'attaque glaucomateuse est accompagnée ou précédée de douleurs qui siègent au front, au maxillaire, en un mot, dans les branches du trijumeau.

Détermination de la tension oculaire. — Il existe plusieurs moyens pour constater l'augmentation de la tension intra-oculaire ; dans la pratique courante, on se sert du suivant, qui donne de bonnes indications : plaçant le médius, l'annulaire, l'auriculaire sur le front dans le voisinage immédiat du sourcil, on prie le malade de fermer les yeux sans effort et de regarder en bas. Avec l'index de chaque main placé à faible distance l'un de l'autre et alternativement, comme dans la recherche de la fluctuation, on exerce sur le globe au-dessous de l'arcade sourcilière un certain nombre de pressions. A l'état physiologique, l'œil présente une certaine élasticité et une certaine fermeté. Lorsque la pression vient à augmenter, l'élasticité disparaît peu à peu pour ne laisser place qu'à de la dureté. Cette augmentation de tension s'exprime, selon la sensation éprouvée, par les formules T + 1, T + 2, T + 3 ; T + 1 exprimant la plus faible augmentation. Si les deux yeux se trouvent pris en même temps et que l'augmentation de tension ne soit pas si élevée qu'on ne puisse la méconnaître, on recherchera un terme de comparaison sur soi-même, ou mieux, sur une autre personne. Lorsqu'un seul œil est atteint, l'autre doit servir de témoin.

Traitement. — Le traitement purement *médical* donne, dans le glaucome prodromique, les meilleurs résultats. En tout cas, il doit être seul employé lors des premières attaques et lorsque celles-ci ne font pas craindre par leur durée, leur intensité, une attaque de glaucome aigu, lorsqu'enfin l'acuité visuelle se maintient dans de bonnes conditions.

On recommandera aux malades d'éviter toute occupation émotive, les repas copieux, etc. Pendant l'attaque, une promenade au grand air et en pleine lumière. L'attaque passée, le malade devra, pendant quelque temps, faire usage d'un collyre à la pilocarpine.

Nitrate ou chlorhydrate de pilocarpine. 0,05 à 0,10 centig.
Eau distillée. . . . . 10 gram.

ou bien :

Nitrate de pilocarpine . . . . . . } ·$\overline{a}\overline{a}$
Sulfate d'ésérine . . . . } 0,05 centig.
Eau distillée. . . . . . : . . 15 c. c.

Une goutte matin et soir, ou deux gouttes le soir au moment du coucher.

Le traitement médical doit être subordonné à l'état de la vision dont les modifications, tant soit peu sensibles, demandent un autre traitement : celui du glaucome aigu.

II. — Glaucome aigu.

Le glaucome aigu est le plus souvent précédé des phénomènes prodromiques déjà décrits.

Le plus ordinairement pendant la nuit, le malade éprouve subitement des douleurs violentes, parfois intolérables, ayant pour siège le globe, le pourtour de l'orbite et s'irradiant dans toute la zone innervée par le trijumeau.

Symptômes. — L'œil incriminé présente les symptômes apparents d'une ophtalmie aiguë, rougeur de la conjonctive, œdème de la paupière, larmoiement, etc., etc.

Symptomes objectifs. — 1° *Injection péri-kératique :* L'injection est parfois intense avec cette particularité que quelques-uns des vaisseaux se montrent notablement augmentés de volume, offrant l'aspect variqueux. Dans quelques cas, il existe un œdème assez accentué de la conjonctive (chémosis) avec gonflement des paupières.

2° *Phénomènes cornéens :* La cornée terne, dépolie, présente l'aspect chagriné ; sur sa face postérieure, il existe souvent un semis de points grisâtres en tout semblable à celui que l'on trouve dans l'iritis séreuse ; si on touche cette membrane avec le doigt ou un corps mousse, il est aisé de constater que sa sensibilité si exquise à l'état normal a notablement diminué ou a même complètement disparu.

3° *Phénomènes pupillaires :* La pupille est en semi-dilatation tout en conservant une forme arrondie ou légèrement ovalaire. Dans quelques cas, la dilatation pupillaire est telle que l'iris n'est plus représenté que par un petit liseré déjeté tout à la périphérie de la cornée. La pupille, dilatée et immobile, n'obéit plus à ses excitants physiologiques ordinaires (lumière, accommodation).

Chambre antérieure. — L'iris décoloré est poussé en avant en même temps que le cristallin. La profondeur de la chambre antérieure se trouve de ce fait notablement diminuée. Dans certains cas, l'effacement de la chambre antérieure est tel que l'iris et le cristallin semblent accolés à la face postérieure de la cornée.

4° La coloration de la pupille, du champ pupillaire varie selon les cas, mais offre le plus souvent un aspect grisâtre, brumeux, dû aux troubles de la cornée et de l'humeur aqueuse.

5° Un symptôme très important du glaucome aigu est l'augmentation de la tension intra-oculaire. Nous avons vu (voir glaucome prodromique) comment on doit rechercher et apprécier ce phénomène. Comme il est rare que les deux yeux se prennent en même temps, l'œil sain demeure le meilleur terme de comparaison. La tension est parfois tellement augmentée, T + 3, que la sensation éprouvée rappelle celle que donne le toucher d'un corps dur, d'une bille de billard à laquelle on la compare le plus souvent.

SYMPTOMES FONCTIONNELS ET TROUBLES GÉNÉRAUX. — Indépendamment des douleurs déjà décrites, il existe de la photophobie, du larmoiement. L'acuité visuelle, notablement amoindrie, parfois réduite à la simple perception lumineuse quantitative, peut être complètement abolie dans les cas de glaucome foudroyant. Les troubles généraux ne sont pas constants, le malade présente des vomissements, de la fièvre, etc., etc. Fièvre, vomissements, douleurs crâniennes peuvent en imposer et faire confondre l'affection avec une attaque de migraine, de névralgie faciale, avec un embarras gastrique fébrile. L'erreur est malheureusement trop souvent commise.

SYMPTOMES FOURNIS PAR L'OPHTALMOSCOPE. — Il est parfois impossible, pendant l'attaque, de bien éclairer le fond de l'œil par suite des troubles de la cornée et du corps vitré. L'attaque terminée, on constate assez souvent des flocons dans le corps vitré, mais ce qui attire surtout l'attention, ce sont les changements survenus dans le volume des vaisseaux rétiniens. Les veines ont en effet presque doublé de volume et, au lieu de suivre leur trajet d'une façon continue, présentent de nombreuses flexuosités. Les artères, par contre, sont réduites, et il est souvent possible de percevoir qu'elles sont le siège de pulsations isochrones avec celles du pouls.

Dans certains cas, le fond de l'œil est parsemé de petites hémorragies qui souvent précèdent l'attaque de glaucome aigu (*glaucome hémorragique*).

Marche, durée, pronostic. — Les attaques de glaucome aigu ont une durée qui varie de quelques heures, quelques jours à quelques semaines. Une fois les phénomènes décrits apaisés, l'œil reprend son aspect normal, mais il est le plus souvent facile de constater le passage de l'attaque. Le globe conserve une certaine dureté, l'iris n'obéit plus facilement aux différentes excitations (lumière, accommodation); l'acuité visuelle, selon la longueur ou l'intensité de l'attaque, se trouve plus ou moins réduite. Si on a l'occasion de prendre le champ visuel, celui-ci est toujours défectueux, le plus souvent rétréci du côté nasal.

Une première attaque de glaucome abolit rarement la

vision ; mais bientôt, à une date qu'il est impossible de préciser, survient une seconde poussée qui, elle-même, est suivie à courte échance, d'une troisième. A mesure que les poussées se renouvellent, leurs intervalles deviennent plus courts. La vision et le champ visuel diminuent après chaque accès.

Le glaucome aigu foudroyant compromet à jamais la vision, et souvent le globe lui-même ; de vastes hémorragies internes, des abcès, des ulcérations de la cornée suivies de perforations, amènent la phtisie du bulbe après des phases douloureuses produites par l'augmentation de tension qui, dans le cas particulier, est toujours considérable. Mais, règle générale, le pronostic est lié à la question du traitement.

Traitement. — Le traitement du glaucome aigu est *médical* et *chirurgical*.

Le TRAITEMENT MÉDICAL, tout comme le traitement chirurgical, tend à obtenir l'abaissement de la tension intra-oculaire. Parmi les substances susceptibles d'abaisser cette tension, il faut d'abord signaler celles qui ont une action directe sur la pupille en la rétrécissant (myotiques). Ainsi agissent l'éserine et la pilocarpine. Les mydriatiques, au contraire (atropine) augmentent la tension en dilatant la pupille, en refoulant l'iris à la périphérie, qui vient ainsi obstruer les voies de filtration, en général peu perméables dans le glaucome. Le traitement médical ne procure que des améliorations momentanées, il doit cependant être presque seul employé au moment de la crise.

Dès le début de l'attaque, on prescrira un des collyres suivants :

Sulfate d'éserine . . . . 0,05 centig.
Eau distillée. . . . . 10 gram.

Une goutte de quatre à six fois dans la journée.

ou

Nitrate ou chlorhydr. de pilocarpine . 0,05 centig.
Eau distillée . . . . 10 gram.

On prescrira en même temps le sulfate de quinine à l'intérieur, 2 sangsues à la tempe et un bain de pieds sinapisé. Mais ce traitement ne procure qu'une amélioration passagère et sur laquelle il ne faut par conséquent pas compter.

Traitement chirurgical. — Tous les moyens susceptibles de produire un abaissement de tension en évacuant une certaine quantité des liquides intra-oculaires, humeur aqueuse, corps vitré, ont été employés : tels la paracentèse et la ponction de la sclérotique. L'effet de ces différentes interventions est momentané. La paracentèse pourra cependant être employée pendant l'attaque, alors que les autres interventions chirurgicales offriraient quelque danger. Mais l'opération de choix pendant cette même période est, sans contredit, *l'opération de Badal ou arrachement du nasal externe*. L'effet immédiat est de supprimer la douleur et de diminuer la longueur de la crise.

Les deux interventions chirurgicales susceptibles d'arrêter la marche du glaucome aigu, de le guérir, en un mot, sont en première ligne : l'*iridectomie* (de Græfe), et ensuite la *sclérotomie* (de Wecker). *L'iridectomie ayant fait ses preuves depuis de longues années doit être considérée comme la méthode de choix.* Cette opération offre d'autant plus de chances de succès qu'elle est pratiquée à une époque plus rapprochée du début du glaucome.

Il est dangereux de faire l'iridectomie pendant la période
suraiguë du glaucome, alors que la cornée est trouble, le
fond de l'œil inéclairable, la tension fortement augmentée.
Il est prudent de chercher, pendant quelques jours avant
l'opération, à abaisser la tension, à l'aide des instillations
d'éserine ou de pilocarpine.

Il nous reste à signaler un accident assez fréquent, c'est
le développement du glaucome sur l'autre œil. Cet accident doit être mis sur le compte de l'émotion que provoque
l'opération. Aussi est-il prudent d'instiller sur l'œil sain
2 à 3 fois dans la journée 1 à 2 gouttes d'un collyre à l'éserine ou à la pilocarpine.

III. — Glaucome chronique irritatif.

Cette variété de glaucome succède à des attaques répétées de glaucome aigu, se montre dans le cours du glaucome chronique simple ou bien s'établit d'emblée.

Symptômes. — Comme dans toutes les formes de glaucome, les troubles sont dus à un excès de tension, mais
dans le glaucome chronique irritatif cet excès semble
devoir plus particulièrement s'exercer sur le segment antérieur de l'œil. C'est en effet cette portion du globe qui
nous montre les symptômes les plus apparents de cette
forme de glaucome.

Symptomes objectifs. — Les symptômes objectifs sont,
en somme, ceux du glaucome aigu, avec l'exagération et
la chronicité en plus.

1° *Injection péri-kératique.* — Sans être plus accentuée

que dans le glaucome aigu, l'injection est composée d'un plus grand nombre de vaisseaux variqueux rampant sur une sclérotique dont la distension est souvent des plus évidentes. L'amincissement de la portion antérieure de la sclérotique n'est pas uniforme, du moins au début, de là ces taches, brunes, noirâtres, que l'on voit au voisinage de la cornée, et qui ne sont que des portions de la région ciliaire perçues par transparence, grâce à la distension et à l'amincissement de la membrane scléreuse.

2° La cornée est trouble, comme chagrinée ; sa sensibilité, toujours très émoussée, a le plus souvent complètement disparu.

3° L'iris, immobile, est moyennement dilaté, mais à mesure que les phénomènes de compression des nerfs augmentent, cette membrane se trouve réduite à une simple bandelette déjetée à la périphérie de la chambre antérieure.

4° La chambre antérieure trouble est toujours notablement diminuée de profondeur, par suite de la propulsion du cristallin en avant. Ce trouble n'est pas si intense que l'on ne puisse apercevoir, dans certains cas, de petites taches brunes disséminées sur la cristalloïde antérieure (anciennes synéchies), et généralement situées au voisinage presque immédiat du bord pupillaire.

5° Le cristallin présente une teinte gris sale, une teinte glauque, qui fait croire à son opacification. A l'éclairage oblique, cette teinte persiste, mais à l'éclairage ophtalmoscopique, elle disparaît, en permettant ainsi l'examen du fond de l'œil.

6° La tension oculaire, toujours augmentée, est facile à constater. C'est dans cette variété de glaucome que l'on trouve les plus grandes exagérations de tension, celle que nous avons comparée à la sensation donnée par une bille de marbre.

7° L'éclairage des milieux et du fond de l'œil fait percevoir des troubles du corps vitré, l'image des vaisseaux rétiniens signalée à propos du glaucome aigu, ou bien une excavation plus ou moins profonde du nerf optique.

Symptomes subjectifs. — Les douleurs péri-orbitaires, les douleurs glaucomateuses, parfois aussi intenses que celles du glaucome aigu, ne revêtent pas le type continu : elles sont le plus souvent intermittentes. Dans quelques cas de glaucome chronique irritatif, les douleurs peuvent totalement manquer, ou être si peu accentuées que le malade ne songe pas à les signaler.

Marche et pronostic. — La marche du glaucome chronique irritatif est régulièrement progressive et la cécité est la terminaison obligée de cette forme de glaucome, si un traitement hâtif ne vient, dès le début de l'affection, en enrayer la marche. Pour si heureuse que puisse être l'intervention, l'acuité visuelle se trouve toujours diminuée. Règle générale, cette diminution de l'acuité est en rapport direct avec le moment de l'intervention; plus tôt on intervient et plus on a de chances de conserver une vision suffisante pour les besoins les plus usuels de la vie.

Traitement. — Le traitement médical ne saurait donner de résultat appréciable, l'*iridectomie seule est susceptible d'enrayer la marche de l'affection.*

Exécutée dans les meilleures conditions, pratiquée au début même des accidents, l'iridectomie ne saurait jamais rendre l'acuité perdue. Voilà un fait dont il est indispensable de toujours se souvenir, de façon à bien insister auprès du patient sur la nécessité absolue de l'opération avant que la vision ne soit par trop affaiblie. L'iridectomie maintient en général l'acuité constatée au moment de l'opération, très rarement elle l'améliore.

Après amendement ou guérison des phénomènes glaucomateux survenus à la suite de l'iridectomie, il est utile de recommander au malade d'instiller, tous les soirs, au moment du coucher et pendant fort longtemps, une goutte d'un collyre à l'éserine ou à la pilocarpine.

Dans les cas de glaucome chronique irritatif avec perte absolue de la vision, augmentation exagérée de la tension (T + 3) et douleurs violentes, l'énucléation du globe demeure la seule intervention susceptible de soulager le malade.

Nous conseillons cependant, avant d'en arriver à une opération qu'acceptent difficilement le malade et son entourage, de pratiquer l'arrachement du nasal externe (opération de Badal). Depuis onze ans, nous avons pu, grâce à cette opération, conserver nombre d'yeux glaucomateux destinés fatalement à être énucléés. La sclérotomie postérieure donne également d'excellents résultats et offre le précieux avantage de pouvoir être souvent renouvelée.

IV. — Glaucome chronique.

De toutes les variétés de glaucome, le glaucome chronique simple est celui qui peut être le plus longtemps méconnu.

Glaucome chronique simple. — L'attention ne se trouve nullement éveillée par ce cortège de phénomènes

objecti.s et subjectifs que nous observons dans le glaucome aigu ou dans le glaucome chronique irritatif : le
cercle péri-kératique n'existe pas, les douleurs manquent,
la dilatation pupillaire est peu ou pas apparente, les troubles de la cornée ne se trahissent par aucun phénomène
extérieur ; enfin l'augmentation de tension elle-même, origine de l'affection, est souvent difficile, parfois impossible
à constater par le toucher.

Symptômes. — *a*) La parésie de l'accommodation. est
un des premiers symptômes du glaucome chronique. La
vision de près devenant de plus en plus difficile au fur et à
mesure que l'affection progresse, les malades changent, à
intervalles relativement très rapprochés, le numéro de
leurs verres.

b) La pupille a conservé les dimensions normales ou
bien se trouve en semi-dilatation. L'appréciation des
changements qu'elle peut avoir éprouvés ne se fait le plus
souvent que par comparaison, et alors qu'un seul œil est
atteint, sauf dans les cas où le glaucome chronique étant
devenu « absolu », la dilatation est à son maximum.

c) Les troubles de transparence du côté de la cornée
n'existent pas, seule la sensibilité de cette membrane se
trouve quelque peu émoussée, et encore faut-il, pour bien
apprécier le phénomène, qu'un seul œil soit atteint et que
l'œil sain serve de témoin.

L'augmentation de pression, si aisément appréciable
dans les autres variétés de glaucome, est le plus souvent
très difficile à déterminer. Dans bien des cas, elle semble
faire complètement défaut ; dans d'autres, au contraire, elle
se trouve tellement accentuée que la pression du globe donne
au toucher la sensation d'un corps dur (bille de billard).

d) L'examen du champ visuel, à défaut de l'examen ophtalmoscopique, peut fournir d'excellents renseignements pour le diagnostic.

Le champ visuel des glaucomateux se trouve toujours rétréci pour le blanc, alors que le champ visuel pour les couleurs a conservé ses limites ou à peu près. L'acuité visuelle ne diminue pas toujours parallèlement avec le rétrécissement du champ visuel pour le blanc. Avec un rétrécissement très marqué, on peut constater des acuités de deux tiers ou même une acuité normale. « On ne rencontre jamais dans le glaucome, dit de Wecker (et nous l'avons toujours constaté), de très larges champs visuels pour le blanc avec une mauvaise acuité visuelle ». Le champ visuel est ou concentriquement rétréci ou, et c'est le cas le plus fréquent, diminué du côté nasal.

Tous les phénomènes que nous venons de décrire se rencontrent *avec une parfaite transparence des milieux.* Le champ pupillaire, ou pour mieux préciser, le cristallin, présente assez souvent une teinte glauque qui pourrait en imposer pour un début de cataracte. L'éclairage oblique, mais surtout l'éclairage du fond de l'œil à l'aide du miroir de l'ophtalmoscope, feront bien ressortir la parfaite transparence des milieux.

Le symptôme par excellence du glaucome chronique est l'*excavation du nerf optique* (fig. 16).

En pratiquant l'examen du fond de l'œil à l'aide de l'ophtalmoscope, on constate que la papille a été pour ainsi dire repoussée en arrière, donnant l'impression d'une excavation dont les bords seraient taillés à pic.

La différence de niveau entre la papille refoulée et l'anneau sclérotical au niveau duquel elle se trouve normalement, fait que les vaisseaux, qui à l'état normal rampent sans inflexion depuis la rétine, sur laquelle ils sont étalés, jusqu'à leur lieu d'émergence, paraissent plonger dans une excavation dont les bords, d'un diamètre plus étroit

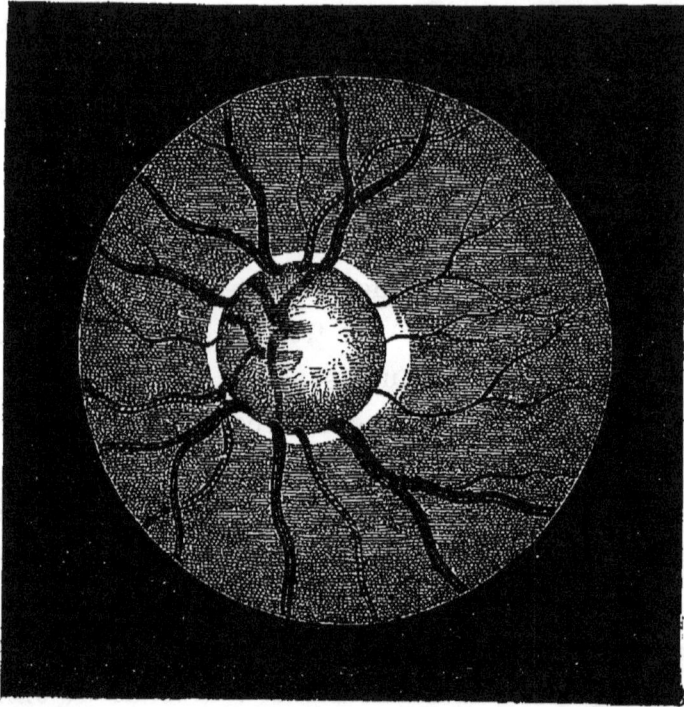

Fig. 16 — Aspect de la pupille dans le glaucome chronique.

que celui des parois, les oblige à faire un « crochet » avant de disparaître. La papille est le plus souvent entourée d'un anneau d'atrophie choroïdienne qui lui forme pour ainsi dire une auréole (c'est le halo glaucomateux). L'anneau d'atrophie choroïdienne péri-papillaire n'est pas caractéristique du glaucome, il constitue souvent une simple dégénérescence sénile, sans lésion du nerf optique.

Diagnostic. — Le diagnostic du glaucome chronique est le plus souvent facile à l'aide de l'ophtalmoscope,

l'excavation glaucomateuse étant un symptôme caractéristique. Il ne faudrait cependant pas confondre l'excavation
due au glaucome avec l'excavation consécutive à l'atrophie
du nerf optique et avec l'excavation physiologique.

Nous avons décrit *l'excavation glaucomateuse* (fig. 17).
L'excavation physiologique, le plus souvent située au
centre de la papille ou dans son voisinage immédiat, présente cette par-
ticularité que,
quelle que soit
son étendue et
sa situation, elle
n'atteint jamais
le bord scléro-
tical : une bande
de tissu ner-
veux normal,
très mince dans

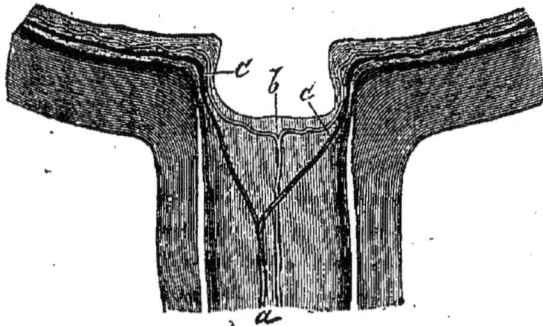

Fig. 17. — Excavation glaucomateuse.

certains cas, la sépare toujours de l'anneau sclérotical.

L'excavation atrophique ne présente pas les bords plus
étroits que les parois que nous avons vues dans l'excavation glaucomateuse. Les vaisseaux, au lieu de faire un
crochet pour plonger dans l'excavation, suivent une pente
régulière depuis les bords de la papille jusqu'au fond de
cette excavation ; aussi est-il facile de les suivre depuis
l'émergence jusqu'à leur étalement sur la rétine.

L'usage de l'ophtalmoscope n'est pas assez répandu
pour que l'examen du fond de l'œil puisse toujours être
fait avec fruit. Aussi devra-t-on soupçonner la présence du
glaucome chronique, d'après les symptômes énoncés plus
haut, abaissement graduel de la vision, accompagné parfois de sensation de cercles irisés, d'une augmentation de

tension (?), avec conservation de la transparence des milieux de l'œil.

Beaucoup de glaucomateux sont considérés comme ayant des cataractes en voie de développement, et cela parce que leur vue baisse graduellement sans éveiller de douleur, parce que leur âge, la teinte spéciale de leur cristallin en imposent à un examen superficiel et font croire à une sclérose de la lentille. Le nombre des glaucomateux envoyés dans les cliniques pour être opérés de cataracte, est malheureusement trop grand. Les malades ne viennent sur le conseil de leur médecin, qu'une fois leur vision complètement abolie.

Traitement. — Le choix du traitement nous paraît subordonné à l'état de l'acuité visuelle. L'iridectomie, d'un effet si remarquable dans le glaucome aigu, ne donne pas de résultats bien brillants dans le glaucome chronique.

Voici quelle est notre pratique journalière : en face d'un glaucome chronique bien avéré, mais laissant à l'individu une acuité de 1/2, 1/3 ou 1/4, nous procédons immédiatement à l'arrachement du nasal externe (opération de Badal) dont les effets ont eu bien souvent pour résultat le maintien de l'acuité. Au-dessous de 1/4 nous procédons à l'iridectomie, que nous pratiquons aussi large que possible. Dans le cas où le malade se refuserait à toute opération, on ordonnerait des instillations (matin et soir) d'un collyre à l'ésérine ou mieux à la pilocarpine.

V. — Glaucome hémorrhagique.

Le *glaucome hémorrhagique* est une forme particulièrement grave qu'il s'agit de bien définir. Il se compose en effet de deux symptômes : des hémorragies intra-oculaires et des accidents glaucomateux qui peuvent apparaître sous forme de *glaucome chronique* ou de *glaucome inflammatoire.*

Mais on ne donne le nom de glaucome hémorrhagique à ces deux symptômes que s'ils se sont montrés d'une certaine façon : il faut que la *rétinite hémorrhagique ait précédé le processus glaucomateux.*

Cela étant admis, le glaucome chronique qui se complique ensuite d'hémorrhagies rétiniennes n'est pas le *glaucome hémorrhagique.*

De même le glaucome aigu qui s'accompagne d'hémorrhagies *intra-oculaires* ne serait pas du glaucome hémorrhagique. De même encore, les hémorrhagies intra-oculaires qui s'accompagnent de poussées glaucomateuses n'entreraient pas dans ce cadre.

Ce sont ou des glaucomes compliqués d'accidents hémorrhagiques ou des hémorrhagies déterminant des phénomènes glaucomateux.

Donc, on admet que le *glaucome hémorrhagique est un glaucome précédé d'une période de rétinite hémorrhagique.*

Il est évidemment l'apanage des vieillards et se produit chez les gens atteints de lésions vasculaires et d'artériosclérose généralisée.

Symptômes. — Les hémorrhagies rétiniennes apparaissent au pôle postérieur de l'œil dans la région péripapillaire et maculaire ; elles se présentent sous forme de pointillé ou de petites flammèches et leur nombre peut être considérable.

Il est très important d'examiner avec soin le nerf optique

pour y rechercher l'excavation glaucomateuse. Cette première période est plus ou moins longue ; presque tout à coup éclate une crise de glaucome aigu qui s'accompagne d'une inflammation violente de l'iris avec hémorrhagies iriennes et d'un hypohéma parfois considérable. Une, deux trois poussées peuvent se produire jusqu'à ce qu'on énuclée ; souvent aussi l'attaque unique persiste et les douleurs deviennent si atroces que le chirurgien doit intervenir.

Bien que la *forme inflammatoire soit la plus fréquente*, les accidents peuvent revêtir la forme du glaucome chronique.

Les hémorrhagies rétiniennes s'accompagnent bientôt d'hémorrhagies dans le vitré et la chambre antérieure. L'augmentation de tension détermine la production de staphylomes équatoriaux.

Cette affection est grave. L'œil est à jamais perdu et il est à craindre que les malades ne soient atteints d'une hémorrhagie cérébrale.

Le diagnostic a grande importance, car la thérapeutique n'est plus celle du glaucome aigu.

Il ne faudra pas confondre le glaucome hémorrhagique à la première période avec une *rétinite hémorrhagique simple* : l'examen attentif du nerf optique et l'évolution de l'affection rendront cette erreur facilement évitable.

A la période aiguë, il ne sera possible de le différencier du glaucome aigu que par la constatation des hémorrhagies iriennes et de l'hypohéma. En leur absence l'erreur ne peut être évitée.

Traitement. — Lors de la première période, il faudra soigner l'état général, combattre l'artério-sclérose par les iodures, les congestions par les purgatifs ; décongestionner le globe de l'œil, lutter contre l'élévation du tonus par les instillations d'un collyre au sulfate d'ésérine à $\dfrac{0,05}{10}$ ou de nitrate de pilocarpine à $\dfrac{0.10.}{10}$

On supprimera l'alcool, le café, le surmenage, on recommandera le grand air, le repos.

A la période de glaucome aigu que faire ?

Tout d'abord, le malade sera soumis au traitement médical qui consiste dans l'instillation d'un collyre avec :

Sulfate d'ésérine . . . . ⎫ $\tilde{a}\tilde{a}$
Nitrate de pilocarpine. .. . ⎬ 0,05 centigr.
Eau distillée . . . . . . ⎭ 10 c. cubes
Deux gouttes cinq fois par jour.

Si les douleurs sont intolérables, la morphine sera employée en injections sous-cutanées.

Le TRAITEMENT MÉDICAL ne peut être qu'un traitement d'attente. Dans les cas heureux, les accidents rétrocèdent; mais quelque temps après, ils reviennent plus graves encore.

Le TRAITEMENT CHIRURGICAL seul débarrassera le malade.

La paracentèse ne donne aucun résultat. L'iridectomie, si merveilleuse dans le glaucome aigu, s'accompagne trop souvent de graves hémorrhagies intra-oculaires pour la tenter.

La sclérotomie antérieure semble avoir produit quelques améliorations : le même succès accompagne les sclérotomies équatoriales ou larges ponctions de l'œil à travers la sclérotique.

Mais elles ne mettent pas toujours fin aux accidents et on doit en venir à *l'énucléation du globe qui est l'opération de choix* et qu'on devra toujours proposer au malade.

VI. — Glaucome secondaire.

Le glaucome secondaire ou consécutif doit être envisagé comme une complication d'un grand nombre d'affections oculaires.

1° Le glaucome secondaire ou mieux les accidents glaucomateux surviennent dans le cours de certaines *kératites*, surtout dans celles qui se compliquent d'une perforation avec enclavement de l'iris, dans les ulcères infectieux. Le mécanisme des accidents glaucomateux dans ces cas particuliers, s'explique assez aisément. La portion d'iris enclavée ou adhérente à la cornée, tiraille, irrite constamment les procès ciliaires, par suite, la choroïde. Le premier effet de cette irritation est d'amener une hyperhémie à laquelle ne tarde pas à succéder une inflammation de tout le tractus uvéal dont les produits déversés aux surfaces de l'iris et dans le corps vitré augmentent forcément la tension intra-oculaire. On dit alors que la kératite s'est compliquée d'iridochoroïdite avec phénomènes glaucomateux.

Dans les cas d'*ulcère infectieux*, les phénomènes glaucomateux sont dus à l'extension aux membranes profondes du processus infectieux d'abord localisé à la cornée.

La kératite interstitielle et panniforme dont les vaisseaux envahissent tout le limbe occasionnerait le glaucome secondaire, en obstruant ou plutôt en empêchant le déversement de la principale voie de filtration antérieure, le canal de Fontana.

2° Les *iritis* peuvent donner lieu aux phénomènes glaucomateux dans un grand nombre de circonstances dont la principale est, sans contredit, l'extension de l'inflammation aux parties postérieures du tractus uvéal (procès ciliaire, choroïde).

La soudure de tout le bord pupillaire et d'une partie plus ou moins étendue de la face postérieure de l'iris à la cristalloïde antérieure, en supprimant toute communication entre les deux chambres, empêche le liquide sécrété par les procès ciliaires de venir s'écouler dans la chambre antérieure et d'être par conséquent évacué par la grande voie de filtration antérieure, presque toujours obstruée en pareil cas. L'augmentation de pression, les phénomènes glaucomateux s'expliquent aisément dans ce cas particulier.

3° Les *luxations,* les *blessures du cristallin* avec large déchirure de la cristalloïde donnent lieu, par irritation de voisinage, à l'inflammation du tractus uvéal avec phénomènes glaucomateux.

4° Parmi les affections de la choroïde, les *néoplasmes,* surtout ceux de la région ciliaire, provoquent, à un moment de leur évolution, une augmentation sensible de la pression intra-oculaire, bientôt suivie de tous les phénomènes du glaucome aigu.

CHAPITRE VII

CRISTALLIN

I. — Cataracte.

Le cristallin se compose d'une lentille constituée par les fibres cristalliniennes recouvertes en avant d'un épithélium et par une enveloppe nommée sac ou capsule. A l'état normal, ces deux parties sont absolument transparentes.

Toute opacification de l'un de ces organes, quel qu'en soit le siège, prend le nom de cataracte.

Le cristallin se nourrit par osmose aux dépens de la lymphe qui l'entoure ; tout trouble dans la production ou la composition de ce liquide peut amener une nutrition défectueuse du cristallin qui perd sa transparence.

La cause la plus fréquente est l'artério-sclérose résultant de l'âge qui produit la cataracte dite « sénile ».

Les affections intra-oculaires telles que les iridocho-roïdites, rétino-choroïdites, décollements de la rétine donnent également lieu à des cataractes dénommées en raison même de leur origine : *cataractes choroïdiennes.* Les processus glaucomateux produisent les *cataractes glaucomateuses.*

Il est très important de pouvoir diagnostiquer ces dernières variétés à cause du pronostic et de la réserve sur laquelle doit se tenir l'opérateur ; nous verrons comment on y arrive facilement.

D'autres cataractes peuvent résulter, non plus d'une altération des vaisseaux ou des liquides intraoculaires seuls, mais d'une altération même du sang, telles sont les cataractes *diabétiques, albuminuriques, cachectiques,* etc., etc.

Certains proviennent de malformations fœtales et constituent les cataractes congénitales.

Enfin une variété de cataracte est *celle dite traumatique* ou primitive qui résulte de l'opacification des masses cristalliniennes au contact de l'humeur aqueuse.

L'hérédité joue un grand rôle dans l'étiologie de la cataracte. Mais nous n'avons pas ici à nous y étendre.

Au point de vue de leur apparition, elles sont *congénitales* ou *acquises.* Les dernières sont de beaucoup les plus fréquentes; nous les étudierons d'abord.

Il est bien difficile de donner des cataractes une classification qui soit complète et exempte de reproches. Nous les résumerons d'une façon aussi claire que possible, de façon à faire saisir certains types cliniques.

II. — Cataractes acquises.

Rares chez l'enfant et chez l'adulte, elles sont beaucoup plus fréquentes chez le vieillard. En raison de leur époque d'apparition, on pourra les dénommer : Cataractes *infantiles,* cataractes *juvéniles,* cataractes *séniles.*

Toute cataracte complète avant l'âge de 50 ans pourra être considérée comme *juvénile* et devra faire soupçonner une lésion de l'œil atteint, ou une affection générale (diabète, albuminurie, etc.)

Suivant que l'opacification du cristallin occupe la lentille,

la capsule ou les deux à la fois, on a créé des catégories
de :

1° Cataractes *lenticulaires*, 2° cataractes *capsulaires*,
3° cataractes *capsulo-lenticulaires*.

Cette division est admise partout ; nous la croyons sujette
à bien des défauts, mais nous l'adopterons néanmoins pour
nous conformer à l'usage des traités ordinaires.

1° Cataractes lenticulaires. — 1° L'opacification
commence très souvent dans la cataracte sénile par la perte
de transparence du noyau qui prend une teinte ambrée
spéciale, puis l'opacification gagne peu à peu la périphérie
jusqu'à la capsule.

Cette variété si commune est la *cataracte nucléolaire*,
c'est la vraie cataracte sénile, produit de l'artério-sclérose.

Ces cataractes à teinte ambrée sont dites, en raison de
leur consistance, *dures*. Parfois, autour du noyau dur, se
trouvent des masses blanchâtres qui sont beaucoup plus
molles et constituent une espèce de purée. Ces cataractes
sont *demi-dures* ou *demi-molles*.

A mesure que la cataracte gagne la périphérie, *d'incomplète* elle devient de plus en plus *complète* ; elle l'est
lorsque toutes les fibres cristalliniennes sont opacifiées.
C'est le meilleur moment pour opérer ; les cataractes une
fois complètes, surtout les *demi-molles*, subissent des
changements importants qu'il est utile de connaître, puisqu'ils ont servi à créer des espèces particulières : « *Les
cataractes régressives* ».

Les masses périphériques, déjà molles, se liquéfient.
Le contenu du sac est dès lors composé de deux éléments:
une masse liquide blanchâtre parfois lactée et un noyau
plus ou moins ambré, plus ou moins volumineux qui di-

minue de plus en plus. C'est cette cataracte qui se nomme la « *cataracte de Morgagni* ». Si le noyau disparaît complètement, ce qui peut fort bien arriver, la cataracte s'est transformée en *cataracte liquide*.

Une pareille transformation des cataractes complètes constitue le stade de régression. Mais ce n'est pas tout, le contenu liquide se transforme aussi, l'opacification gagne en général la capsule, qui se ratatine, le cristallin s'aplatit et est parfois réduit à un sac capsulaire opaque renfermant des sédiments, des sels calcaires, d'où les variétés de cataractes *discoïdes, sédimentaires, siliqueuses, calcaires*. On a même vu des productions osseuses.

Cette cataracte *régressive* ne soutenant plus l'iris comme le fait le cristallin normal, va et vient, donnant lieu à de *l'iridodonésis* ou tremblement de l'iris ; parfois la zonule de Zinn qui la soutient se rupture en partie ou en totalité, la cataracte est dite *branlante*. Enfin, elle peut se luxer complètement, soit dans le corps vitré, soit dans la chambre antérieure.

Lorsque le noyau ne présente pas une dureté manifeste et qu'il est constitué par des masses mollasses analogues à celles de la périphérie, on a affaire à des *cataractes molles*.

Elles sont en général l'apanage des jeunes gens ou des adultes et constituent la grande majorité des *cataractes juvéniles*.

Comme les autres, elles peuvent devenir absolument *liquides* et d'apparence *laiteuse*, nom qu'on leur donne parfois.

2° La deuxième variété de la *cataracte lenticulaire* est celle dans laquelle l'opacification débute par la périphérie : ce sont les *cataractes corticales*.

PUECH et FROMAGET. Ophtalmol.   12.

Le plus souvent, il s'agit de stries qui partent de la périphérie et s'en vont vers le centre resté transparent. Ces stries, distribuées plus ou moins régulièrement comme les rayons d'une roue, ont fait dénommer cette variété *cataractes striées.*

On peut rencontrer ces stries soit dans les régions équatoriales, soit dans les régions polaires antérieure ou postérieure.

Cette variété de cataracte corticale qui est surtout fréquente chez les jeunes personnes se rencontre aussi chez le vieillard. Elle se complète en allant de la périphérie au centre, et, au point de vue de la consistance, est toujours *demi-molle, molle* ou *liquide* suivant les changements chimiques qui s'y sont opérés.

La *cataracte corticale postérieure* se rencontre aussi fréquemment à la période terminale de la rétinite pigmentaire.

2° **Cataractes capsulaires.** — Dans cette variété, on comprend les cataractes limitées à la cristalloïde ou à la couche épithéliale sous-jacente. Histologiquement, il est rare de rencontrer des lésions de la cristalloïde. Dans plusieurs examens de cataractes dites *capsulaires*, au point de vue clinique, nous avons toujours trouvé la cristalloïde intacte. C'étaient les couches périphériques du cristallin qui étaient altérées. La cristalloïde se plisse, se ratatine plus ou moins; mais, en dehors des traumatismes, elle est bien rarement malade.

On distinguera des cataractes capsulaires les *fausses cataractes,* ou cataractes pseudo-membraneuses, qui sont dues à des exsudats plastiques, à des dépôts d'uvée sur la cristalloïde antérieure, résultats d'une iritis, d'une irido-choroïdite anciennes. Dans ces cas, l'éclairage oblique nous permettra de faire un diagnostic facile de la localisation de l'opacité.

Les cataractes capsulaires se montrent souvent à la suite de traumatisme; un morceau de fer, d'acier pénétrant dans l'œil déchire la cristalloïde. Si la déchirure est assez vaste, on voit les masses cristalliniennes faire hernie dans la chambre antérieure et se cataracter en s'imbibant d'humeur aqueuse. Si la plaie n'est pas large, elle peut se cicatriser fort bien, l'opacification du cristallin rester limitée à la plaie; il en résultera une cataracte capsulaire.

On voit fréquemment, à la suite de choroïdites, d'iridochoroïdites, la cataracte capsulaire évoluer.

Cette lésion peut être aussi congénitale et se trouve en général localisée à un des pôles de la lentille. *Cataracte polaire antérieure, cataracte polaire postérieure.* — Ce sont des cataractes qui ne se complètent jamais.

Les ophtalmies purulentes, les kératites ulcéreuses suivies de perforations de la cornée donnent lieu à des opacifications des couches corticales du cristallin, dans la portion qui a été au contact de l'ouverture de la perforation.

Quelquefois même, des adhérences s'établissent entre la cristalloïde et la perforation, et, quand le cristallin est refoulé en arrière par l'humeur aqueuse, la cristalloïde s'étire sous forme de pyramide dont le sommet est dirigé vers la cornée. C'est ce qu'on appelle une *cataracte pyramidale,* qu'on rencontre aussi parmi les cataractes congénitales.

Il est bien rare que la capsule soit seule opacifiée dans tous ces cas, avons-nous dit, il est même douteux qu'il en soit ainsi. *Les cataractes dites capsulaires sont presque toujours capsulo-lenticulaires,* et nous pensons qu'on pourrait, sans aucun inconvénient, faire disparaître cette catégorie, car, en admettant même que la capsule soit altérée, ce qui est loin d'être démontré, les couches sous-capsulaires sont toujours atteintes.

3° *Cataractes capsulo-lenticulaires.* — Les cataractes séniles, en se complétant deviennent capsulaires. Elles présentent alors des *points blancs nacrés*, qui indiquent que les couches périphériques sont prises ; ce sont des signes qu'un œil exercé reconnaît vite et qui ont une grande importance au point de vue du traitement.

Les cataractes qui sont constamment capsulo-lenticulaires sont par excellence les « *cataractes traumatiques* ».

Les cataractes que nous classons ici mériteraient à elles seules un chapitre à part en raison de leur pathogénie, de leur évolution et de leur traitement.

Les *cataractes traumatiques* peuvent se montrer sans que la cristalloïde soit déchirée ; à la suite de simples commotions, contusions du globe. Mais le plus souvent, il n'en est pas ainsi. Il s'agit d'une plaie pénétrante de l'œil par un coup de couteau, de ciseaux, de plumes chez les écoliers, d'acier, de fonte, d'éclats de fer chez les ouvriers.

L'agent vulnérant, après avoir sectionné la cornée, traverse la chambre antérieure et déchire la cristalloïde, puis peut continuer sa route pour s'arrêter dans l'œil ou dans l'orbite. Les lèvres de la cristalloïde, qui est très élastique, s'écartent et les fibres cristalliniennes, mises au contact de l'humeur aqueuse, se gonflent, s'opacifient, font saillie dans la chambre antérieure ou sortent même au dehors si la plaie cornéenne le permet, en repoussant devant elles l'iris qui s'enclave.

Il se produit, à la suite, des accidents *glaucomateux* et

de *l'irido-cyclite*. Si le sujet est jeune, les masses peuvent se résorber presque complètement, mais il restera souvent dans le champ pupillaire la cristalloïde à laquelle sont accolées des masses opaques plus ou moins volumineuses qui constituent une *cataracte secondaire capsulo-lenticulaire,* le plus souvent intimement unie à l'iris par des exsudats produits au moment de l'irido-cyclite traumatique.

Si le sujet est âgé, la résorption des masses est difficile, toujours incomplète et la « *cataracte capsulo-lenticulaire* » bien plus épaisse.

Les cataractes dites « *secondaires* » sont aussi des variétés capsulo-lenticulaires. Après une opération de cataracte incomplète ou après un nettoyage défectueux, il reste dans l'œil des masses invisibles à cause de leur non opacification au moment de l'opération ; le malade y voit fort bien après l'extraction. On fait le pansement, et, en enlevant le bandeau, on est étonné de voir le champ pupillaire opaque ; il s'est produit ce qu'on voit lors des traumatismes, les masses cristalliniennes transparentes se sont opacifiées au contact de l'humeur aqueuse et ont donné lieu à une « *cataracte secondaire* ».

III. — Cataractes congénitales.

Les cataractes congénitales comprennent plusieurs variétés. L'opacification peut comprendre la lentille, la capsule ou les deux et on pourrait tout d'abord les diviser comme les autres en : *lenticulaires, capsulaires* et *capsulo-lenticulaires.* Mais, comme nous l'avons déjà dit, les cataractes capsulaires sont toujours capsulo-lenticulaires, ces deux classes suffisent pour grouper toutes les catégories.

Les *cataractes lenticulaires* comprennent les variétés *zonulaire, nucléolaire, complète*.

La cataracte *zonulaire* est assez fréquente. L'hérédité est un de ses grands facteurs. L'un de nous a publié un cas recueilli dans le service de M. le professeur Badal où six générations consécutives en avaient été atteintes.

La cataracte *zonulaire* ou *stratifiée* est constituée par la superposition de couches opacifiées et de couches transparentes. Le noyau transparent est entouré d'une couche opaque, puis d'une couche transparente.

Elle se complète parfois; mais, le plus souvent, elle reste stationnaire.

La cataracte *nucléolaire* est limitée à l'opacification du noyau, les couches périphériques restant toujours transparentes; presque toujours double comme les cataractes zonulaires elle est justiciable des mêmes interventions que nous étudierons; comme elle aussi, elle peut se compléter ou rester stationnaire.

Les cataractes *complètes* ou *totales* sont le plus souvent très molles, parfois constituées par un contenu liquide, renfermant un noyau, comme les cataractes de Morgagni des vieillards. Elles peuvent aussi être demi-dures et constituées par un noyau plus ou moins volumineux entouré de masses molles. Ces cataractes subissent parfois le stade régressif; le contenu se résorbe peu à peu, la capsule s'opacifie et on observe, comme nous l'avons vu plus haut, des cataractes *arido-siliqueuses*, crétacées, où les deux feuillets de la cristalloïde sont presque accolés, renfermant une masse plus ou moins dure.

Les **cataractes capsulo-lenticulaires** sont le plus souvent limitées aux deux pôles; *polaires antérieures* et *polaires postérieures*, les cataractes se complètent bien rarement et peuvent persister indéfiniment. Les polaires postérieures se montrent surtout dans la rétinite pigmentaire et la persistance de l'artère hyaloïde. Les cataractes *polaires antérieures* peuvent parfois faire saillie dans la chambre antérieure, affecter une forme plus ou moins conique qui peut parfois se prolonger jusqu'à la cornée ou y être reliée par des adhérences. Il s'agit, dans ce cas, de cataractes *pyramidales* consécutives à des kératites ulcéreuses suivies de perforation chez l'embryon ou peut-être, *ce nous semble*, de la persistance du pédicule de la vésicule cristalline.

En résumé, on peut diviser les cataractes, au point de vue de leur date d'apparition, en deux catégories :

    1° *Cataractes congénitales.*

    2° *Cataractes acquises.*

Les CATARACTES ACQUISES, de beaucoup les plus fréquentes, sont dites, suivant l'âge des sujets qui les portent : 1° Infantiles; 2° Juvéniles jusqu'à 50 ans ; 3° Séniles.

Suivant leur cause d'apparition :

    Séniles (artériosclérose).

    Dyscrasiques (albuminurie, diabète).

    Choroïdiennes (irido-choroïdites, décollements rétiniens).

    Glaucomateuses (glaucome, tumeur intra-oculaire).

    Traumatiques.

    Secondaires.

Suivant leur consistance :

    Dures.

    Demi-dures.

    Morgagniennes.

Liquides, laiteuses.

Régressives.

Suivant le siège des opacifications de leur forme et leur degré :

Lenticulaires . . $\left\{\begin{array}{l} \text{\textit{nucléolaires} (complète ou incomplète).} \\ \textit{corticales} \left\{\begin{array}{l} \text{striée} \\ \text{ponctuée.} \\ \text{disséminée.} \end{array}\right. \end{array}\right.$

Capsulo-lenticulaires $\left\{\begin{array}{l} \textit{polaires antérieures, pyramidales.} \\ \textit{polaires postérieures.} \\ \textit{totales.} \end{array}\right.$

Les *cataractes congénitales* renferment de même :

1º *Lenticulaires.* $\left\{\begin{array}{l} \textit{zonulaire ou stratifiée} \\ \textit{nucléolaire} \\ \textit{complète} \end{array}\right.$ $\left\{\begin{array}{l} \text{liquide, laiteuse.} \\ \text{molle.} \\ \text{demi-dure, régressive.} \end{array}\right.$

2º *Capsulo-lenticulaires* $\left\{\begin{array}{l} \textit{polaires antérieures, pyramidales.} \\ \textit{polaires postérieures.} \end{array}\right.$

Symptomatologie. — Il semble tout d'abord que le diagnostic d'une cataracte soit bien simple et qu'il soit très facile de reconnaître l'opacification du cristallin. Ceux qui fréquentent d'une façon suivie des cliniques ophtalmologiques, peuvent cependant se rendre compte combien souvent ce diagnostic est porté à tort, et combien de praticiens se sont laissés surprendre par un reflet que présentent presque tous les cristallins des vieillards.

Au début, le diagnostic, sans être difficile, demande une recherche minutieuse. Il ne faut jamais, en pareil cas, se fier à l'examen à la lumière naturelle ; l'éclairage oblique et l'examen ophtalmoscopique seuls doivent trancher la question.

Les symptômes que présentent les cataractes sont *fonctionnels* et *physiques*.

Le cataracté s'aperçoit parfois qu'il est devenu *presbyte* très rapidement. Cette presbyopie rapide est due à la perte d'élasticité du cristallin, qui ne répond plus aux contractions énergiques du muscle ciliaire.

Parfois, la sclérose du cristallin détermine de la *myopie* par changement de l'indice de réfraction. La diplopie ou polyopie monoculaire est un symptôme assez fréquent au début de la formation de la cataracte, si l'œil n'est pas emmétrope. Dans les cas où la cataracte est centrale, le même objet envoie en effet des rayons lumineux qui sont décomposés en faisceaux qui viennent frapper la rétine en des points différents et donnent ainsi plusieurs images, au lieu d'une, comme cela se produirait dans l'emmétropie.

Le cataracté accuse la sensation de mouches volantes qui vont et viennent lorsqu'il remue les yeux et restent fixes au contraire quand il les conserve immobiles. C'est l'ombre produite sur leur rétine par les opacités cristalliniennes qui change de place à chaque mouvement de l'œil.

Enfin, ils accusent surtout la sensation d'un brouillard et un *affaiblissement notable de l'acuité visuelle* qui va en diminuant, à tel point que le malade atteint de cataracte double complète est absolument incapable de se conduire et distingue à peine les mouvements de la main devant ses yeux.

Les cataractés fuient la grande lumière, recherchent le demi-jour, marchent à cet effet la tête baissée, les sourcils froncés; il est souvent très facile, pour un observateur un peu exercé, de faire le diagnostic de la maladie rien qu'à la démarche du patient.

A la lumière ordinaire, on s'aperçoit le plus souvent que la pupille a perdu sa coloration noire, qu'elle laisse entrevoir une opacité grisâtre, brunâtre, parfois blanche, suivant la nature et la consistance de la cataracte. Mais il n'est guère possible de s'apercevoir que des cataractes centrales ou assez étendues.

Lorsque la cataracte est périphérique ou siège dans les couches profondes du cristallin, on ne peut rien voir avec pareil mode d'exploration.

Suivant que la cataracte est plus ou moins complète, l'opacité est plus ou moins éloignée de l'iris et *l'ombre portée de l'iris* sur ce noyau est plus ou moins considérable.

En pratiquant l'éclairage ophtalmoscopique d'un œil cataracté, il peut arriver deux choses : ou bien l'œil est inéclairable, c'est qu'alors la cataracte est complète ou masque complètement l'orifice pupillaire, ou bien on aperçoit, sur le fond éclairé en rouge, des opacités qui se détachent en noir. Elles sont étoilées, disséminées, arrondies, irrégulières, centrales, périphériques suivant les variétés de cataracte.

L'éclairage oblique nous renseignera ensuite sur leur situation exacte, leur véritable forme, leur consistance.

Les cataractes laiteuses, blanchâtres, grisâtres, à teinte uniforme, sont liquides ; les masses grisâtres à reflets nacrés offrent la consistance d'une sorte de purée, celles qui offrent des stries petites en rangs bien serrés avec une coloration ambrée, sont dures ; parfois même, on peut en rencontrer de noires. Les plaques brillantes et blanches qu'on observe dans les couches les plus superficielles indiquent qu'il s'agit d'une variété capsulo-lenticulaire.

On recherchera avec soin s'il n'existe pas de tremblement de l'iris, de luxation du cristallin. Toutes ces recherches seront facilitées par l'instillation d'un collyre à l'atropine qui dilatera largement l'orifice pupillaire.

Diagnostic. — Quand on aura pratiqué avec soin l'é-
clairage oblique et l'examen ophtalmoscopique, on n'aura
pas à hésiter pour porter le diagnostic de cataracte.

Mais il arrive le plus souvent que le médecin se borne
à un examen à l'éclairage solaire et on a à déplorer des
erreurs grossières de diagnostic.

L'erreur la plus fréquente est celle qui consiste à confondre le *glaucome chronique simple* avec la cataracte.
Le médecin consulté diagnostique un début de cataracte et
conseille à son malade d'attendre pour avoir recours à un
oculiste. Des années se passent et le malade se présente
avec une atrophie complète des nerfs optiques. Il est absolument aveugle sans aucun recours.

Il est pourtant assez facile de faire le diagnostic.

Les glaucomateux offrent tout d'abord un *abaissement
de l'acuité visuelle*, qui ne semble pas en rapport avec le
trouble du cristallin. Ils marchent la tête haute, cherchant
la lumière au lieu de la fuir.

La chambre antérieure est le plus souvent diminuée.
L'iris ne réagit plus ou réagit mal à la lumière. La pupille,
plus ou moins dilatée, éveille l'attention.

La tension intra-oculaire est augmentée. Enfin l'examen
du fond de l'œil permet d'apercevoir l'excavation caractéristique.

Ce diagnostic doit être fait de bonne heure. Vassal a,
en effet, démontré que la plus grande cause de cécité était
le glaucome et il importe à tout prix d'éviter de pareilles
erreurs par un examen attentif.

On ne confondra pas non plus la cataracte avec les dépôts
de la cristalloïde ou *fausses cataractes*, restes d'une iritis
ancienne ou d'une membrane pupillaire persistante. L'é-
clairage oblique permettra de trancher la question.

Le diagnostic de cataracte posé, il est nécessaire d'en déterminer la cause. On recherchera avec soin l'albumine, le sucre dans l'urine.

Il est extrêmement important de savoir si l'on a affaire à une cataracte choroïdienne, glaucomateuse qui est *inopérable* ou à une *cataracte opérable*.

En effet, l'opération n'est justifiée pour rétablir la vision, que si les membranes profondes de l'œil sont saines.

Si les cataractes sont incomplètes et permettent l'exploration du fond de l'œil, on pourra rechercher facilement s'il existe une excavation de la papille, une atrophie du nerf optique, un décollement rétinien, de la rétino-choroïdite, etc.

Mais quand on ne peut arriver à explorer le fond de l'œil, il y a deux choses extrêmement importantes à examiner :

1° La réaction de la pupille ;

2° Le tonus de l'œil.

Avec une cataracte complète, le fond de l'œil est suffisamment impressionné pour que l'iris réagisse rapidement et fortement à la lumière. *Tout iris paresseux ou inactif devra éveiller l'attention* et permettre d'émettre des doutes sur l'état du fond de l'œil.

Les yeux atteints de décollement rétinien, de troubles du corps vitré sont mous, les yeux glaucomateux sont durs : il est donc extrêmement important de rechercher la tension. Car en opérant un œil glaucomateux, on s'expose à l'expulsion du corps vitré par une hémorrhagie choroïdienne fatale.

On insiste, dans les traités, sur la recherche des *phosphènes* comme symptôme de l'intégrité du fond de l'œil. Il faut y avoir recours, procéder sur des personnes intelli-

gentes qui soient capables de bien analyser leurs phénomènes visuels, ce qui est rare.

A quelle variété de cataracte a-t-on affaire?

Est-elle *lenticulaire, capsulaire, capsulo-lenticulaire ?*

Complète ou *incomplète?* Pour s'assurer de l'opacification totale du cristallin, il est bon d'instiller un collyre à
l'atropine pour bien explorer les régions équatoriales
et il faut absolument pratiquer l'éclairage oblique de façon
à voir si les couches périphériques sont opacifiées et s'il
n'existe plus d' « *ombre portée* » de l'iris sur le cristallin.

Enfin on devra aussi, autant que possible, porter le
diagnostic de la *consistance*, afin de faire une plaie en
conséquence et choisir tel ou tel procédé d'intervention.

Traitement. — Le traitement de la cataracte est évidemment un traitement chirurgical. Il faut faire disparaître
de l'orifice pupillaire l'écran qui empêche la rétine de
recevoir les images des objets extérieurs. Il faut, ou bien
faire un trou à travers cette opacité, ou bien l'enlever.

Autrefois on avait recours à des méthodes absolument
abandonnées : *l'abaissement* et la *réclinaison*.

L'abaissement consiste à pénétrer à travers la cornée et
la chambre antérieure jusque sur le cristallin avec une
aiguille, et à luxer le cristallin dans le corps vitré, de haut
en bas.

Dans la *réclinaison*, on le luxait aussi dans le corps
vitré, mais en le faisant basculer autour d'une de ses insertions ciliaires, d'avant en arrière et de haut en bas.

Ces méthodes, absolument déplorables à tous les points
de vue, donnent lieu à des accidents glaucomateux occa-
sionnés par la présence de la cataracte dans le vitré où elle

joue le rôle d'un corps étranger. (La perte de l'œil en est la conséquence.)

Toutes ces méthodes ont été abandonnées aujourd'hui et il ne reste plus guère que trois procédés employés : 1° L'aspiration ; 2° La discision ; 3° L'extraction.

ASPIRATION OU SUCCION. — Cette méthode est impraticable toutes les fois qu'il existe un noyau, ce qui est presque toujours le cas. On ne peut y avoir recours que dans les cataractes liquides, laiteuses des enfants et dans certaines cataractes traumatiques. Mais pour peu qu'il reste des masses ayant une certaine consistance, adhérentes à la capsule, on doit la rejeter parce qu'il faudra pratiquer l'extraction pour celles-ci.

Pour l'aspiration, on se sert d'une aiguille modifiée à cet effet, dont on introduit le bec dans la chambre antérieure après une incision suffisante de la cornée. L'aspiration se fait soit avec une seringue soit avec la bouche par l'intermédiaire d'un tube en caoutchouc.

DISCISION. — La *discision* s'emploie dans deux cas bien différents :

1° Elle a pour but, en déchirant la cristalloïde, de permettre la résorption de la cataracte ;

2° Elle a pour but de créer une ouverture à travers une cataracte secondaire capsulo-lenticulaire.

Dans le premier cas, elle ne peut être employée que chez les enfants, car plus tard les masses cristalliniennes se résorbent bien difficilement. Souvent même chez les enfants elles ne disparaissent pas et on est obligé d'avoir recours à l'extraction. On peut y avoir recours cependant, car on ne fait qu'une ponction cornéenne et on ne risque

pas grand'chose ; plus tard, on sera toujours à même
d'employer une méthode préférable.

Le manuel opératoire est simple ; il consiste à enfoncer
à travers la cornée une aiguille lancéolaire à arrêt et à déchirer la cristalloïde antérieure.

Les masses cristalliniennes font hernie dans la chambre
antérieure, donnent lieu à un peu de réaction, à la production de quelques symptômes glaucomateux.

Si la résorption ne paraît pas suffisante, on peut la pratiquer une autre fois.

Quand il s'agit de cataractes secondaires, il faut déchirer
la masse capsulo-lenticulaire et par conséquent pénétrer
dans le corps vitré. Si une aiguille ne suffit pas, on peut
faire la *discision à deux aiguilles* ou *dilacération*.

On peut ainsi se créer plus facilement une ouverture,
sans tirailler trop le cercle ciliaire.

Au lieu de l'aiguille, nous croyons qu'il est préférable
de se servir d'une petite serpette qui tranche facilement et
nettement les toiles pupillaires.

Enfin si la discision est difficile ou insuffisante, on pratiquera l'extraction.

EXTRACTION

C'est la méthode de choix, *celle qui est applicable dans
tous les cas,* et qui permet un traitement radical.

On distingue l'*extraction linéaire* et l'*extraction à lambeau.* Aujourd'hui qu'on a abandonné la méthode de l'extraction linéaire de von Græfe, nous ne comprenons guère
cette classification, puisqu'il y a toujours un lambeau cornéen ; la dimension seule varie.

Extraction linéaire.

De l'extraction linéaire de von Græfe, il nous est resté ce qu'il y a de meilleur : *l'iridectomie.*

De l'opération de Daviel, il nous est resté le meilleur : le *grand lambeau scléro-cornéen* dont on a réduit les dimensions.

C'est en combinant ces deux méthodes qu'on est arrivé à faire l'extraction actuelle qui nous paraît la meilleure : l'*extraction avec iridectomie* dont nous parlerons.

Nous devons pourtant signaler l'*extraction dite linéaire,* qui est simplement une large paracentèse de la cornée, ayant pour but de permettre l'issue des masses cataractées.

Elle n'est possible qu'avec des cataractes molles, ou liquides et *dans la plupart* des *cataractes traumatiques.*

On peut se servir pour cela d'un large couteau lancéolaire qu'on enfonce au niveau du limbe de façon à faire une plaie de 5 à 6 millimètres par où sort la cataracte.

Au lieu du couteau lancéolaire, on peut employer le couteau de von Græfe. La ponction et la contre-ponction étant rapprochées, la plaie peut être considérée comme presque linéaire.

Mais dans les cataractes dures, demi-dures ou molles, cette plaie est beaucoup trop petite et on doit pratiquer une section de la cornée sur une étendue plus considérable. C'est là ce qui constitue la méthode de l'*extraction à lambeau.*

Extraction à lambeau.

Le lambeau que l'on taille dans la cornée pour l'extraction du cristallin cataracté varie suivant les auteurs ; mais à l'heure actuelle, c'est le lambeau supérieur qui est admis parce qu'il est recouvert par la paupière supérieure et parce qu'il est éloigné du lac lacrymal, riche en microbes.

L'extraction à lambeau est dite *simple* lorsqu'elle est faite sans iridectomie ; elle est dite *combinée*, lorsqu'elle est précédée de l'iridectomie.

L'extraction sans iridectomie, qui est en somme la méthode de Daviel modifiée, présente à l'heure actuelle de nombreux partisans et serait appelée à détrôner l'extraction avec iridectomie. Malheureusement les manœuvres opératoires de certains *des promoteurs de la méthode ne concordent guère avec leurs paroles* et *bien souvent ils ont recours à l'iridectomie.*

L'extraction *sans iridectomie* s'accompagne assez souvent de deux accidents redoutables et regrettables, puisqu'on peut les éviter.

1° *L'enclavement et la hernie de l'iris.*

2° *La cataracte secondaire.*

L'extraction de la cataracte nécessite un lambeau cornéen de 9 millimètres au moins de large ; il n'est donc pas étonnant que, sous l'influence de la pression intra-oculaire, l'iris sorte par la plaie et s'y enclave. Des adhérences se forment et il en résulte, si l'on n'intervient pas, des irido-cyclites, irido-choroïdites, parfois même des panophtalmites, qui amènent la perte de l'œil.

Ces enclavements de l'iris sont assez fréquents ; 10 0/0 environ d'avoués et combien d'inavoués ? Pour les éviter, on a imaginé un grand nombre de procédés, instillations d'ésérine, forme du lambeau, suture de la cornée, etc.

Mais aucun ne met à l'abri des enclavements ; quant à la suture de la cornée ce procédé nous semble impraticable, c'est vouloir compliquer à plaisir une opération sans donner plus de sécurité.

La *cataracte secondaire* provient de ce que, *sans iridec-tomie*, il est impossible à un opérateur aussi habile qu'il soit de nettoyer les masses corticales qui restent après l'ex-traction du noyau aussi bien que dans l'extraction combi-née. Ces masses se logent derrière l'iris et donnent lieu plus tard à des cataractes secondaires. Le malade doit avoir bientôt recours à une nouvelle opération.

Extraction combinée.

L'*extraction combinée* supprime les deux inconvénients. En excisant l'iris, on évite la hernie, on crée une brèche par où l'expulsion des masses corticales et le nettoyage de la chambre postérieure s'opèrent très bien.

Notre maître Badal, qui systématiquement pratique, à moins de raisons spéciales, l'extraction combinée, nous a permis de constater combien sont rares dans sa clinique les cataractes secondaires. L'un de nous a publié, à ce sujet, des statistiques probantes. C'est à peine si on a à opérer 3 cataractes secondaires par an sur 150 cataractes. Les sta-tistiques des cliniques où on pratique l'extraction simple sont loin d'être analogues. Notre expérience personnelle corrobore celle de notre maître.

Le seul inconvénient de l'*iridectomie* est de créer une fente de l'iris, un *colobome* qui est disgracieux. Mais on avouera qu'en pratiquant l'iridectomie en haut, ce colo-bome est presque complètement caché par la paupière et qu'enfin, chez des vieillards, l'avantage de l'iridectomie n'est pas à mettre en balance avec ses inconvénients.

Il n'y a guère que chez des personnes jeunes où, en raison de l'esthétique, on puisse faire l'*extraction simple*. Le ré-sultat est évidemment beaucoup plus joli.

Quant à l'acuité visuelle elle est à peu près la même dans

les deux cas et ne présente pas la différence que certains se sont plu à accuser.

C'est donc à l'extraction combinée qu'on doit donner la préférence, à moins que le sujet ne soit jeune et qu'on veuille sacrifier à l'esthétique.

Le procédé que nous allons décrire est celui que nous avons vu pratiquer et pratiqué nous-mêmes à la clinique de M. le professeur Badal et qu'il a développé dans ses leçons « sur l'extraction de la cataracte ».

L'opération comprend cinq temps.

1° *Kératotomie* ou section du lambeau cornéen.

2° *Iridectomie.*

3° *Kystitomie.*

4° *Extraction du noyau.*

5° *Nettoyage de la chambre postérieure.*

1° Après avoir désinfecté soigneusement l'œil avec du sublimé à 1/3000 ou du formol à 0,25 ou 0,50/1000 anesthésié avec une solution de cocaïne à 0,25/10, on saisit, avec une pince à fixer de von Græfe, un centimètre de conjonctive aussi près que possible du limbe de façon à bien maintenir l'œil ; puis, faisant regarder le malade en bas, et maintenant l'œil dans cette situation, on pratique la section du lambeau cornéen.

On se sert d'un couteau très étroit dit couteau de von Græfe. On pratique la ponction à 2 millimètres environ au-dessus du diamètre horizontal de la cornée, au niveau du limbe en dirigeant la pointe de l'instrument vers le centre de la pupille, de façon que la section interne de la cornée ait les mêmes dimensions que la section externe ; on abaisse le manche du couteau et on fait la *contre-ponction*, du côté opposé en un endroit symétrique, puis, en suivant le limbe, on taille un grand lambeau supé-

rieur au moyen de mouvements de va et vient du couteau.

Il faut aller assez vite, car l'humeur aqueuse s'écoulant,
l'iris peut venir se jeter sur le couteau et gêner l'opérateur.

2° Avec une pince courbe à iridectomie, on pénètre dans
la chambre antérieure et saisissant la partie moyenne de
l'iris, on l'attire au dehors. La section en est pratiquée avec
les pince-ciseaux de Wecker. On peut faire la section en
un temps au ras de la cornée, mais il vaut mieux la faire
en deux temps de façon à bien exciser les angles et à éviter
les pincements de l'iris.

3° Le troisième temps consiste à déchirer la cristalloïde
antérieure avec un kystitome, sorte de crochet recourbé
muni d'une pointe très acérée. On l'introduit à plat dans
la chambre antérieure, puis on le redresse; avec la pointe,
on déchire la cristalloïde en faisant une circonférence complète, puis on le retire à plat.

4° L'extraction du noyau se fait avec une curette et une
pelle. Avec la pelle, on déprime légèrement la lèvre supérieure de la plaie et avec la curette on pousse de bas en haut
le noyau vers la plaie entrebâillée. Par des mouvements
doux et réguliers de pression et de dégagement, on extrait
le noyau et une partie des masses corticales.

5° Mais, à moins que la cataracte ne soit liquide ou très
dure, tout n'est pas sorti. Il reste encore des masses corticales plus ou moins nombreuses qui gênent la vision et
sont un danger pour l'avenir. Ces masses, parfois très
gluantes, sont plus ou moins adhérentes à la cristalloïde,
elles doivent être expulsées.

On a proposé à cet effet des lavages intra-oculaires avec
des appareils spéciaux. Une main habile et exercée n'a pas
besoin d'y avoir recours; l'introduction d'instruments dans

l'œil au voisinage du corps vitré, quand on peut faire autrement, est un danger à éviter.

L'expulsion des masses corticales peut être faite avec le
pouce par un massage doux et patient par l'intermédiaire
de la paupière inférieure ; on repousse ainsi peu à peu à
mesure que l'humeur aqueuse se forme ces masses vers la
plaie où il ne reste plus qu'à les recueillir avec la curette.

Ce nettoyage est très important, c'est *le point capital*
de l'opération. Car, il ne servirait à rien d'avoir enlevé le
noyau d'une cataracte, si on laissait des masses, qui, le
lendemain, seraient opacifiées ; c'est justement ce qui se
produit quand on opère des cataractes incomplètes.

Quand on ne peut par le massage faire sortir toutes les
opacités et qu'il persiste des opacités capsulaires, on doit
avoir recours à l'EXTRACTION DE LA CAPSULE avec une pince.
Cette opération délicate s'accompagne souvent de perte de
corps vitré et doit être faite avec rapidité.

Un pansement antiseptique et occlusif complète et termine l'opération.

IRIDECTOMIE. — IRIDOTOMIE. — Il est enfin un traitement
de la cataracte fréquemment employé quand l'opacification
du cristallin est centrale ou limitée. Elle consiste à enlever
un morceau d'iris en regard de la portion transparente du
cristallin ; on emploiera l'iridectomie dans tous les cas de
cataractes centrales, zonulaires, etc. Si la cataracte se complète plus tard, on fera l'extraction.

C'est dans le même but qu'on pratiquera l'*iridotomie*.
Celle-ci est surtout employée dans les cataractes capsulo-
lenticulaires qui s'accompagnent d'irido-cyclite et qui ne
peuvent être opérées ni par discision, ni par extraction.

CHAPITRE VIII

CORPS VITRÉ

I. — Opacités du corps vitré.

Les opacités du corps vitré sont de deux sortes : elles sont *subjectives* ou *physiologiques*, *objectives* ou *pathologiques*.

Opacités. *Mouches volantes subjectives* (MYODOPSIE). — L'on se trouve assez souvent consulté par des individus qui se plaignent d'être incommodés par la vue de points noirs, de mouches volantes. Ces points sont fixes ou bien ils se déplacent à chaque mouvement du globe. Ces opacités, qu'il est impossible de distinguer à l'ophtalmoscope, s'observent assez fréquemment chez les myopes, mais elles se rencontrent également dans les yeux dont l'acuité est parfaite, et qui ne présentent aucun trouble de la réfraction.

Le seul traitement consiste à rassurer le malade, à lui prescrire d'éviter toute congestion de l'encéphale : veilles, études prolongées, excès de table, etc.

Mouches volantes objectives, pathologiques. — *Etiologie.* — Les opacités pathologiques du corps vitré sont symptomatiques des lésions des membranes profondes et en particulier de la choroïde. Leur apparition concorde

avec une altération plus ou moins prononcée du corps
vitré.

1º Les gens affectés de myopie élevée ont souvent des
troubles du corps vitré très appréciables à l'ophtalmoscope.
Leur présence et surtout leur nombre doit éveiller l'attention sur un décollement rétinien à brève échéance.

2º Toutes les inflammations du tractus uvéal, certaines
formes de choroïdites sont susceptibles de déterminer des
troubles du corps vitré et de produire par conséquent l'apparition d'opacités. Ainsi agissent la choroïdite séreuse,
les irido-choroïdites, la chorio-rétinite spécifique, etc., etc.

3º Les épanchements sanguins traumatiques ou spon-
tanés déversés dans le corps vitré donnent lieu à des opacités, à des flocons plus ou moins abondants. Il en est de
même des rétinites hémorrhagiques.

Symptômes. — Le malade perçoit des points opaques,
d'où semblent souvent se détacher de fins filaments, donnant ainsi l'impression d'une toile d'araignée. Les yeux
fermés, en face du jour, le malade revoit ces mêmes images.
Par des mouvements brusques du globe le patient cherche
à déplacer les opacités qui s'interposent entre son œil et
l'objet visé. Le plus souvent, en effet, il se produit une
éclaircie qui permet de mieux distinguer pendant quelques
secondes.

Certains troubles du corps vitré présentent un caractère
spécial, tels les troubles que l'on rencontre dans la chorio-
rétinite spécifique. Au moindre mouvement un peu brusque
que le malade imprime à son œil, il perçoit un fin nuage
composé d'une infinité de petites gouttelettes d'eau.

Les troubles du corps vitré sont facilement reconnus à
l'aide du miroir, de l'ophtalmoscope, avec un faible éclai-

rage. Avec ce miroir le médecin éclaire le fond de l'œil en se tenant à une faible distance du malade. Il recommande alors au patient de porter alternativement son regard en haut, en bas, en dedans, en dehors. Les opacités se déplacent d'autant plus vite que le corps vitré est plus ramolli, et viennent pour ainsi dire défiler devant l'œil observateur.

Traitement. — Le traitement varie selon la cause. Les troubles que l'on rencontre chez les myopes appellent l'attention sur la possibilité de l'éclosion d'accidents graves. On recommandera dans ces cas un repos absolu de la vision, on prescrira de la révulsion locale (ventouses d'Heurteloup à la tempe) et générale (purgations répétées) et une médication altérante (frictions d'onguent napolitain sur le front et à la tempe). Les opacités dépendantes des différentes formes de choroïdite et de chorio-rétinite, sont justiciables du traitement propre à ces affections.

II. — Hémorrhagies du corps vitré.

Les hémorrhagies du corps vitré sont fréquemment causées par des rétinites hémorrhagiques de natures diverses, elles se montrent dans les myopies malignes et à la suite des contusions ou des plaies pénétrantes du globe (déchirures de la choroïde, de la rétine).

Provenant de déchirure des vaisseaux choroïdiens ou rétiniens il est facile chez les personnes âgées de retrouver la lésion qui les cause.

Il existe une variété d'hémorrhagie du vitré dite spontanée, se montrant *chez les jeunes gens* de 20 à 30 ans, sans que rien puisse la prévoir.

Ces *hémorrhagies* à répétition se produisent dans un œil d'abord, puis dans l'autre. Elles apparaissent brusquement. Le malade voit sa vision disparaître tout à coup, un voile rougeâtre puis noir le prive de la vue. Bientôt ce voile s'éclaircit, la vision revient presque parfaite ; mais une seconde, une troisième, une quatrième hémorrhagie se produisent et parfois la cécité survient par décollement de la rétine.

Si les deux yeux sont également atteints la situation devient bien pénible.

Heureusement parfois un œil au moins échappe à la cécité.

Etiologie. — Ces hémorrhagies surviennent sans cause bien connue. On a incriminé l'hémophilie, le paludisme, les affections hépatiques, gastro-intestinales ; le plus souvent la cause échappe. Le sang provient des vaisseaux rétiniens ou choroïdiens. Il s'agit soit d'une dyscrasie, soit d'une lésion vasculaire contre laquelle on doit lutter.

Traitement. — On prescrira au malade un traitement général reconstituant, du fer, de l'iodure, de l'iode, pour lutter contre la friabilité des vaisseaux.

Le sulfate de quinine, le quinquina ont été recommandés surtout dans les cas où l'impaludisme est soupçonné.

L'ergotine, le perchlorure de fer ne donnent aucun résultat.

Le point le plus important dans le traitement consiste à prévenir la *répétition* des hémorrhagies.

C'est dans ce but que nous avons essayé avec succès chez deux malades ayant eu cinq ou six hémorrhagies, les injections de *sérum gélatinisé* à 2 0/0. Nous avons fait trois ou quatre injections de 100 à 150 cent. cubes dans le tissu cellulaire de l'abdomen. Nous avons employé également, concurremment avec les injections de sérum, les lavements de foie dont le rôle vaso-constricteur vient d'être démontré.

Ce sont là des méthodes à essayer ; elles ne peuvent présenter que des avantages.

Le fer, l'arsenic le quinquina, un régime substantiel faciliteront la guérison définitive.

Malheureusement les cas les plus graves finissent par amener un décollement du vitré, de la rétine et la vue est perdue sans remède.

CHAPITRE IX

CHOROIDE

I. — Choroïdites.

Au point de vue clinique, les choroïdites semblent pouvoir être divisées en deux grandes classes.

1° Une première où, concurremment avec les lésions de la choroïdite proprement dite, éclatent des phénomènes de la portion antérieure du tractus uvéal (procès ciliaires, iris).

2° Une seconde classe où les lésions, après s'être cantonnées pendant une période plus ou moins longue dans la choroïdite même, finissent par intéresser la rétine et former des *chorio-rétinites*.

Dans la première classe nous rangerions : *a) La choroïdite séreuse.* — Lymphangite généralisée de l'œil ; *b) La choroïdite métastatique ; c) L'irido-choroïdite* suppurative ou *panophtalmie.*

Dans la deuxième classe nous placerons : *a) La choroïdite* disséminée ; *b) La choroïdite* ou mieux la *chorio-rétinite* localisée au niveau de la macula, ou dans le voisinage immédiat du pôle postérieur (choroïdite de Förster); *c) La chorio-rétinite spécifique* (voy. rétinite).

Le premier groupe comprend des affections à marche aiguë ou subaiguë. Le deuxième au contraire des affections à marche lente et chronique.

Entre ces deux grands groupes, trouvent place deux formes de choroïdite toutes spéciales : α) *La scléro-choroïdite antérieure*, se compliquant, comme les affections du premier groupe, de phénomènes du côté de l'iris et ayant comme elles une marche aiguë ou subaiguë (voy. *sclérite profonde*); β) *La scléro-choroïdite postérieure* présentant comme les affections du deuxième groupe une marche lente et chronique avec complications du côté de la rétine.

II. — Choroïdite séreuse. Lymphangite généralisée de l'œil.

Il n'existerait pas de choroïdite séreuse proprement dite, mais bien une irido-choroïdite séreuse dont les symptômes seraient ceux de l'iritis séreuse déjà décrite, auxquels viennent s'ajouter des troubles plus abondants, plus généralisés du corps vitré.

Symptômes. — Le cercle péri-kératique fait défaut ou bien est peu accentué, mais, comme dans l'iritis séreuse, devient intense à l'occasion des poussées.

La pupille en moyenne dilatation donne l'impression de la pupille telle qu'on la rencontre dans le glaucome, mais avec cette particularité que l'iris semble être refoulé en arrière comme si l'excès de tension se faisait davantage sentir de la chambre antérieure vers le pôle postérieur.

Troubles de la cornée. — Ils sont fréquents, le plus souvent la face postérieure de la membrane est pour ainsi dire ensablée d'une foule de petits points grisâtres qui en occupent soit le centre, soit le tiers inférieur. Une infiltration des couches profondes de la cornée se rencontre également tout comme dans l'iritis séreuse.

Troubles, opacités du corps vitré. — Ils occupent tout le vitreum, se montrant plus abondants dans la portion antérieure. Parfois représentés par une foule de petits corpuscules qui voilent complètement ou ne laissent voir la papille et les membranes profondes que comme à travers un brouillard, ces opacités revêtent souvent la forme de gros filaments ou d'amas grisâtres presque noirs, qui se meuvent avec plus ou moins de rapidité.

Tension intra-oculaire. — Rien n'est variable comme cette tension, tantôt normale, tantôt au contraire si élevée que l'on serait tenté de confondre la choroïdite séreuse avec le glaucome aigu ; erreur d'autant plus facile à commettre que l'excès de tension s'accompagne presque toujours d'un cercle péri-kératique intense, de dépoli et d'insensibilité de la cornée, de douleurs circumorbitaires, tous phénomènes que l'on retrouve dans le glaucome aigu et subaigu.

Dans d'autres cas au contraire la *tension est au-dessous* de la normale : la chambre antérieure devient alors beaucoup plus profonde, l'iris décoloré par places ou dans toute son étendue présente un léger tremblotement. Dans ces derniers cas, la choroïdite séreuse précède ou accompagne d'autres lésions, soit de la choroïde soit de la rétine (décollement).

Diagnostic. — La choroïdite séreuse pourrait être confondue avec une *iritis séreuse*. La méprise n'aurait pas grand inconvénient, le traitement des deux affections étant sensiblement le même.

Avec une *névrite* une *chorio-rétinite* spécifique. Le corps vitré, et parfois la cornée, étant troubles, ne laissent voir la pupille, ainsi que tout le fond de l'œil, que comme à travers un voile. On pourrait donc à la rigueur rapporter au nerf optique et aux portions rétiniennes environnantes une physionomie qui n'est due qu'au manque de transparence parfaite du vitreum ou de la cornée.

Dans le cas de chorio-rétinite spécifique, il existe bien des troubles du corps vitré, mais ces troubles ont un caractère spécial, ils siègent dans les couches les plus postérieures, laissant intacts les deux tiers antérieurs, à travers lesquels il est facile de faire l'examen des parties correspondantes de la rétine. Dans la choroïdite séreuse le pôle postérieur tout comme les portions périphériques sont vus comme à travers un brouillard. La choroïdite séreuse peut être également confondue avec une *hémorrhagie* peu abondante du corps vitré. Les caillots sanguins présentent le même aspect que les opacités de certaines formes de choroïdite. Beaucoup de cas plus nombreux que l'on a coutume de le signaler, sont considérés comme des choroïdites séreuses, alors qu'il ne faudrait y voir que des hémorrhagies dans le vitré. Cette interprétation souvent erronée à notre avis des opacités du vitreum se produit dans les cas où le malade présente des lésions des membranes profondes survenues sous l'influence d'une myopie maligne.

Enfin, il est souvent très difficile de distinguer une choroïdite séreuse d'une attaque de *glaucome aigu* et surtout de *glaucome chronique irritatif*. La physionomie extérieure du globe est la même dans les deux affections. Cercle péri-kératique, dilatation pupillaire, hypertension, insensibilité de la cornée, douleurs circumorbitaires.

L'erreur serait sans importance, les indications thérapeutiques étant les mêmes dans les deux cas.

Traitement. — La tension intra-oculaire est le principal
facteur dont on doit tenir compte pour la direction du
traitement.

La tension est-elle normale ou voisine de la normale, le
traitement sera le même que celui de l'iritis séreuse : instillations d'atropine, sangsues à la tempe ou mieux à l'apo-
physe mastoïde, frictions d'onguent napolitain sur le front.
Les sudations produisent également un bon effet, surtout
celles obtenues à l'aide des injections de pilocarpine. Tous
les matins pendant six à huit jours consécutifs, injection
de 1 centigramme de nitrate de pilocarpine.

La tension au-dessus de la normale présage ou s'accom-
pagne-t-elle d'accidents glaucomateux? il faut se hâter d'appliquer le traitement du glaucome aigu (voy. *Glaucome*).

Au début, instillation d'un collyre à l'ésérine, ou à la
pilocarpine.

Collyre avec :

Sulfate d'ésérine	0,05	centigr.
Nitrate de pilocarpine.	0,05	—
Eau distillée	15 gr.	

Deux gouttes 3 fois dans la journée.

Aussitôt le *tonus revenu à la normale*, reprendre les
instillations au sulfate neutre d'atropine.

Dans les cas où l'affection traînerait en longueur, que la
tension soit normale, diminuée ou augmentée, on pratiquera une iridectomie, en choisissant pour son exécution
une période d'accalmie ou tout au moins de moindre irritation.

III. — Choroïdite métastatique.

Ophtalmie métastatique.

Au point de vue clinique, il y a lieu de distinguer deux variétés de choroïdite métastatique : l'une à marche lente accompagnée de phénomènes irritatifs peu apparents ; l'autre à marche rapide avec phénomènes réactionnels d'une grande intensité.

Dans la choroïdite métastatique à forme lente, les lésions demeurent cantonnées dans le globe ; dans la forme suraiguë ou panophtalmie, les produits inflammatoires finissent le plus souvent par se faire jour au dehors, en détruisant la cornée, en perforant la sclérotique.

Symptômes. — Dans la choroïdite métastatique à marche lente, les phénomènes réactionnels sans faire défaut passent bien souvent inaperçus. C'est le cas le plus fréquent chez les tout jeunes enfants, chez qui l'on rencontre le plus souvent cette variété.

Les parents se souviennent rarement des phénomènes oculaires extérieurs et parfois même des phénomènes généraux qui ont accompagné ou précédé la formation de la choroïdite. Certaines particularités finissent par éveiller leur attention.

C'est d'abord le « vague du regard » que présente l'œil atteint mais en somme ce qui les frappe le plus est un reflet bizarre de la pupille qui leur rappelle l'aspect de l'œil de certains animaux, celui du chat en particulier.

En examinant le malade quelque temps après que l'affection s'est déclarée, on constate le plus souvent un cercle péri-kératique peu accentué et comme étendue et comme coloration. Dans quelques cas, la réaction est assez vive, et est accompagnée de photophobie, de larmoiement, et surtout de douleurs ciliaires et péri-orbitaires.

L'iris décoloré, verdâtre ou d'un jaune sale, est en moyenne dilatation, des synéchies le retiennent à la cristalloïde donnant à la pupille une forme irrégulière, dentelée.

La chambre antérieure toujours diminuée de volume se trouve dans certains cas complètement effacée.

La tension est au-dessous de la normale (T-2. T-3.)

En examinant la pupille sous certaines incidences et à la lumière solaire, on perçoit le reflet qui a frappé l'attention des parents. Disons de suite que ce reflet n'est pas particulier à la choroïdite métastatique : on le retrouve dans une affection grave de la rétine et particulière au jeune âge : le gliome.

Avec le miroir de l'ophtalmoscope, on distingue le plus souvent au voisinage de la papille, parfois s'étalant sur toute la surface du pôle postérieur, une masse jaunâtre, ou d'un blanc sale. Dans quelques cas qu'il nous a été donné d'examiner tout le pôle postérieur semblait occupé par une masse exsudative, en saillie bien arrondie, donnant ainsi du globe oculaire l'impression d'un vase à fond repoussé. Le corps vitré a conservé sa transparence ou présente quelques flocons.

L'examen de la masse exsudative fait rarement découvrir quelques vaisseaux à sa surface, ceux que l'on peut rencontrer n'offrent pas la physionomie des vaisseaux de nouvelle formation : ce sont des vaisseaux rétiniens soulevés par l'exsudat.

Diagnostic. — La choroïdite, l'ophtalmie métastatique,

ne pourrait être confondue qu'avec une tumeur intra-oc-
laire et principalement *avec le gliome de la rétine.*

Quelques symptômes différentiels permettent le plu
souvent de distinguer le vrai gliôme des masses exsud.
tives de la choroïdite métastatique.

I. — Dans la choroïdite métastatique, les phénomèn
oculaires ont été précédés d'une affection générale qui l
a donné naissance. Il existe des phénomènes irritatifs a
ciens ou récents : cercle péri-kératique, décoloration c
l'iris, irrégularité et immobilité pupillaires, modificatic
de la chambre antérieure.

Dans le gliome, le développement de la tumeur n'est p
précédé ou accompagné, dès son début, de phénomèn
réactionnels. La chambre antérieure conserve jusqu'à nouv
ordre sa profondeur ordinaire, alors que cette même pr
fondeur a subi de sensibles modifications dans la choroïdi
métastatique, et cela, pour ainsi dire, dès son apparitio

A mesure que le gliome se développe, les phénomèn
irritatifs font leur apparition, mais la *tension oculai*
augmente *parallèlement* avec ces phénomènes. — Si
tension demeure relativement normale dans le gliome pe
dant une certaine période, elle est *toujours au-dessous c
la normale dans la choroïdite métastatique, et, fait in
portant, cette diminution de tension ne fait que s'acce
tuer avec le temps.*

Le reflet pupillaire est sensiblement le même dans l
deux affections.

L'examen à l'ophtalmoscope fournit des indicatio
précieuses.

La physionomie du gliome a quelque chose de laineu:
de cotonneux, il est difficile de lui assigner une forme p
suite même de son irrégularité. A côté de la tumeur pri

cipale, il peut en exister une autre, flottant dans le corps vitré. Des vaisseaux de nouvelle formation peuvent se rencontrer à sa surface, mais jamais sur celle de la choroïdite métastatique.

Ces symptômes différentiels n'ont d'importance que lors de la *première période* de l'évolution du gliome. *A la deuxième* et *troisième période* de développement de la tumeur, les phénomènes revêtent de telles particularités que la confusion devient presque impossible entre les deux affections.

Étiologie. — La choroïdite métastatique se rencontre à tous les âges de la vie, mais a une prédisposition marquée pour le jeune âge. Tous les états infectieux sont susceptibles de la produire : fièvre typhoïde, méningite cérébro-spinale, gastro-entérite, scarlatine, fièvre puerpérale, etc. Elle atteint très rarement les deux yeux.

Pronostic. — Le pronostic est toujours grave. Dans quelques cas exceptionnels l'exsudation se résorbe et le malade récupère partie ou totalité de la vision. Le plus souvent cette dernière est perdue.

. L'œil conserve assez longtemps son aspect extérieur, se met en léger strabisme, puis l'atrophie s'accentuant, le bulbe diminué de volume semble s'être enfoncé dans l'orbite.

Traitement. — Ou bien le praticien a l'occasion de constater l'affection pendant l'évolution même de l'état infectieux qui lui a donné naissance, ou bien la choroïdite n'est reconnue que quelque temps après la rémission ou la guérison de l'état général.

Dans le premier cas, il faut redoubler de précautions, augmenter si possible les moyens employés contre l'état infectieux ; mais localement, à part quelques instillations d'un collyre à l'atropine, quelques compresses antiseptiques chaudes, la thérapeutique demeure impuissante.

Dans le deuxième cas, le praticien se trouve devant le fait accompli et toute médication devient inutile.

IV. — Choroïdite suppurative. Panophtalmie. Phlegmon de l'œil.

La choroïdite suppurative est une affection aiguë, caractérisée par une infiltration purulente rapide du tractus uvéal (choroïde et iris) et du corps vitré.

Symptômes. — Les débuts de la choroïdite suppurative sont ceux d'une ophtalmie aiguë : la conjonctive est rouge, les paupières présentent un œdème qui va s'accentuant à mesure que l'affection progresse. Le globe, douloureux à la pression, tend à demeurer immobile. A l'examen de la cornée, cette membrane peut paraître louche, comme dépolie, sur une partie de son étendue ou sur toute sa surface. La chambre antérieure est envahie par le pus sur une hauteur plus ou moins grande ; l'iris, modérément dilaté, a subi un changement de coloration des plus appréciables et son bord pupillaire, irrégulier, est retenu à la cristalloïde par des synéchies partielles. En même temps qu'apparaissent ces symptômes, le malade se plaint de douleurs lancinantes siégeant dans le globe et dans le voisinage de l'orbite.

A cette période, le phlegmon de l'œil peut parfois être

enrayé dans sa marche, mais le plus souvent les phénomènes que nous venons de décrire s'accentuent, la conjonctive, légèrement infiltrée au début, présente une sorte
d'œdème gélatineux débordant parfois l'ouverture palpébrale, tandis que les paupières gonflées sont tendues au
point que leurs bords renversés vers le globe ont peine à
être soulevés.

Dès l'ouverture des paupières, toujours fort douloureuse,
ce qui frappe d'abord, c'est la propulsion du globe, l'exophtalmie due à l'infiltration du tissu cellulaire de l'orbite.
L'œil est immobile, comme figé, et toute tentative de dé-
placement réveille la douleur.

La cornée, lactescente au début, prend bientôt une teinte
jaunâtre, franchement purulente, et la chambre antérieure,
envahie par le pus dans presque toute sa hauteur, rend
difficile l'examen de l'iris et impossible l'éclairage des
membranes profondes.

La fièvre, peu marquée au début, revêt parfois un caractère de gravité exceptionnelle : frissons violents, délire,
etc. Lorsque la terminaison doit être fatale, le malade ne
tarde pas à tomber dans le coma.

Ce dernier cas constitue l'exception : le plus souvent au
bout de sept à quinze jours, le pus se fait jour à travers
une perforation de la cornée ou de la sclérotique, la fièvre
tombe, les douleurs disparaissent. A partir de ce moment,
l'œil complètement perdu, continuera tout en se phtisiant
à éliminer le pus qu'il renferme. Quelques semaines après,
le globe ne sera plus représenté que par un moignon irrégulier logé au fond de l'orbite.

Etiologie. — C'est au traumatisme du globe qu'il faut
rapporter le plus souvent le développement du phlegmon

de l'œil : ainsi agissent les contusions violentes, les plaies accidentelles et certaines opérations chirurgicales. Le traumatisme, en dehors des désordres plus ou moins graves qu'il peut occasionner, ouvre une porte d'entrée à l'agent infectieux. Il faut toujours se souvenir que certains yeux portent constamment avec eux cet agent infectieux, tels sont les yeux atteints de conjonctivite chronique, et surtout du larmoiement avec blennorhée du sac. Ils peuvent être menacés d'un phlegmon de l'œil à la moindre éraflure de la cornée. La présence d'un corps étranger dans le globe doit toujours faire craindre le développement d'une panophtalmie.

La choroïdite suppurative peut éclater en dehors de tout traumatisme de l'œil : c'est ainsi qu'elle peut se montrer dans le cours, mais le plus souvent à la période de convalescence de la fièvre typhoïde, de la méningite cérébrospinale, de la scarlatine, de la variole.

Le phlegmon de l'œil se montre parfois comme complication de certains états infectieux spéciaux, tels la fièvre puerpérale, le phlegmon diffus, l'érysipèle, l'endocardite ulcéreuse, etc., etc.

Pronostic. — Toujours grave. Il est rare que l'œil conserve quelque vision ; le plus souvent, il se vide par une perforation de la cornée ou de la sclérotique, ou se phtisie peu à peu. L'œil atteint de phlegmon est une menace continuelle d'ophtalmie sympathique pour l'autre œil.

Traitement. — Le traitement ne saurait avoir quelque effet que pendant une certaine période de l'affection, presque au début, alors que la cornée est peu atteinte, que la chambre antérieure contient peu de pus, que l'œdème de la conjonctive et celui des paupières, ainsi que l'exophtalmie, ne sont pas très prononcés. Passé cette période, l'œil est irrévocablement perdu.

Dès le début, le traitement devra donc être des plus énergiques. Aussitôt l'apparition des premiers symptômes, l'application des sangsues à la tempe, les compresses d'eau froide, de glace, seront employées avec avantage. Les frictions d'onguent napolitain sur le front ou mieux sur les membres ont parfois donné de bons résultats.

Mais le traitement de choix à cette période de début consiste dans les *injections sous-conjonctivales de cyanure de mercure.*

Avec une seringue de Pravaz, on injecte en quatre endroits différents un centimètre cube d'une solution à 3 ou 5 p. 1000. Ces injections peuvent sauver des yeux ; nous en avons publié de nombreuses observations.

Si, malgré tout, l'infection marche encore et que l'œil supppure tout entier, c'est à l'*énucléation* qu'on devra avoir recours.

L'énucléation soulage immédiatement le malade, elle supprime le foyer infectieux, elle évite le phlegmon orbitaire.

Elle est bien préférable à la simple *section* du globe, à l'*exentération*, au *curage* du globe qui laissent en place un foyer suppurant et un moignon inutile, atrophié pour la prothèse.

V. — Choroïdité disséminée.

Au point de vue *clinique*, il est essentiel de bien différencier les choroïdites ayant pour siège le *voisinage de l'ora*, et celles au contraire qui se localisent, dès le début, au *pourtour du nerf optique* (choroïdite aréolaire de Förster) ou sur *la macula elle-même* (chorio-rétinite centrale de Græfe).

Les plaques de choroïdite qui avoisinent l'ora ont en général peu de tendance à gagner le pôle postérieur. L'emplacement qu'elles occupent dès le début de leur apparition n'a cependant pas de limites si bien tracées qu'elles ne finissent à la longue par les franchir et à gagner le pôle postérieur, mais en général, leur situation dans une portion du fond de l'œil relativement très éloignée de la vision centrale a pour résultat de les laisser longtemps ignorées. Le trouble qu'elles apportent à la vision est si peu marqué, qu'elles évoluent longtemps sans appeler l'attention du malade et attirer celle du médecin. Un moment arrive où leur extension, les complications qu'elles entraînent, obligent le patient à se faire examiner.

Symptômes. — Le seul symptôme suggestif dont quelques malades se plaignent, sans y prêter cependant une grande importance, est la sensation de traînées de boules lumineuses, d'éclairs ; puis vient ensuite de l'héméralopie qui, quoique n'atteignant presque jamais le degré de celle que l'on rencontre dans la rétinite pigmentaire, est assez caractérisée dans certains cas pour éveiller l'attention, inquiéter les gens qui s'observent.

Symptomes objectifs. — A l'ophtalmoscope la physionomie du fond de l'œil varie, selon que l'on est amené à examiner des plaques en voie d'évolution, des plaques atrophiées ou en voie d'atrophie.

Dans la choroïdite disséminée simple, il est bien rare, même pour les spécialistes, d'avoir à constater l'affection dans sa première phase, ce qui se comprend, étant donné le peu de gêne que subit la vision, et par conséquent le peu d'attention que le patient apporte à son état.

Les foyers primitifs sont représentés par des plaques, des taches d'un jaune sale, à limites indécises, faisant quelque peu saillie. Les portions de choroïde qui leur sert de cadre sont hyperhémiées-turgescentes ; les vaisseaux rétiniens placés au-devant d'elles, tout en conservant leur calibre, leur coloration, forment un léger coude. — Toutes ces constatations sont en somme assez difficiles à faire dans la pratique courante.

A cette première période succède la période d'atrophie qui imprime aux portions de choroïde atteinte une physionomie qui, malgré sa mobilité, est caractéristique de l'affection. — La multiplicité des images que donne l'examen ophtalmoscopique ne constitue pas le caractère le moins original de la choroïdite disséminée.

Le fond de l'œil, au delà d'une zone circulaire, qui comprendrait dans sa surface la papille, la macula, présente, en un nombre plus ou moins grand, des plaques d'un blanc bleuâtre, ou d'un blanc mat, dont les bords se perdent sur la choroïde indemne, ou bien sont limités, bordés par un cercle pigmentaire qui leur forme un anneau complet ou partiel. — Quelques-unes de ces plaques donnent la sensation du relief, alors que d'autres plus petites semblent être déprimées, comme taillées à l'emporte-pièce. — La surface est uniforme ou bien, venant rompre la monotomie de l'image, on perçoit un vaisseau ou une arborescence vasculaire, ou bien encore un ou plusieurs amas pigmentaires.

Disséminés çà et là et même dans certains cas constituant les figures les plus nombreuses on trouve des amas pigmentaires arrondis, dont quelques-uns sont comme percés à leur centre, laissant voir le blanc mat de la sclérotique (fig. 18).

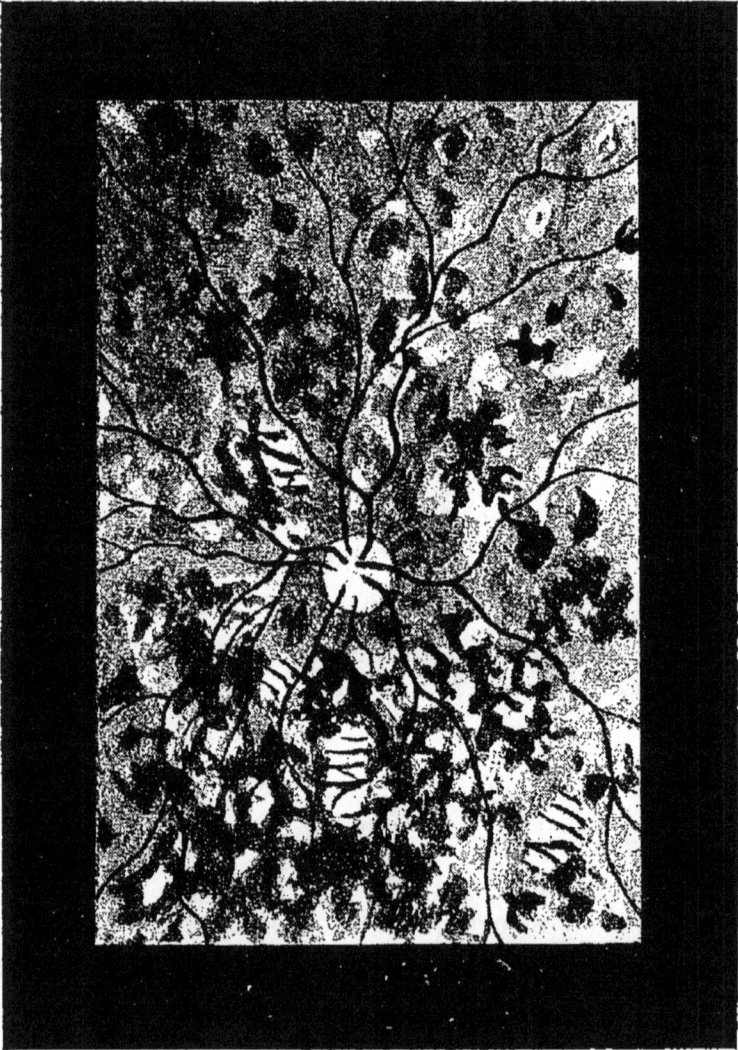

Fig. 18. — Choroïdite disséminée.

Dans certaines formes de choroïdite disséminée la prolifération des cellules pigmentaires qui pénètrent jusque

dans la rétine est si abondante que seule elle attire l'attention de l'observateur. La confusion avec la rétinite pigmentaire devient alors possible, d'autant qu'avec semblables lésions, le malade accuse de l'héméralopie et que l'on
trouve un rétrécissement concentrique du champ visuel.

SYMPTOMES FONCTIONNELS. — Il n'est pas rare de constater
une acuité visuelle parfaite ou très peu réduite avec des
lésions très étendues : surtout alors que la détermination
de l'acuité est faite dans les conditions ordinaires, c'est-à-
dire avec un bon éclairage. Une fois cependant que la
choroïdite disséminée a été constatée à l'ophtalmoscope,
et que ses plaques sont nombreuses, il est toujours possible de découvrir des scotomes, des lacunes du champ
visuel.

Lorsque les plaques d'atrophie atteignent la macula, la
vision centrale disparaît pour ne laisser qu'une vision
périphérique imparfaite par suite des nombreux scotomes
que nous avons signalés.

La prolifération de la choroïdite au voisinage immédiat
du corps ciliaire ne tarde pas à amener une inflammation
chronique de l'iris, des troubles du corps vitré qui augmentent encore la gêne de la vision.

Traitement. — Tant que la vision n'éprouve aucune
modification manifeste, que les plaques ne montrent
aucune tendance à gagner la région ciliaire ou la macula,
un traitement altérant peu rigoureux mais longtemps prolongé a pour bénéfice d'enrayer la marche de l'affection.
Les pilules de proto-iodure ou de sublimé, les frictions
mercurielles sur les membres, le front et les tempes avec
2 ou 3 grammes d'onguent napolitain, journellement pratiquées pendant trois mois avec des intervalles de repos

tous les huit jours ont des chances d'arrêter l'affection dans sa marche envahissante. L'iodure de potassium fréquemment ordonné ne nous a pas semblé donner un résultat bien appréciable.

VI. — Choroïdite aréolaire de Fœrster.

C'est une physionomie de la choroïdite disséminée, caractérisée par la localisation des plaques au pourtour de la papille.

Contrairement à la variété précédente, elle part du pôle postérieur, se dissémine autour de la papille, sans tendance à gagner la région équatoriale.

Un second signe caractéristique de l'affection est de débuter par une tache pigmentaire dont le centre d'abord pâlit, s'entr'ouvre pour ainsi dire de plus en plus pour faire place à une plaque atrophique à contours nettement arrondis ou ovalaires.

La syphilis est la cause la plus commune de cette variété de choroïdite.

VII. — Staphylome postérieur, scléro-choroïdite postérieure.

Il existe deux variétés de scléro-choroïdite postérieure, l'une absolument stationnaire, immuable dans sa forme, sa configuration c'est le *staphylome postérieur* proprement dit, l'autre une seconde se compliquant d'autres lésions des membranes profondes, et qui mérite seule le nom de *scléro-choroïdite postérieure*.

Staphylome postérieur.

Constitué par un croissant blanchâtre, dont la concavité embrasse une portion plus ou moins étendue du bord de la papille, ne doit être considéré que comme une malformation, une difformité congénitale. Susceptible d'être rencontré dans tous les yeux quel que soit leur état de réfraction emmétropie, hypermétropie, astigmatisme, mais se montre de préférence dans les yeux myopes.

Le staphylome postérieur, dans les yeux emmétropes ou hypermétropes a rarement une valeur clinique. Lorsque le sujet est jeune, il doit attirer l'attention sur une modification ultérieure possible de l'état de la réfraction.

Le staphylome postérieur, tout en revêtant la forme la plus commune d'un croissant à convexité dirigée dans le sens de la macula, peut offrir une forme circulaire, annulaire.

L'étendue du staphylome ne lui enlève pas son caractère, ce qui caractérise sa qualité de stationnaire *est la régularité, la délimitation précise des limites de son bord convexe* qui dans certains cas est bordé d'une petite bande pigmentée qui l'enchâsse plus ou moins complètement.

Staphylome postérieur progressif, scléro-choroïdite postérieure proprement dite.

La caractéristique du staphylome postérieur progressif en dehors des complications dont nous parlerons plus bas, est de présenter une délimitation irrégulière. Les bords irréguliers, dentelés, se confondent, ne tranchent pas d'une façon

bien nette avec les portions environnantes de la choroïde.
A sa surface, selon sa progression, on peut reconnaître
des cercles concentriques de pigment qui indiquent les
étapes parcourues par la sclérectasie. Le plus grand développement du staphylome se fait toujours dans la direction de la macula (fig. 19).

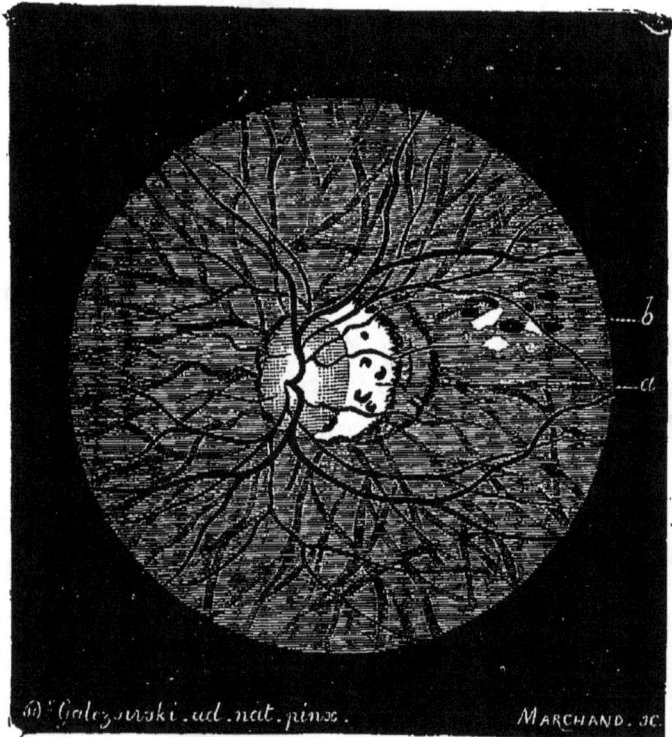

Fig. 19. — Staphylome postérieur.

La scléro-choroïdite postérieure ne se cantonne pas au
pourtour de la papille ; des foyers atrophiques, parfois
accompagnés de foyers hémorrhagiques se montrent à
quelque distance du staphylome, ou sur la macula elle-
même qui, à fin de compte, se trouve englobée dans un
large foyer partant de la papille et s'étendant bien au delà
de la zone maculaire.

En même temps que l'affection progresse, l'œil devient plus myope, l'acuité visuelle baisse ; lorsque la lésion atteint la macula, la vision centrale disparaît pour ne laisser subsister qu'une vision périphérique défectueuse.

Le corps vitré présente souvent des altérations qui viennent encore augmenter les troubles visuels : ce sont des flocons plus ou moins abondants, plus ou moins épais et volumineux, qui se meuvent, tourbillonnent avec d'autant plus de rapidité que l'humeur est plus ramollie, liquéfiée.

Enfin, à une période avancée, se produit un décollement de la rétine, des hémorragies du corps vitré, une cataracte choroïdienne, etc., etc.

Etiologie. — La cause la plus fréquente de la scléro-choroïdite postérieure est une prédisposition congénitale de l'œil qui crée et développe la myopie sur des yeux prédisposés. L'abus de la vision rapprochée (lecture, écriture, travaux fins d'aiguille, etc., etc.), la mauvaise hygiène et chez la femme les troubles de la menstruation, la grossesse, peuvent faire naître ou aggraver les phénomènes de la scléro-choroïdite postérieure.

VIII. — Sarcomes de la choroïde.

La choroïde est assez souvent le siège de tumeurs malignes. Les tumeurs *secondaires* sont des *carcinomes métastatiques*, provenant presque toujours de cancers du sein.

Les **tumeurs primitives** sont les seules dont nous nous occuperons. Ce sont presque toujours des *sarcomes*.

Tantôt leurs cellules sont imprégnées de pigment mélanique : ce sont les *mélanosarcomes*, tantôt elles en sont dépourvues : ce sont les *leucosarcomes*. Ces derniers semblent être les moins fréquents.

Symptômes. — Quelle que soit la structure histologique les symptômes restent les mêmes.

Pour la facilité de la description des symptômes, on admet quatre périodes dans l'évolution de ces tumeurs.

Dans la *première*, le néoplasme naît et se développe sans signe extérieur visible.

Dans la *deuxième*, apparaissent des accidents glaucomateux très aigus.

Dans la *troisième*, le néoplasme perfore la sclérotique et envahit l'orbite.

Dans la *quatrième*, l'affection se généralise et entraîne la mort du malade.

Première période. — Bien rares sont les malades qui arrivent assez tôt pour qu'on puisse voir naître le néoplasme. Une lacune du champ visuel, *un scotome*, avertit qu'il se passe quelque chose d'anormal dans l'œil.

L'ophtalmoscope seul pour les sarcomes du pôle postérieur permettra de voir une tumeur généralement arrondie présentant à sa surface *deux réseaux vasculaires* superposés, le premier appartenant à la rétine, le second à la tumeur. Si le sarcome siège dans la région ciliaire, l'éclairage oblique ou l'examen direct permettront parfois de constater sa présence. Mais bientôt, très vite ces tumeurs s'accompagnent de *décollement rétinien* et ce décollement la masquant près toujours rend le diagnostic très difficile.

Lorsque chez une personne âgée de plus de 40 ans sans myopie, sans traumatisme, apparaît un *décollement réti-*

nien, il faut penser à l'existence d'un *sarcome choroï-
dien.*

L'exploration par l'éclairage électrique de l'œil révélera
parfois son existence : mais comme ce procédé n'est pas à la
disposition des praticiens, on devra le plus souvent se baser
sur l'examen minutieux de la *tension oculaire.* Les décollements rétiniens simples s'accompagnent presque toujours
d'*hypotension. L'hypertension sera toujours en faveur
d'une tumeur.*

DEUXIÈME PÉRIODE. — Bientôt, l'œil devient le siège
d'accidents glaucomateux aigus. Ces accidents ont des
intensités variables, mais ils vont en augmentant et c'est
presque toujours à cette période qu'un médecin est consulté.
L'œdème des paupières, le chémosis, l'injection des vaisseaux ciliaires, l'aspect terne de la cornée, la disparition
de la chambre antérieure, la mydriase, le trouble des
milieux de l'œil permettront facilement de porter le diagnostic de glaucome. Il faudra interroger le malade avec
soin pour savoir si la vision était compromise avant le
glaucome et examiner l'autre œil pour y rechercher les
signes du glaucome chronique.

Cela est très important au point de vue du pronostic.

Quand il s'agit de glaucome aigu primitif, l'iridectomie
amène la guérison ; dans les glaucomes symptomatiques,
le soulagement n'est que temporaire et les crises reviennent
bientôt.

On devra donc songer à une tumeur toutes les fois qu'un
œil glaucomateux ne ressentira pas les bienfaits curatifs
de l'iridectomie.

Quand le cancer siège dans la région ciliaire le diagnostic
devient plus facile. Dans quelques cas on observe sur l'iris
près de son insertion ciliaire des taches noirâtres proémi-

nentes qui sont dues à l'envahissement néoplasique et entraînent la conviction.

TROISIÈME PÉRIODE. — Le sarcome continue sa marche ; il atteint la sclérotique, la perfore. Le malade est soulagé ; ses douleurs sont moindres à la suite de cet éclatement du globe ; mais l'orbite ne tarde pas à être envahi par la néoplasie.

QUATRIÈME PÉRIODE. — Les malades finissent presque tous par mourir de généralisation au poumon, au foie, à l'estomac et aux autres viscères. Les cellules sarcomateuses lancées dans la circulation s'arrêtent dans les organes les plus vasculaires et prolifèrent.

Le sarcome de la choroïde est donc une affection très grave ; les cas de guérison sont rares parce qu'on n'intervient pas assez tôt. La plupart des malades énucléés à la période glaucomateuse meurent de 18 mois à 3, 4 ans après la généralisation sans récidive locale.

Nous avons dit que le décollement rétinien précédait le glaucome, il peut y avoir des cas exceptionnels où le glaucome éclate avant le décollement. Il y a enfin des cas rares de sarcomes qui s'accompagnent d'*irido-choroïdite* et de *phtisie du globe* et non de glaucome secondaire.

Diagnostic. — Le diagnostic de ces tumeurs est parfois très délicat. Celles qui siègent dans la région antérieure de la choroïde peuvent être aperçues à travers le cristallin et rendent la tâche facile. Mais toutes celles de la partie postérieure échappent à l'examen à cause du décollement rétinien ou du glaucome qui les accompagnent.

Or rien de plus difficile que de distinguer un *décollement simple* d'un *décollement néoplasique*. L'hypertension et l'apparition du glaucome feront penser au sarcome. Dans le doute, il vaut mieux énucléer, puisque la vision est perdue.

De même pour le *glaucome aigu* : l'absence de glaucome chronique de l'autre côté, l'existence d'un décollement ou de la cécité antérieurement feront pencher en faveur du glaucome secondaire. L'insuccès qui suivra une iridectomie et le traitement anti-glaucomateux sera encore en faveur du sarcome.

Traitement. — Le traitement comporte l'ablation de tout le mal et le mieux est *d'énucléer* aussi tôt que possible. Plus tôt l'intervention sera faite, plus grande sera la survie.

Lorsque le néoplasme a perforé la sclérotique l'énucléation est insuffisante : il faut pratiquer *l'exentération de l'orbite*.

CHAPITRE X

RÉTINE

I. — Hémorragies de la rétine.

Les hémorragies de la rétine présentent une configuration en rapport direct avec la couche rétinienne dans laquelle elles se sont produites.

a) Les **hémorragies en flammèches** proviennent directement de la rupture d'un vaisseau rétinien ou d'une transsudation à travers ses parois. Dans le premier cas, il est souvent possible d'apercevoir le vaisseau rompu. Les hémorragies en flammèche siègent dans les couches des fibres nerveuses le long desquelles elles se répandent, et qui leur impriment leur configuration spéciale.

b) Les **hémorragies en pointillé** siègent dans la couche ganglionnaire ou dans la couche des cellules visuelles. Provenant selon toute probabilité de la rupture des capillaires, elles occupent certains sièges de prédilection, la macula ou son voisinage immédiat.

c) Les **hémorragies en nappe** occupent les couches profondes de la rétine ou sont situées entre celles-ci et la choroïde. Leur forme varie et souvent change quelques jours après leur apparition : très abondantes, elles se déversent dans le corps vitré.

Étiologie. — Les hémorragies rétiniennes se montrent souvent avec d'autres altérations de la rétine. C'est ainsi qu'on les rencontre dans la rétinite albuminurique diabétique, syphilitique, dans la névrite symptomatique des tumeurs cérébrales, etc., etc.

Assez souvent cependant les hémorragies se montrent seules, sans lésions profondes.

L'artério-sclérose, compliquée, ce qui est souvent le cas, d'une affection cardiaque, prédispose aux hémorragies rétiniennes tout comme aux hémorragies cérébrales.

L'exagération de la tension sanguine, l'engorgement des vaisseaux provenant d'un arrêt subit dans la circulation intra-oculaire, la thrombose, l'embolie de l'artère centrale, les épanchements pleuraux, la grossesse, les tumeurs abdominales, les efforts, la septicémie, agissent soit en modifiant la circulation générale et celle de la rétine par conséquent, soit en obstruant les vaisseaux rétiniens par un caillot ou par une colonie microbienne, sont susceptibles de produire des hémorragies rétiniennes. Dans ce même cadre étiologique doivent rentrer les hémorragies survenues à la suite de traumatisme, d'une commotion crânienne.

Signalons en dernier lieu, de façon à attirer l'attention, les hémorragies rétiniennes qui précèdent de quelques jours ou de quelques semaines l'apparition d'un glaucome aigu, ou d'un glaucome foudroyant.

Traitement. — Le traitement devra être surtout étiologique : on recherchera les lésions rénales, cardiaques, on luttera contre par l'artériosclérose, par les iodures, les purgatifs. On pourra appliquer à la tempe quelques sangsues ou pratiquer une saignée plus abondante. Malheureusement, le plus souvent, les lésions sont définitives.

II. — Rétinite albuminurique.

Les lésions du fond de l'œil qui surviennent sous l'influence du mal de Bright sont multiples : aussi au lieu de décrire une rétinite albuminurique-type croyons-nous bien faire en séparant d'abord les différentes lésions qui, groupées chez le même individu, constitueront, à un moment donné et parfois d'emblée, une physionomie clinique toute spéciale.

Les manifestations oculaires du mal de Bright peuvent être :

I. — UNE SIMPLE NÉVRITE qui ne se distingue par aucun caractère particulier des névrites nées sous d'autres influences. Une exception doit être faite pour la névrite symptomatique des tumeurs cérébrales.

Dans la névrite albuminurique, isolée, les hémorragies péri-papillaires sont rares, alors que leur présence constitue presque la règle lorsque la névrite s'accompagne d'autres phénomènes du côté de la rétine.

II. — La papille est indemne, mais c'est alors *la rétine qui présente des plaques d'un blanc d'argent* à bords dentelés ou irrégulièrement arrondis. Sur le confin des plaques existent parfois des groupes de petits points brillants ayant un reflet identique à celui des plaques. Plaques et pointillés ont la même signification anatomo-pathologique : dégénérescence graisseuse des éléments rétiniens, et leur situation est le voisinage de la papille. Isolés, c'est ordinairement à un diamètre papillaire en bas et en dedans qu'on les rencontre. Nombreuses elles entourent la papille avec une prédominance à s'étendre du côté de la macula.

III. — Dans une troisième variété clinique, la rétinite albuminurique peut ne se déceler que par *un pointillé ou des stries d'un blanc gris-perle entourant la tache jaune*

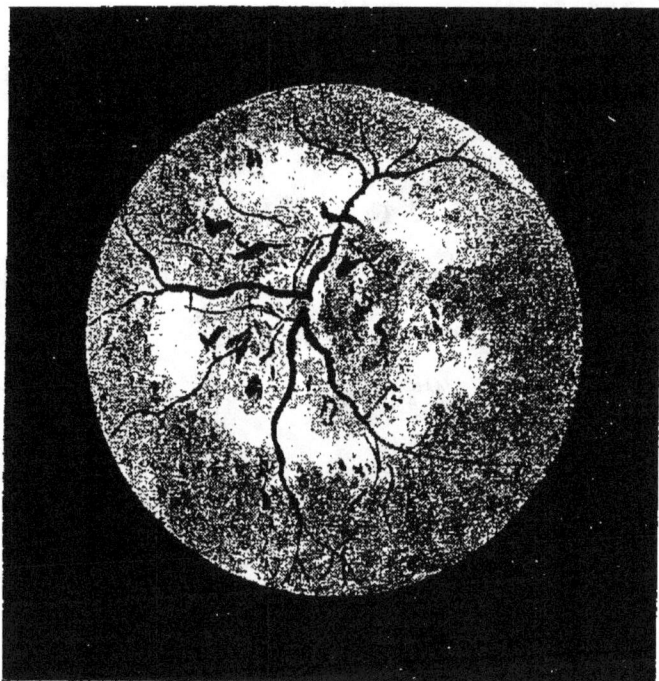

Fig. 20. — Rétinite albuminurique.

(fig. 20 et 21). Le pointillé, mais surtout les stries disposées comme les rayons d'une roue forment rarement une couronne complète autour de la macula. Ils constituent un symptôme qui semble appartenir exclusivement à la rétinite albuminurique.

Si maintenant nous réunissons dans un même individu les différentes lésions que nous venons de décrire : névrite avec dans son voisinage plus ou moins médiat des plaques graisseuses, entremêlées d'hémorragies en flammèche, couronne de points ou de stries autour de la macula, nous avons la physionomie clinique type de la rétinite albuminurique, ne pouvant laisser aucun doute sur son origine.

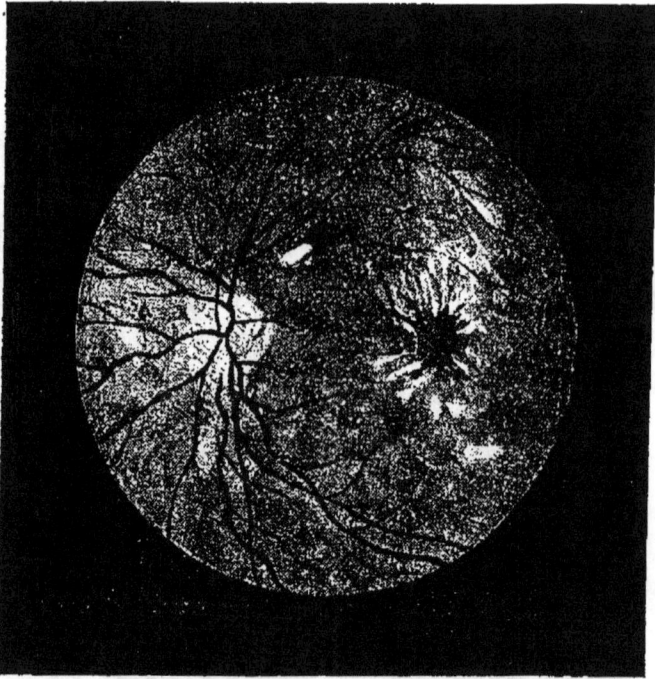

Fig. 24. — Névro-rétinite albuminurique.

A côté de ces manifestations oculaires visibles à l'ophtalmoscope, il en existe d'autres qu'il faut connaître. Chez les malades atteints d'albuminurie, la vision peut être abolie d'une façon presque subite, alors que l'examen ophtalmoscopique ne peut faire découvrir la moindre lésion des membranes profondes. La disparition de la vision se fait complète en quelques heures, mais la cécité ne dure en général qu'un jour ou deux, puis la vue revient peu à peu, à moins que le malade ne succombe aux accidents urémiques qui ont déterminé l'amaurose. L'amaurose urémique peut du reste éclater sur des yeux déjà atteints de rétinite albuminurique.

Diagnostic. — La rétinite albuminurique avec ses plaques graisseuses d'un blanc d'argent, ses hémorragies, la névrite qui l'accompagne ou la précède, le groupe de points ou de stries brillants autour de la macula ne saurait être confondue avec une affection d'origine différente. La névrite seule exige, pour être sûrement rapportée à sa véritable origine, un examen des urines.

La névrite albuminurique peut simuler une névrite dite par étranglement ou symptomatique des tumeurs cérébrales. Cette similitude ne saurait en imposer à un œil exercé. Le diagnostic entre ces deux variétés de névrite peut se compliquer du fait même de la constatation d'une plus ou moins grande quantité d'albumine dans les urines dans les deux cas. Nous avons eu parfois l'occasion de constater le fait. — L'examen fonctionnel de l'œil, la détermination de l'acuité visuelle deviennent ici d'un grand secours pour le praticien non rompu aux examens ophtalmoscopiques. Dès l'apparition de la névrite albuminurique, le malade se plaint de troubles de la vision toujours bien accentués. Le malade atteint d'une tumeur cérébrale avec manifestation papillaire présente le plus souvent par contre une acuité très peu diminuée et parfois normale avec des lésions qui semblent incompatibles avec une conservation même très diminuée de la vision (voyez *Névrites optiques*, p. 291).

Une autre erreur de diagnostic que nous avons vu par-

fois commettre, mais qui ne saurait se produire que par
suite d'un examen superficiel, est de confondre une large
plaque graisseuse avec une portion de rétine décollée.
L'observateur se laisse tromper par le reflet de la plaque
qui, à la rigueur, peut être confondu avec celui que présente un décollement.

Enfin, il ne faudrait pas attribuer à la présence d'une
rétinite la disparition brusque de la vision chez un albuminurique. Nous avons vu que l'amaurose urémique pouvait se produire sans altérations des membranes profondes.

Etiologie. — La névrite albuminurique est intimement
liée aux néphrites chroniques dont elle aggrave le pronostic. — Elle apparaît également sous l'influence de l'albuminurie créée par la grossesse, la scarlatine, l'intoxication saturnine, l'infection paludéenne, etc.

Pronostic. — La rétinite albuminurique atteint toujours
les deux yeux. C'est une affection grave, car si la vision
n'est presque jamais complètement abolie, elle n'en est
pas moins toujours très compromise. Il faut toujours se
souvenir que l'affection oculaire n'est, en somme, qu'une
manifestation d'une lésion rénale avancée.

La rétinite se développant sous l'influence de l'albuminurie scarlatineuse, gravidique, est d'un pronostic moins
grave : elle peut même guérir complètement. Dans ces
derniers cas, des deux affections rénales et oculaires,
l'une engendrant l'autre, il n'est pas rare de voir la première guérir sans laisser de graves inconvénients, alors
que la seconde marque le plus souvent son passage par
des lésions qui compromettent la vision pour toujours.

Traitement. — Le traitement est en somme celui des affections rénales et de leur cause étiologique. Le traitement oculaire proprement dit est nul.

III. — Embolie de l'artère centrale de la rétine.

L'embolie de l'artère centrale est déterminée par un caillot qui, détaché par le courant sanguin de son lieu d'origine, vient s'arrêter dans l'artère en arrière de la lame criblée qui semble lui avoir formé une barrière.

Le malade atteint d'une embolie de l'artère centrale perd *subitement* la vision de l'œil où s'est effectuée l'embolie. — La disparition brutale de la vue est parfois précédée d'obscurcissements passagers, de traînées lumineuses. — Dans quelques cas très rares, le patient assiste à la disparition graduelle de sa vision ; une sorte d'anneau noir se forme à la périphérie de son champ visuel, va sans cesse en se rétrécissant, puis finit par enserrer et couvrir le point de fixation. La scène dure quelques secondes.

Symptômes ophtalmoscopiques. — Vingt-quatre heures après l'attaque, la papille devient assez difficile à trouver pour un praticien peu familiarisé avec l'examen du fond de l'œil. La recherche de la papille est en effet rendue malaisée par suite de la diminution considérable des vaisseaux et surtout des artères sur la papille et dans toute la région péri-papillaire. La difficulté de l'examen du pôle postérieur s'augmente encore de ce fait que la rétine par suite d'un œdème toujours très accentué a perdu sa transparence au pourtour de la papille qui semble comme noyée

au milieu de la teinte opaline, blanc laiteux que présente
la membrane nerveuse. L'œdème rétinien occupe également la région maculaire dont le centre apparaît par contraste comme un *point d'un rouge vif* (fig. 22).

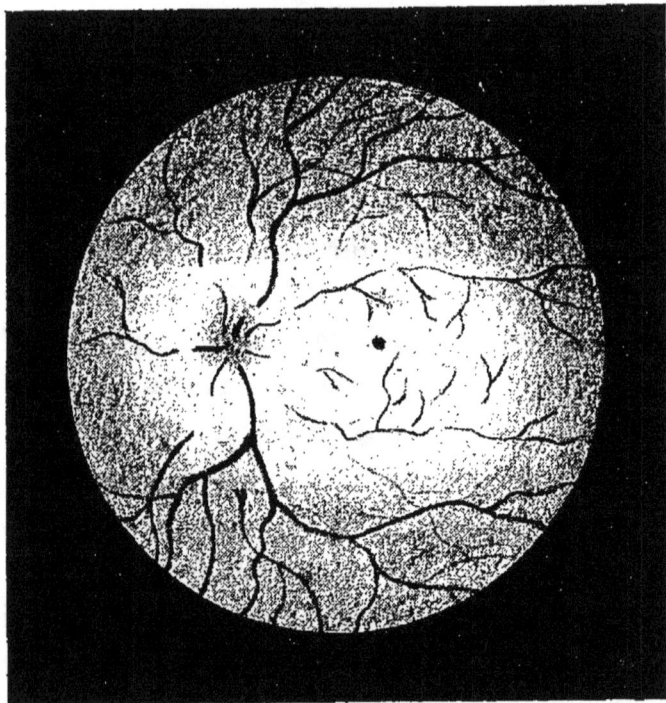

Fig. 22. — Embolie de l'artère centrale de la rétine.

Amincissement très marqué des vaisseaux et principalement des artères qui sont comme vidées, estompage
de la papille, coloration blanc-laiteux de la rétine au
pourtour du nerf optique et de la tache jaune, point d'un
rouge vif au niveau de la fovea, sont autant de symptômes
qui joints à cette particularité de la perte subite de la vision,
doivent faire diagnostiquer une embolie de l'artère centrale, aussitôt après l'attaque ou quelques jours après.

Huit à dix jours après que l'embolie s'est effectuée, la

papille reprend ses contours, sa coloration redevient à peu près normale, mais les vaisseaux et surtout les artères demeurent très diminués de volume. Ces dernières ne sont, le plus souvent, représentées que par de simples lignes d'un blanc jaunâtre. Les veines dont la diminution de calibre est moindre sont le siège d'une circulation se faisant par saccades, par ondées : minces et presque recti-lignes au niveau de la papille, elles deviennent flexueuses et encore bien dessinées au voisinage de l'ova serrata. Trois semaines environ après le début de l'attaque, la rétine a repris sa transparence, la papille apparaît nette-ment limitée, mais en voie d'atrophie, les artères sont tou-jours filiformes, quelques-unes ont complètement disparu. Au niveau de la macula, quelques points brillants de-meurent comme reliquats d'anciennes hémorragies en pointillé.

Diagnostic. — L'embolie de l'artère centrale pourrait être confondue avec une trombose de la veine centrale, avec une apoplexie du corps vitré. Cette confusion ne sau-rait se produire que si l'on ne tient compte que des phé-nomènes subjectifs.

Pronostic. — Toujours grave au point de vue de la santé générale, l'affection, cause déterminante de l'embo-lie, pouvant produire d'autres embolies dans des organes essentiels, le cerveau par exemple. — La vision est à jamais perdue pour l'œil atteint, mais fait clinique impor-tant, il n'existe pas ou peu d'exemples où les deux yeux aient présenté les mêmes phénomènes. — On peut donc affirmer au patient qu'il ne saurait devenir aveugle.

Etiologie. — Toutes les affections valvulaires avec hypertrophie cardiaque, les anévrysmes en général et en particulier ceux de l'aorte, l'athérome, les états infectieux, certaines tumeurs malignes sont susceptibles de déterminer une embolie de l'artère centrale ou de l'une de ses branches.

Traitement. — Tous les traitements mis en usage, iridectomie, paracentèse faites immédiatement ou peu de temps après l'attaque, le massage oculaire, etc., etc., sont demeurés sans résultats.

IV. — Rétinite pigmentaire.

La rétinite pigmentaire est une des affections du fond de l'œil dont les symptômes subjectifs sont les mieux énoncés par le malade.

Le malade atteint de rétinite pigmentaire s'aperçoit peu de temps après l'apparition de son affection de la difficulté qu'il éprouve à s'orienter dès que le soleil est couché, aussitôt que la lumière solaire ou artificielle n'est pas d'une certaine intensité (*héméralopie*). Surpris au dehors à la tombée de la nuit, on le trouve marchant lentement, la tête haute, essayant de s'orienter, de retrouver son chemin en prenant des précautions pour ne pas se heurter. En plein jour, selon la période plus ou moins avancée de son affection, il lui arrive de butter à des obstacles placés à côté de lui, mais non perçus par la vision périphérique qui fait défaut. Ses yeux sont souvent d'une extrême mobilité, ce qui ferait supposer qu'il est atteint de nystagmus. Tous ces phénomènes sont sous la dépendance des modifications qu'éprouve le champ visuel au fur et à mesure de la progression de l'affection.

Au début de la rétinite pigmentaire le champ visuel semble à peu près normal, surtout à un fort éclairage, mais si l'on vient à diminuer ce dernier, ce même champ se montre *rétréci d'une façon concentrique*. Le rétrécissement va sans cesse en augmentant, et un moment arrive où la vision est réduite au seul point de fixation et le malade, qui a toutes les peines du monde à se conduire, peut encore lire les caractères les plus fins, mais le point de fixation disparaît à son tour et le sujet devient aveugle.

Héméralopie, rétrécissement concentrique du champ visuel, sont deux symptômes subjectifs de la rétinite pigmentaire qui ne manquent jamais ; on les trouve dans les cas très rares où les phénomènes objectifs font défaut.

SYMPTOMES OBJECTIFS. — L'aspect extérieur du globe n'offre rien de bien particulier. A l'ophtalmoscope la rétine est parsemée au niveau de l'ora serrata de *corpuscules noirâtres* qui lui donnent un aspect tigré. Ces corpuscules présentent certaines particularités comme forme, comme nombre et comme siège.

La forme la plus commune est une forme ramifiée qui les fait ressembler à de petites araignées, à des ostéoplastes isolés, ou se reliant les uns aux autres par des prolongements plus ou moins longs, plus ou moins effilés (fig. 23). Au milieu de ces corpuscules peuvent se rencontrer de petits amas pigmentaires arrondis : ils constituent l'exception. Les dépôts pigmentaires tassés le long du trajet d'un vaisseau forment une véritable corde, avec parfois des renflements, des nœuds d'où se détache un filament noirâtre qui va aboutir à un corpuscule situé plus ou moins loin. Lorsque le pigment a envahi une portion plus ou moins longue d'un vaisseau, cet envahissement se fait toujours de la périphérie vers le centre de l'ora, vers la papille.

Le nombre des corpuscules est assez variable, tantôt clairsemés, tantôt au contraire en nombre si considérable

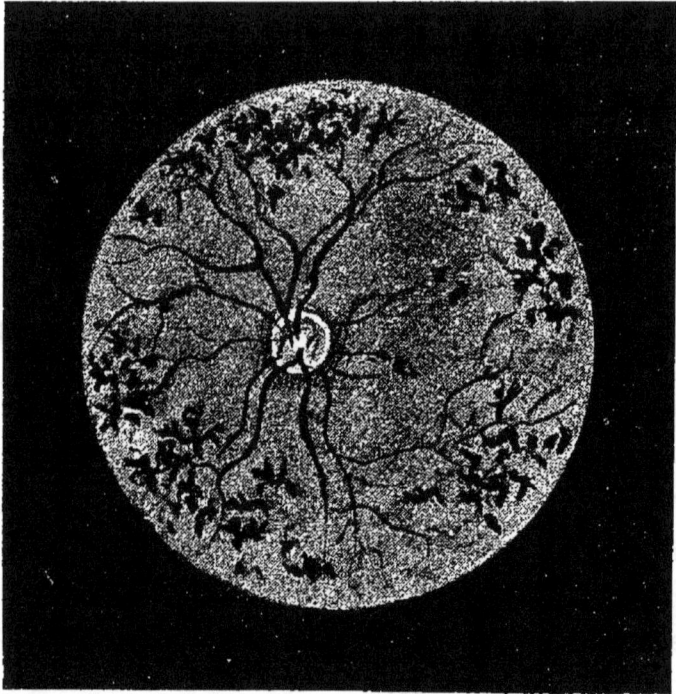

Fig. 23. — Rétinite pigmentaire.

qu'ils forment une mosaïque à grains serrés s'étendant de l'ora au pôle postérieur, envahissant ainsi toute la surface de la rétine, quelques-uns s'étalant même sur la papille. Dans les cas où les corpuscules pigmentaires sont très clairsemés, n'étaient les phénomènes subjectifs dont les malades se plaignent et qui obligent le praticien à faire un examen détaillé du fond de l'œil, les lésions rétiniennes pourraient passer inaperçues.

Dans ces cas particuliers, il est indispensable de bien

examiner la région avoisinant l'ora et surtout de bien suivre le trajet des vaisseaux en commençant par leur terminaison. Il est un fait clinique qui subit de bien rares exceptions, à savoir, que dans toute rétinite pigmentaire ne présentant, pendant toute la durée de son évolution, que de rares corpuscules on en trouve toujours quelqu'un situé sur le trajet ou placé à califourchon, au niveau du point de bifurcation d'un vaisseau.

A côté de ces altérations pigmentaires et selon l'âge et la nature plus ou moins maligne de l'affection se rencontrent des modifications du côté de *la circulation de la rétine, du côté de la choroïde, du nerf optique, du cristallin, du corps vitré* et enfin dans certains cas de tout l'organe.

a) CIRCULATION DE LA RÉTINE. — Les vaisseaux rétiniens peuvent subir deux sortes de sclérose, l'une pigmentée, l'autre non pigmentée, M. de Wecker a dit avec raison que la gravité de l'affection et la diminution de l'acuité visuelle étaient sous la dépendance du degré de sclérose non pigmentée des vaisseaux.

b) MODIFICATIONS DU COTÉ DE LA CHOROIDE. — La choroïde subit à la longue une dépigmentation qui met pour ainsi dire des vaisseaux à découvert, et permet de les bien distinguer à l'ophtalmoscope.

c) MODIFICATIONS DU NERF OPTIQUE. — Avec une sclérose cutanée des vaisseaux le nerf présente une sorte de turgescence donnant à la papille une coloration rose vineux parfois si caractéristique qu'elle éveille à elle seule l'idée de rétinite pigmentaire. De rose la papille devient jaune chamois et ses contours sont mal limités. A la période ultime la papille apparaît sous forme d'un disque blanc-grisâtre, entouré et parfois couvert d'amas pigmentaire.

d) Altérations du cristallin. — Le cristallin présente dans certains cas une *cataracte polaire postérieure*. Cette altération de la lentille est loin d'être constante et le moment de son apparition tout en étant en rapport quelque peu direct avec les altérations vasculaires n'a rien de précis comme date de formation. Des yeux perdus depuis long-temps ne présentent aucune trace de sclérose du cristallin, même chez les individus ayant dépassé la cinquantaine, alors que l'on trouve une cataracte polaire chez de très jeunes sujets ayant encore un certain degré de vision.

e) Le corps vitré garde le plus souvent sa transparence. On a signalé et nous avons nous-même constaté des troubles plus ou moins abondants, bientôt suivis d'un ramollisse-ment du globe, de décollement de la rétine. L'atrophie du bulbe est le terme ultime mais rare de ces cas parti-culiers.

Étiologie. — La rétinite pigmentaire atteint toujours les deux yeux; le plus souvent congénitale elle coexiste assez souvent avec d'autres anomalies de même origine. De toutes les causes la consanguinité seule peut être mise hors de doute : un peu plus d'un tiers des cas lui sont cependant seuls imputables. Quant à la syphilis héréditaire elle donne bien lieu à une forme de rétinite pigmentaire, mais dont l'aspect, la marche, sont toutes dissemblables de la rétinite pigmentaire proprement dite.

Traitement. — Toutes les médications employées jus-qu'à présent sont demeurées sans effet bien sensible sur la marche de l'affection. Il faut reconnaître, en se basant sur de nombreuses observations, que ni l'électricité, ni les injections de strychnine, ne donnent de résultats vraiment

positifs. Les quelques succès, non de guérison mais de
ralentissement de l'affection sous l'influence de ces médications ne sauraient être pris en trop grande considération.
La marche toujours croissante de la rétinite pigmentaire
se fait selon les sujets de façon plus ou moins accélérée.
Cette marche est dans certains cas très lente, au point de
simuler des temps d'arrêt et à bien observer les malades,
il semble ressortir ce fait qui demanderait à être confirmé
par d'autres que par nous, à savoir que le rétrécissement
du champ visuel se fait relativement plus rapide de la périphérie jusqu'à 15° et 10°, que de cette distance au point
de fixation. Or le temps d'arrêt signalé et que nous avions
cru nous-même survenu, sous l'influence du traitement, se
produit presque toujours à ce degré de rétrécissement.

Nous signalerons cependant une médication qui nous
a donné, à côté de résultats nuls ou médiocres, de très
grandes satisfactions.

Ce sont les injections de sérum (Coppez).

V. — Chorio-rétinite-syphilitique.

La chorio-rétinite spécifique débute le plus souvent
d'une façon insidieuse. Le patient commence par avoir
l'impression d'un léger brouillard qui lui voile les objets.
Par un mouvement brusque ou le frottement énergique
des paupières le nuage se déplace ou disparaît permettant
pendant quelques secondes une vision plus nette. Ce
trouble du début est parfois passager. Il reparaît bientôt à
nouveau, et après plusieurs alternatives reste à demeure
augmentant d'intensité.

Difficilement définissable au début, le trouble de la

vue finit par revêtir une physionomie un peu spéciale. Le malade voit les objets à travers un nuage composé d'une infinité de points grisâtres qui se meuvent avec une extrême mobilité dès qu'il imprime à son œil un mouvement un peu brusque. L'œil malade est ébloui par la lumière.

L'acuité visuelle diminue dès le début, les objets apparaissent plus petits, mais rarement déformés, la flamme d'une bougie, d'un bec de gaz est vue diffuse et entourée d'un halo relativement très étendu.

Au bout d'un certain temps le patient accuse de la photopsie : à la périphérie de son champ visuel jaillissent de véritables éclairs, des boules de feu ou des croissants lumineux semblables aux phosphènes. Ce dernier phénomène a lieu le plus souvent, lors des changements brusques d'éclairage mais peut se produire en toutes circonstances. Certains sujets éprouvent une sensation de tension un peu douloureuse dans le globe ou sur un point isolé du rebord orbitaire supérieur, au moment ou quelques instants avant l'apparition de ces phénomènes lumineux.

L'aspect extérieur du globe est normal, parfois existent de la photophobie et un peu de larmoiement réflexe dus à l'action de la lumière sur les membranes profondes, malades.

SYMPTOMES OBJECTIFS. — En cherchant à éclairer le fond de l'œil, il n'est pas rare de constater les reliquats d'une iritis ancienne (dépôts d'uvée sur la cristalloïde, synéchies partielles, etc.). Cette constatation d'une iritis ancienne sur un œil présentant les phénomènes que nous allons décrire a une grande importance clinique. En cas de doute ou de non-aveu d'antécédents spécifiques antérieurs, elle concourt à établir un diagnostic précis.

Au début de l'affection, le fond de l'œil est éclairable,

la papille apparaît floue, ses bords sont mal limités, une sorte de nuage la recouvre et l'entoure. Les vaisseaux rétiniens ont subi peu de modifications, sauf au niveau de la papille et dans la zone péripapillaire.

L'examen à l'image droite, à l'aide du *simple miroir de l'ophtalmoscope* et avec *un faible éclairage* permet de constater facilement un trouble spécial du vitré. Ce trouble très fin siège dans les couches postérieures du vitreum, s'étale pour ainsi dire au-devant de la papille dont il contribue à renforcer l'estompage créé par la neuro-rétinite. L'observateur perçoit une infinité de petits points d'un gris clair qui se meuvent avec une extrême rapidité, tourbillonnent dès que l'on fait imprimer au globe le moindre mouvement, c'est ce que l'on a justement appelé la fine « *poussière du corps vitré* ». A un ou deux diamètres papillaires l'image du fond de l'œil est normale, tout au moins dans la première période de l'évolution de la chorio-rétinite.

A ces lésions du début ne tardent pas à s'ajouter des modifications du côté de la choroïde et de la rétine. Çà et là, mais de préférence au pourtour de la papille et dans le voisinage de la macula, l'examen à l'image droite permet de distinguer des plaques exsudatives d'un jaune sale et à limites indécises. Dans quelques cas particuliers, la région maculaire seule est recouverte d'un amas exsudatif (chorio-rétinite centrale). Il faut une certaine habitude et quelque expérience pour découvrir et apprécier ces dernières lésions au moment de leur apparition.

A mesure que l'affection vieillit, il se produit une atrophie de la rétine et de la choroïde au niveau des plaques que nous venons de signaler. Les lésions appartiennent soit à une seule des membranes, soit aux deux ensemble.

De ci, de là, parfois groupées, apparaissent des taches noirâtres dues à l'infiltration du pigment dans les couches de la membrane nerveuse. Ces amas pigmentaires ressemblent dans certains cas à ceux que nous avons décrits dans la rétinite pigmentaire. Le diagnostic différentiel basé sur la seule physionomie des corpuscules peut être d'autant plus malaisé que l'infiltration pigmentaire s'étale dans le voisinage de l'ora, suit et couvre parfois le trajet des vaisseaux.

A côté des plaques noirâtres se détachent des plaques blanches à bords irrégulièrement arrondis, ayant pour siège de prédilection la région péripapillaire et maculaire.

La physionomie clinique que nous venons de décrire est la plus commune, mais la chorio-rétinite spécifique revêt d'autres allures. Le trouble du corps vitré si fin, si poussiéreux qu'il est besoin, pour le bien distinguer, de prendre certaines précautions d'éclairage, peut devenir très abondant et être constitué par de gros flocons qui rendent impossible l'examen du fond de l'œil ; mais ces troubles, pour si intenses qu'ils puissent être, présentent, du moins d'après nos observations, cette particularité de se modifier d'un moment à l'autre. Cette modification n'est pas sensible pour l'examinateur, mais est bien appréciée par le malade qui accuse une amélioration de la vision survenue souvent d'un jour à l'autre. Cette amélioration est toujours du reste de très courte durée.

Diagnostic. — Les reliquats d'une iritis ancienne, joints aux phénomènes perçus à l'aide de l'ophtalmoscope feront diagnostiquer la chorio-rétinite spécifique. — Le *trouble fin poussiéreux du corps vitré* appartient exclusivement à la chorio-rétinite spécifique. Alors que les troubles du vitré ont disparu ou ne présentent plus les caractères particuliers du début, alors que l'affection a vieilli, les dépôts de pigment, les plaques atrophiques pourraient ne pas être rapportés à leur véritable origine, mais le malade interrogé refait l'histoire du début de son affection.

Pronostic. — L'affection est très rarement monoculaire.

Les lésions du second œil atteint sont souvent moins graves, moins intenses, mais cette atténuation ne doit être rapportée qu'au bénéfice du traitement employé depuis un temps plus ou moins long contre l'œil primitivement incriminé.

Le pronostic de la chorio-rétinite spécifique est grave par suite de la fréquence des récidives. Les malades jeunes récupèrent une acuité suffisante, et souvent normale, tout en conservant quelques troubles du corps vitré, qui demeurent une gêne permanente, surtout à la lumière du jour. La persistance de l'apparition des phénomènes lumineux est un indice de la non guérison de l'affection. Un traitement longtemps suivi est la meilleure garantie de la conservation de la vision.

Traitement. — L'âge du sujet est un gros facteur du traitement; plus le sujet est jeune et plus grandes sont les chances de guérison.

Les yeux devront d'abord être mis dans un état de repos quasi absolu. On fera porter au malade des verres fumés, teinte nº 5 ou 6, mais il est inutile et même dangereux d'enfermer les intéressés dans une chambre obscure. Cette séquestration ne tarderait pas à accentuer une dépression morale que l'apparition des troubles oculaires a déjà fait naître.

Le traitement antisyphilitique intensif et longtemps suivi donne dans la grande majorité des cas d'excellents résultats, et il faut toujours se souvenir que le traitement le mieux appliqué ne saurait avoir d'effets avant 4 à 5 semaines. A ce moment même l'amélioration peut être à peine sensible.

De quelle façon, sous quelle forme doit-on administrer les préparations mercurielles? Chaque praticien ayant ses préférences, nous ne saurions marquer les nôtres, mais une expérience sinon très longue du moins contrôlée par des résultats heureux, nous a toujours fait préférer les frictions aux différentes injections sous-cutanées. — Les frictions ne présentent qu'un désavantage, celui de ne pouvoir être contrôlées. — Suivant l'intensité des cas, nous faisons pratiquer une friction tous les soirs au moment du coucher avec 6 ou 8 grammes d'onguent double. La durée de la friction de 10 à 15 minutes. Sans rien enlever de la pommade, recouvrir la région choisie avec un carré de ouate. Le lendemain matin, enlever le coton et frotter le membre avec des tampons de ouate et un peu d'huile. En même temps que le mercure administrer l'iodure de potassium à la dose de 2 à 3 grammes maximum par jour. L'influence de l'iodure sur la marche et la guérison de l'affection est certainement bien moindre que celle du mercure.

Pour pouvoir continuer pendant longtemps ce traitement de choix il est essentiel de surveiller et d'empêcher toute stomatite, ce qu'il est facile de faire en nettoyant d'abord la bouche et en entretenant cette propreté à l'aide de poudres dentifrices, dont une des plus efficaces est la suivante :

Poudre de quinquina. . . ⎱ *āā*
— de cachou . . . . ⎰ 5 gr.
Chlorate de potasse . . . 10 gr.
Essence de menthe. . . . *q. s* pour aromatiser.

à l'aide d'une brosse à crins doux, matin et soir ou trois fois par jour suivant les cas. Rincer ensuite la bouche avec un peu d'eau tiède et quelques gouttes d'alcool.

Nous rappellerons que le siège de la friction (avant-bras, aisselle, pli de l'aine, mollet, doit être changé tous les jours et qu'il faut bien savonner une région déjà frictionnée avant de faire une nouvelle application de la pommade mercurielle.

Des différentes injections préconisées, celle qui nous a donné le meilleur résultat est celle de Panas.

Biiodure de mercure. . . . 0,15 centigr.
Huile d'olives stérilisée. . . 30 cent. cubes.

Une seringue de 1 centimètre cube tous les deux jours ou tous les jours.

VI. — Gliome de la rétine.

Le gliome, le glio-sarcome de la rétine, est une tumeur maligne que l'on ne rencontre que chez l'enfant.

Première période. — La première phase de l'évolution du gliome passe souvent inaperçue, la tumeur ne déterminant aucune douleur et l'enfant n'ayant pas ou ayant peu conscience de la diminution de sa vision.

L'amaurose plus ou moins prononcée, amenée par le développement du néoplasme a pour premier effet de produire une dilatation plus grande de la pupille à travers laquelle les parents perçoivent un reflet métallique d'un

PUECH et FROMAGET. Ophtalmol.   16.

jaune fauve. — Ce reflet particulier a fait donner à l'œil atteint de gliome la dénomination d'œil amaurotique de chat (œil amaurotique de Beer).

En faisant mouvoir le globe oculaire, tout en bien examinant le champ pupillaire, on voit faisant saillie, au niveau du pôle postérieur ou sur une des parois de la face interne du globe, une masse jaunâtre ou d'un blanc sale. Examinant le fond de l'œil avec le miroir de l'ophtalmoscope, la masse néoplasique change quelque peu d'aspect. De brillante qu'elle paraissait être, elle se montre d'un blanc jaunâtre, de plus, elle n'est pas uniforme, mais bien irrégulière, cotonneuse et parfois l'examen montre soit se rattachant à la tumeur principale par un pédicule, soit absolument indépendante, une autre tumeur de même nature flottant dans le corps vitré.

A la surface du gliome se distingue souvent tout un fin réseau de vaisseaux de nouvelle formation.

Les phénomènes irritatifs, mais surtout inflammatoires manquent le plus souvent à cette période.

DEUXIÈME PÉRIODE. — La tumeur a augmenté de volume, élevant peu à peu la tension oculaire au-dessus de la normale et produisant à fin de compte une hypertension semblable à celle du glaucome aigu (T $+$ 2, T $+$ 3). L'œil et la région péri-orbitaire deviennent le siège de douleurs aiguës, des phénomènes inflammatoires éclatent (rougeur péri-kératique, décoloration de l'iris, synéchies postérieures, troubles de la cornée) et l'enfant dont les souffrances se font de plus en plus vives se plaint constamment.

TROISIÈME PÉRIODE. — La tumeur continuant sa marche et son développement toujours croissant distend d'abord, puis use les enveloppes de l'œil qui finissent par se rom-

pre. A ce moment se produit une détente dans les phénomènes douloureux. — La tension oculaire tombe également, rendant le diagnostic très difficile. — L'élévation
de tension est un phénomène d'autant plus important que
l'examen de la tumeur est le plus souvent impossible à
cette période par suite des lésions cornéennes des troubles
des milieux.

La rupture de la coque oculaire peut se faire au niveau
du pôle postérieur, et par conséquent être méconnue longtemps, ou bien, et c'est le cas le plus fréquent, à l'union
de la cornée et de la sclérotique. Une fois le néoplasme
hors du globe, celui-ci se transforme en une énorme
tumeur douloureuse, vasculaire, bourgeonnante, saignant
au moindre contact, remplissant tout l'orbite, écartant les
paupières qu'elle déborde et recouvre.

À la PÉRIODE ULTIME de son évolution, le gliome envahit
les organes du voisinage, tissu cellulaire de l'orbite, parois
osseuses, etc., le cerveau, en se propageant directement le
long du nerf optique — ou les organes éloignés, gan-
glions lymphatiques, poumons, péritoine, etc. etc., par
voie métastatique.

Diagnostic. — Le gliome peut être et a été souvent confondu avec la choroïdite métastatique commune dans l'enfance. Nous avons vu à l'article choroïdite métastatique
quels étaient les signes différentiels des deux affections.

Le gliome pourrait à la rigueur être confondu avec le
sarcome de la choroïde, mais indépendamment de certains
caractères propres à cette dernière tumeur (voir tumeurs
de la choroïde) il faut se souvenir que le gliome est une
affection du tout jeune âge, alors que le sarcome n'apparaît que chez l'adulte.

Pronostic. — Jusqu'à nouvel ordre, nous le considérerons comme fatal, *quoad vitam*, n'ayant jamais constaté de survie, alors même que l'affection diagnostiquée presque à son début, nous sommes intervenus au plus vite.

Traitement. — Quelques auteurs et non des moins autorisés, ayant relaté des cas de guérison définitive obtenus après une énucléation pratiquée avant l'éclosion des accidents de la 3ᵉ période, il faut énucléer le plus tôt possible, évider l'orbite dans le cas où le néoplasme aurait commencé à envahir les parties avoisinantes. L'énucléation s'impose dans tous les cas, ne serait-ce que dans le but d'éviter au petit malade d'intolérables souffrances, d'épargner aux parents le spectacle d'un mal aussi dégradant que peut devenir le gliome.

VII. — Décollement de la rétine.

A l'état physiologique la rétine immédiatement appliquée sur la choroïde ne tient intimement à cette dernière membrane qu'au voisinage de l'ora serrata et au pourtour du nerf optique. La membrane nerveuse peut donc être détachée, soulevée de la membrane vasculaire, sur une plus ou moins grande partie de son étendue. On dit alors qu'il s'est produit un décollement de la rétine.

Symptômes. — Le décollement de la rétine se produit le plus souvent de façon brusque ou bien se trouve précédé de certains phénomènes particuliers dont les plus fréquents sont des troubles du corps vitré et de la photopsie (sensations d'éclairs, boules de feu, etc.

L'examen ophtalmoscopique peut seul donner des renseignements précis sur l'emplacement, l'étendue et parfois la nature du décollement.

Lorsque l'on soupçonne l'existence d'un décollement, l'examen du fond de l'œil doit se faire de préférence à l'image droite, à l'aide du miroir de l'ophtalmoscope. Faute de pratiquer cet examen, l'observateur pourrait méconnaître certains soulèvements ou décollements dès leur apparition.

Nous prendrons comme type de décollement le plus fréquent de tous, celui qui est pour ainsi dire la conséquence presque obligée des myopies élevées.

Le siège primitif du décollement est des plus variables, d'où la nécessité d'explorer toute l'étendue de la membrane nerveuse : quel que soit le premier emplacement du soulèvement rétinien, on peut considérer qu'il finit toujours par gagner la partie inférieure. Un décollement qui occupe pendant longtemps une portion de la rétine, autre que la portion inférieure, doit éveiller l'idée d'un soulèvement rétinien provoqué par le développement d'une tumeur de la choroïde.

La portion inférieure de la rétine constituant un véritable siège de prédilection doit être explorée avec beaucoup d'attention en faisant regarder le malade directement en bas, en bas et en dedans et en bas et en dehors.

Les différents mouvements que l'on fait imprimer au globe pendant cet examen impriment le plus souvent à la rétine décollée une sorte de tremblottement qui attire, et fixe l'attention.

La partie décollée se présente sous plusieurs aspects, tantôt c'est une sorte de cupule presque uniformément arrondie, d'un gris-perle bien accentué, tantôt au con-

traire, elle peut être comparée à une nappe à la surface
de laquelle s'élèvent, à des espaces plus ou moins rapprochés, de petites vagues dont le sommet est d'un blanc
brillant (fig. 24).

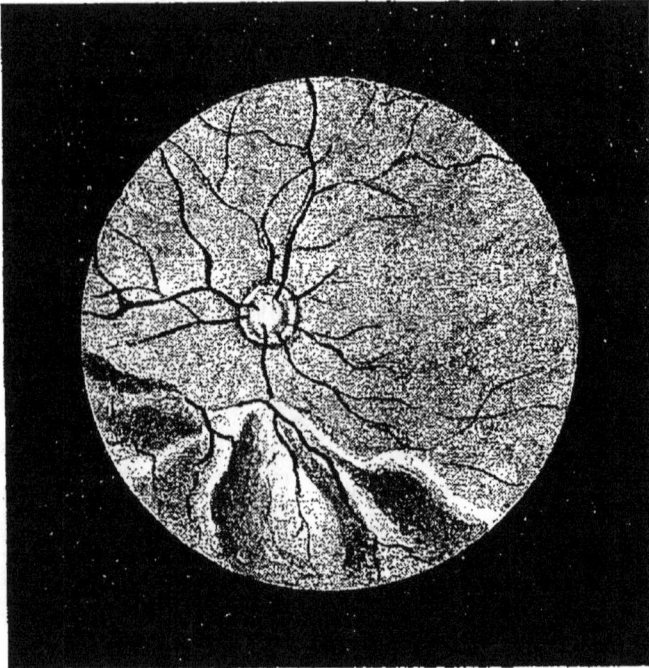

Fig. 24. — Décollement de la rétine.

Sur la surface du décollement rampent quelques vaisseaux rétiniens dont la physionomie est bien caractéristique.
Sinueux, rampant pour ainsi dire sur la nappe décollée,
on les voit tantôt s'élever, s'étaler, puis disparaître derrière
un pli, une vague, pour réapparaître à nouveau. Leur coloration et leur forme sont aussi caractéristiques que leur
trajet. Dans l'œil normal les vaisseaux rétiniens sont d'une
couleur rouge rosée et paraissent un peu aplatis, les vaisseaux au contraire, qui rampent à la surface d'un décolle-

ment, sont d'un rouge très sombre, presque noirs, leur forme est arrondie et leur calibre semble beaucoup moindre que leurs prolongements encore étalés sur la rétine normale.

Cette coloration, cette forme des vaisseaux permet de diagnostiquer un simple soulèvement de la rétine qu'il serait difficile d'apercevoir autrement que par un examen très délicat.

Indépendamment de ces symptômes l'ophtalmoscope laisse voir souvent, surtout dans le cas particulier que nous venons de prendre pour exemple, des troubles du corps vitré plus ou moins abondants qui contribuent à donner à la rétine une teinte d'un gris sale.

La teinte glauque verdâtre de certains décollements est due à une certaine quantité de sang mélangé au liquide qui a soulevé la rétine.

Symptomes subjectifs.— Dès l'apparition du décollement la vision se trouble, et selon son emplacement le malade constate une lacune de son champ visuel, un véritable scotome. Le décollement de la portion inférieure de la rétine ne permet pas de voir la partie supérieure des objets, la figure d'une personne placée en face. Dans tout décollement, quelle que soit sa situation, la vision est toujours défectueuse, celle-ci disparaît lorsque le décollement siège au niveau de la macula, lorsqu'il devient très étendu, etc. Bien des malades accusent avant l'apparition du scotome une déformation des objets.

Étiologie. — La cause de beaucoup la plus fréquente du décollement rétinien est le résultat des altérations de la choroïde et du corps vitré survenues sous l'influence de la myopie progressive. Puis viennent les décollements traumatiques : avec ou sans ouverture du globe, et enfin ceux causés par le développement d'une tumeur intra-oculaire.

Traitement. — Le décollement qui accompagne les tumeurs choroïdiennes n'est susceptible d'aucun traitement (voir tumeurs de la choroïde) ; ceux qui succèdent à un traumatisme sans ouverture du globe peuvent guérir spontanément ou demeurer à jamais.

Quant au décollement myopique nous ne saurions énumérer toutes les médications, toutes les opérations qui ont été préconisées. Nous nous contenterons de signaler un des traitements, les plus simples et qui donne parfois de remarquables résultats.

Règle générale : plus tôt le traitement est appliqué, et plus il a des chances de succès, surtout s'il n'existe pas une scléro-choroïdite postérieure très étendue et un trop grand ramollissement du corps vitré.

On instillera d'abord quelques gouttes d'un collyre à l'atropine de façon à mettre l'œil dans un état de repos quasi absolu, et aussi pour bien se rendre compte de l'endroit exact où siège le décollement. Cette constatation faite on procédera à l'évacuation du liquide sous-rétinien en pratiquant une ponction sclérale sur le lieu même du décollement en enfonçant un couteau de Græfe aussi loin que possible de la cornée, en ayant soin de pousser son couteau dans un intervalle des muscles droits. La pointe du couteau ne devra pas pénétrer au delà de 3 millimètres et son retrait se fera en lui imprimant un mouvement de rotation, de façon à créer une certaine béance de la plaie.

Le repos absolu au lit et l'application d'un bandeau à peine compressif sont les corollaires indispensables de ce mode de traitement, le seul avec les pointes de feu qui ne donne lieu à aucune complication opératoire lorsqu'il est pratiqué antiseptiquement.'

Le traitement purement médical consistera dans les instillations d'atropine, le séjour au lit, les injections de pilocarpine et un régime alimentaire approprié selon les cas.

CHAPITRE XI

NERF OPTIQUE

I. — Névrites.

L'inflammation de l'extrémité intra-oculaire du nerf optique est rarement limitée à la papille elle-même; les portions environnantes de la rétine y participent sur une plus ou moins grande étendue.

De toutes les variétés de névrites, une seule à notre avis tranche, autant par ses symptômes subjectifs qu'objectifs, de toutes les variétés de névrite, c'est la *névrite symptomatique des tumeurs cérébrales*, que nous décrirons à part.

SYMPTOMES SUBJECTIFS DES NÉVRITES EN GÉNÉRAL. — Dès l'apparition d'une névrite ou quelques jours auparavant le malade éprouve des obscurcissements passagers de la vision, puis l'acuité visuelle baisse, et dans certains cas la vue est complètement abolie.

Les malades se plaignent également de voir à travers un brouillard, les objets sont entourés d'une sorte de halo multicolore, de véritables irisations, de traînées lumineuses, de jets de lumière d'un blanc intense jaillissent dans toutes les directions du champ visuel.

Précédant ou accompagnant la névrite beaucoup de malades signalent des maux de tête, des migraines qui n'ont rien de caractéristique.

SYMPTOMES OBJECTIFS. — Ils sont très variables.

I. Un segment de la papille se trouve seul intéressé, et alors les limites du disque se confondent à ce niveau avec les parties environnantes de la rétine.

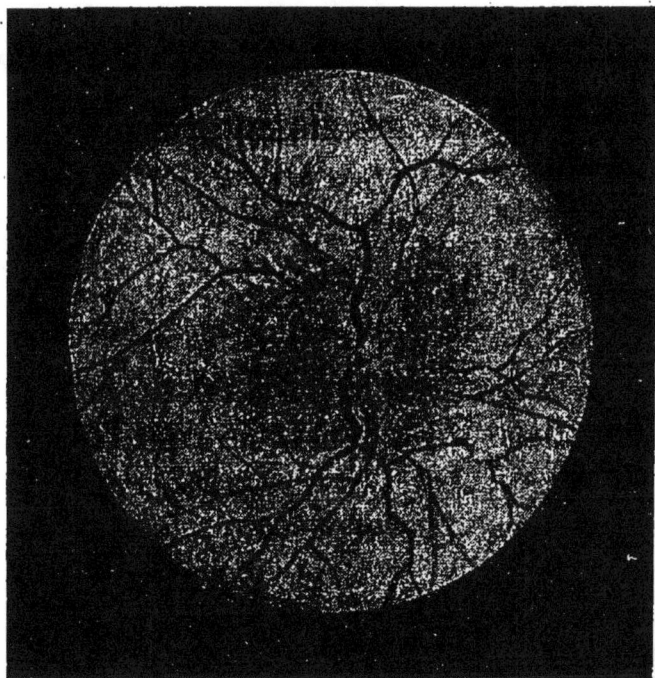

Fig. 25. — Névrite optique.

II. Plus souvent au contraire la névrite occupe toute la portion intra-oculaire du nerf optique, et il devient très difficile, le plus souvent impossible, de distinguer les bords de la papille.

Cette dernière peut présenter plusieurs physionomies. Ou bien elle est turgescente, avec une diffusion de ses bords, particulièrement accentuée au niveau du passage des vaisseaux de la papille sur la rétine. Dans d'autres cas, la papille ne ressort pas, elle est floue, estompée, ou elle semble être représentée par une sorte de nébuleuse, formée de stries blanc-rougeâtres, dont les confins se perdent d'une façon irrégulière dans les portions environnantes de la rétine (fig. 25 et 26)

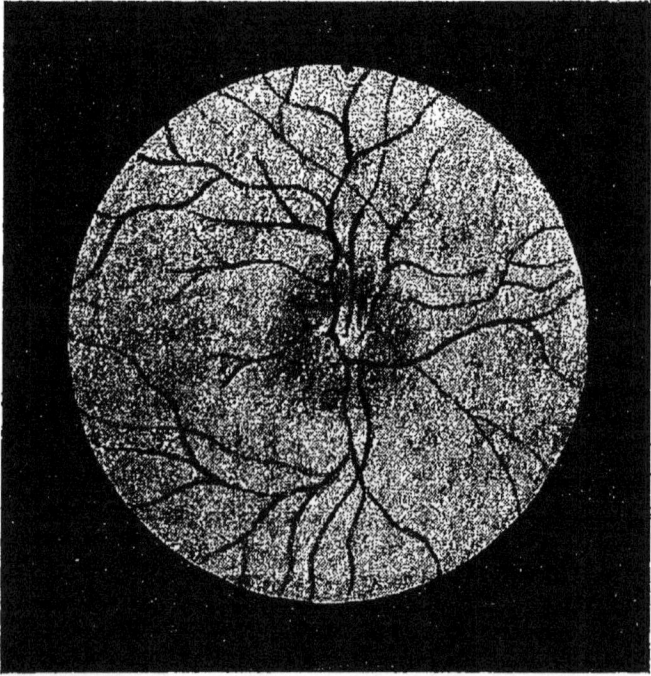

Fig 26. — Névrite optique.

Toute névrite est accompagnée d'une modification dans les vaisseaux rétiniens. Règle générale, les veines paraissent avoir augmenté de volume, alors que les artères ont sensiblement diminué de calibre. Dans bien des cas leurs émergences difficiles à trouver sont représentées par des pointes effilées d'où la difficulté, pour le débutant, de trouver la papille et de diagnostiquer la lésion.

La tortuosité des vaisseaux, au niveau et surtout sur les bords du disque papillaire, tortuosité qui se trouve signalée presque partout, n'existe qu'exceptionnellement : il en est de même du coude formé par les vaisseaux, lors de leur passage de la papille sur la rétine. Le plus souvent au contraire les vaisseaux semblent enfouis dans les parties infiltrées de la papille et de la rétine environnante.

Dans certaines variétés de névrite, la papille fait une très légère saillie, mais n'offre cependant pas l'aspect caractéristique de la névrite symptomatique des tumeurs cérébrales ou parfois des tumeurs de l'orbite.

Concurremment avec la névrite se rencontrent d'autres lésions, dont les plus communes sont les hémorrhagies, le plus souvent en flammèche. Leur lieu de prédilection est le voisinage immédiat de la papille.

Dans la névrite qui précède ou accompagne la rétinite albuminurique, elles entourent le disque papillaire, se montrant toujours plus nombreuses dans l'espace qui sépare la papille de la macula.

Dans la névrite, neuro-rétinite syphilitique, elles semblent naître du bord papillaire pour s'étendre en une longue flammèche le long de l'artère temporale supérieure, plus rarement de l'inférieure. La névrite elle-même n'occupe qu'une portion de la papille, et il existe souvent des troubles du corps vitré qui doivent être de nature hémorrhagique et provenir des extravasats des vaisseaux rétiniens incriminés.

Étiologie. — La névrite du nerf optique reconnaît des causes multiples. Nous avons vu qu'il pouvait exister une névrite albuminurique isolée. Les maladies infectieuses, la plupart des intoxications, surtout celles par le plomb, sont une des causes de la névrite. Il en est de même des affections des organes génitaux chez la femme, de l'anémie suraiguë par pertes sanguines considérables.

L'hérédité joue un rôle prépondérant dans certaines familles.

La syphilis est une des causes les plus communes.

La névrite optique, peut être une manifestation de l'ophtalmie sympathique.

Les affections de l'orbite, les tumeurs en particulier; l'empyème des sinus maxillaires ou frontaux, etc., peuvent donner naissance à une névrite optique.

Pronostic. — Le pronostic des névrites est en général grave. L'inflammation du nerf sous l'influence de la syphilis, du paludisme, des affections des organes génitaux peut guérir complètement, le plus souvent cependant le nerf optique subit une atrophie dont le degré amènera soit une diminution soit l'abolition complète de la vision.

Traitement. — Le traitement dépend de la cause et varie avec elle. Une névrite syphilitique exigera un traitement mixte intensif (voyez chorio-rétinite syphilitique). Dans toutes les autres formes de névrites, les indications seront fournies par l'état général ou local qui a produit l'inflammation. La névrite héréditaire est susceptible de temps d'arrêt.

II. — Névrite rétro-bulbaire.

On donne ce nom à une forme de névrite siégeant dans la portion orbitaire du nerf optique, et ne se révélant, tout au moins pendant un long stade de son évolution, par *aucun signe ophtalmoscopique bien caractérisé.*

La névrite rétro-bulbaire, qui est une des affections oculaires les plus méconnues, revêt deux formes cliniques bien distinctes. Elle est aiguë ou chronique et ces deux modes d'évolution sont sous la dépendance des causes qui ont déterminé la névrite.

III. — Névrite rétro-bulbaire aiguë.

Elle est la moins fréquente ; sa première particularité est d'apparaître de *façon quasi-brutale.*

Symptômes. — Le malade éprouve le plus souvent de violents maux de tête et une douleur tensive dans l'orbite, comparable à celle de la ténonite Comme dans cette dernière affection les mouvements volontaires, la pression du globe éveillent ou exagèrent la douleur ; parfois il existe de la névralgie siégeant sur une ou plusieurs branches du trijumeau. Extérieurement l'œil paraît normal.

A l'examen ophtalmoscopique rien de particulier n'attire d'abord l'attention. Il nous a semblé dans les cas qu'il nous a été donné d'observer, que la papille était toujours hyperhémiée. Cette appréciation étant en somme assez délicate, il est plus simple de dire, que ni l'examen des membranes externes, ni l'examen ophtalmoscopique ne sont susceptibles de dévoiler la cause anatomique d'une affection, qui présente cependant des troubles visuels bien caractérisés.

La névrite rétro-bulbaire aiguë peut éclater sur un seul œil ou sur les deux yeux en même temps.

· Le premier symptôme oculaire, celui qui domine toute la scène, est l'apparition d'un scotome central. Ce scotome (à part les cas exceptionnels où la vision est complètement abolie dès le début) est « positif » c'est-à-dire que ·le malade en a conscience. Les objets fixés sont vus comme à travers un brouillard, une buée, les caractères ordinaires d'impression sont difficilement perçus ou ne peuvent plus être distingués. L'interposition constante de cette sorte d'écran au-devant de la vision centrale effraye le malade. Au début le patient cherche à remédier à cette gêne par un éclairage intense. Contrairement à ses prévisions le scotome devient plus apparent, la gêne plus considérable; les yeux fermés et exposés à la lumière du jour, il voit encore le nuage encombrant. Il se trouve amené à chercher le demi-jour, et le plus souvent accuse alors une meilleure vision. L'examen de l'acuité ne confirme pas cette amélioration. A un faible éclairage le scotome est moins perçu et le patient, ne le voyant peu ou pas, croit mieux voir.

Tous ces phénomènes persistent avec plus ou moins d'intensité, pendant plusieurs semaines. Si la guérison, et ce sont les cas les plus fréquents, doit survenir, une amélioration sensible se montre au bout de huit ou quinze jours.

Il est des cas cependant où le malade conserve toujours un scotome plus ou moins intense. Enfin, on a signalé des attaques de névrite rétro-bulbaire aiguë après lesquels la vision a été complètement abolie. Le nerf optique présente alors une atrophie qui d'abord partielle (temporale) gagne bientôt toute la papille.

Etiologie. — Le refroidissement, qu'il se produise d'une façon intense et continue : exposition du visage à la portière d'un compartiment de chemin de fer, pendant une longue course en voiture découverte ; ou qu'il survienne d'une façon brusque après un échauffement général de tout le corps, est la cause la plus fréquente de la névrite rétro-bulbaire aiguë. La plupart des malades ont des antécédents, ou présentent des manifestations arthritiques.

Traitement. — Toute médication révulsive locale es

inutile. D'autre part si la névrite guérit le plus souvent seule, il n'en est pas moins avéré qu'un traitement bien approprié peut avoir une influence favorable sur la marche et la durée de l'affection.

La première indication est de placer l'œil dans l'état de repos le plus complet possible. Pendant tout le jour le malade demeurera couché dans une chambre noire. On le fera sortir à la tombée de la nuit.

Dès le début de l'attaque administrer des prises de calomel.

>Calomel à la vapeur. . .   0,02 centig.
>Sucre pulvérisé. . . .   2 gr.

En 20 prises. Prendre 10 prises dans la journée. A suivre pendant quatre jours consécutifs. En même temps tous les soirs au moment du coucher, friction sur le front et les tempes avec 2 gr. onguent napolitain.

Aussitôt après les prises de calomel, avoir recours aux sudorifiques dont la pilocarpine est le plus puissant. Tous les matins, injection sous-cutanée de 1/2 seringue de Pravaz, de la solution suivante :

>Nit. ou chlorhydr. de pilocarpine   0,20 centigr.
>Eau distillée . . . .   20 gr.

Il est inutile d'aller au delà de huit injections.

IV. — Névrite rétrobulbaire chronique Amblyopie alcoolique.

La névrite rétrobulbaire chronique la plus répandue est certainement celle qui est provoquée par l'abus de l'alcool et du tabac. Comme les grands buveurs sont presque toujours grands fumeurs, il est parfois difficile de distinguer quel est le poison prédominant. On la nomme alors *amblyopie alcoolo-nicotinique.*

Il semble démontré cependant que le facteur le plus important est l'alcool.

Sans doute la névrite se montre dans l'alcoolisme aigu après de copieuses libations ; mais il s'agit là d'une rareté. On peut dire que toujours elle est la conséquence de l'alcoolisme chronique. Ce sont donc les buveurs et principalement les buveurs d'alcool qui sont atteints. Le cidre, le vin peuvent aussi être incriminés, presque jamais la bière.

Les fumeurs de pipe et les chiqueurs paient leur tribut, les priseurs jamais.

Symptômes. — Cette affection exerce ses ravages surtout chez les hommes de 30 à 50 ans. Le tremblement alcoolique, la pituite, sont souvent des signes qui mettent rapidement sur la voie.

Le malade se plaint en général d'un affaiblissement de la vue. L'acuité visuelle baisse progressivement, lentement et l'amblyopie est toujours à peu près *la même des deux côtés.*

Les malades plus intelligents se plaignent d'un nuage interposé entre les objets et leurs yeux, nuage qui augmente en pleine lumière, pour disparaître dans l'obscurité.

Il s'agit d'un *scotome central* qui indique que les fibres optiques qui vont à la macula sont atteintes. Ce scotome central d'abord très limité finit par s'étendre d'une manière excentrique et régulière.

Pour déceler ce scotome central, il faut faire un examen soigneux du champ visuel et en particulier du champ des couleurs.

Le malade en effet reconnaît au début les couleurs sous une large étendue mais quand elles sont vues sous un diamètre égal ou inférieur à celui du scotome, il ne peut plus en reconnaître aucune. Elles lui paraissent grises.

Ce scotome central pour les couleurs est facile à constater en faisant voir celles-ci sous un petit diamètre 2, 3, 4 mm. à 30 centimètres environ. Mais il ne tarde pas à s'étendre et la vision du vert disparaît, puis celle du rouge et enfin celle du bleu. C'est l'ordre naturel des choses.

Ces malades sont donc de véritables daltoniens pour le vert d'abord, puis pour le rouge ; enfin l'achromatopsie est totale. Ils ne distinguent plus aucune couleur et l'amaurose devient absolue.

La marche est lente et le pronostic dépend évidemment de la période où le traitement a été institué. Lorsqu'il n'existe qu'une amblyopie légère avec un scotome central pour les couleurs, l'avenir n'est pas trop sombre ; la guérison peut être obtenue.

L'examen ophtalmoscopique fournit aussi des indications précieuses. Au début la papille est congestionnée, elle prend une teinte vineuse qui a vraiment une coloration spéciale : plus tard si l'intoxication persiste l'atrophie commence par la moitié temporale pour envahir la totalité du disque optique.

L'amblyopie alcoolique est en effet le résultat d'une névrite intestitielle qui prend son point de départ au niveau du trou optique, atteint tout d'abord le faisceau maculaire et donne lieu à de la névrite descendante et ascendante.

C'est ce qui explique qu'au début l'examen ophtalmoscopique soit négatif, ce n'est que peu à peu que la névrite arrive à la papille.

Traitement. — La suppression du tabac et de l'alcool voilà la base du traitement. On remplacera les liquides alcooliques par le lait à haute dose, le thé, les tisanes, les liquides dépourvus d'alcool.

Pour lutter contre la sclérose interstitielle du nerf optique on prescrira l'iodure de potassium, de sodium ou l'iode.

Enfin pour réveiller l'activité fonctionnelle des nerfs optiques on aura recours aux injections sous-cutanées de strychnine et à l'électrisation des yeux par des courants induits.

Tout malade capable de suivre énergiquement son régime doit être très amélioré, s'il arrive avant la période atrophique.

V. — Migraine ophtalmique.

Scotome scintillant.

Nous préférons à l'ancienne dénomination *scotome scintillant* celle plus récente de *migraine ophtalmique* qui a l'avantage de ne pas attirer spécialement l'attention sur un symptôme que le sujet n'éprouve pas toujours.

La migraine ophtalmique, considérée il y a quelques années comme une rareté, semble être devenue relativement commune de nos jours.

Symptômes. — La migraine ophtalmique débute d'une façon brutale ; le sujet est pris tout d'un coup de maux de tête, de *migraine* avec souvent une sensation de vertige, qu'accompagne l'apparition soit d'un nuage, d'un scotome le plus souvent scintillant et dont le siège est le voisinage immédiat du point de fixation. Lorsque le scintillement fait défaut et qu'il n'attire par conséquent pas toute l'attention, le sujet constate que les objets et surtout les personnes ne sont vues que partiellement : il en manque la moitié. — Le phénomène est le même avec le scintillement, mais passe inaperçu, à moins d'avoir affaire à une personne qui analyse bien ses sensations.

Le sujet qui s'observe constate que son scotome, la lacune du champ visuel, d'abord peu étendue, s'agrandit peu à peu, se limitant par une ligne lumineuse formée d'angles rentrants et sortants, représentant le dessin des anciennes fortifications (teichopsie).

La durée de l'attaque varie depuis quelques minutes à un quart d'heure, puis la vision revient peu à peu. Le scintillement disparaît le premier, puis la vue redevient intégrale, par effacement du scotome dont l'éclaircissement commence toujours par le point même où il a débuté.

Parfois le malade a des nausées, des vomissements. Les accès de migraine peuvent être plus ou moins fréquents, ils reviennent à des intervalles de quinze jours à un mois. Ce sont les cas rares — ou sont espacés d'un trimestre, d'un semestre et parfois davantage. Certaines personnes n'en éprouvent jamais qu'une ou deux attaques.

Pronostic. — La migraine ophtalmique est une affection sans gravité qui doit avoir son origine dans les troubles circulatoires vaso-moteurs, intéressant les couches optiques au delà du chiasma, dans les lobes postérieurs.

Il est des cas particuliers où l'apparition du scotome scintillant revêt un caractère de gravité, ce sont ceux qui se trouvent accompagnés de paresse, de paralysie des extrémités, de troubles de la parole, d'amnésie, contractures musculaires, d'attaques épileptiformes. La manifestation oculaire peut être le prélude d'une affection grave des centres nerveux.

Etiologie. — A part les cas exceptionnels que nous venons de signaler en dernier lieu, la migraine ophtalmique survient sous l'influence d'un travail cérébral exagéré, d'efforts musculaires, d'une vive émotion, d'excès de table ou d'excès vénériens. Les rhumatisants paraissent être plus prédisposés. On a également signalé comme pouvant faire naître le stocome, les troubles de la menstruation, l'exposition des yeux à une trop vive lumière ou leur application soutenue sur un même objet.

Traitement. — Supprimer autant que possible toutes les causes susceptibles d'amener la crise, pendant l'attaque faire prende une tasse de café fort et chaud, un verre de vin et conseiller au malade de se tenir couché dans une chambre obscure, conseiller l'hydrothérapie et examiner avec soin la réfraction pour en corriger les anomalies.

VI. — Atrophies du nerf optique.

Toutes les atrophies du nerf optique ont pour symptôme commun une décoloration de la papille qui va toujours s'accentuant au fur et à mesure de la progression de la dégénérescence, de la sclérose du nerf : et s'il est vrai que pour un observateur exercé, l'aspet du disque papillaire puisse, au début, fournir quelque indication précise, il n'est pas moins avéré que *l'image de la papille finit avec le temps par être sensiblement la même dans les différentes variétés d'atrophie.* — *L'atrophie glaucomateuse fait seule exception.*

Partant de ce point de vue, il reste au praticien, après avoir constaté une décoloration, à lui trouver son origine.

Atrophie spinale. Atrophie grise. — Dans l'atrophie spinale, la papille présente au début une teinte blanche nacrée, blanc bleuâtre, avec conservation du calibre des vaisseaux.

A une période plus avancée, le diagnostic différentiel basé sur le seul aspect de la papille est fort difficile pour ne pas dire impossible; mais à côté du symptôme papillaire, on trouve d'autres phénomènes oculaires.

a) Il est *très rare que les deux yeux se prennent en même temps*, un intervalle de plusieurs mois, d'une année et parfois davantage sépare les deux localisations.

b) Le regard a quelque chose d'indéfini, il ne se modifie pas sous l'influence des impressions psychiques. Pour employer une expression courante : rien ne se reflète dans les yeux.

c) Les malades ont présenté ou présentent une paralysie des nerfs moteurs oculaires dont la plus commune est celle de la 3e paire. Cette paralysie offre la particularité d'être transitoire avant de devenir définitive.

d) Là où les pupilles présentent souvent un phénomène très important, elles peuvent être contractées (myosis) (cas le plus fréquent) inégales — dilatées (mydriase) mais « immobiles ». Cette immobilité pupillaire offre une particularité remarquable : alors que la pupille n'éprouve aucune modification lorsque l'œil est soumis à son excitant physiologique ordinaire, la lumière, elle se contracte encore sous l'influence de l'accommodation et de la convergence (signe d'Argyll-Robertson). Le phénomène est surtout apparent en faisant fixer au malade un de ses doigts placé à 5 ou 6 centimètres, à la hauteur de ses yeux. — Pour si punctiforme que puisse être la pupille, elle se contracte encore.

Dans les atrophies spinales, contrairement à ce qui se passe le plus souvent pour les autres formes d'atrophie, le diamètre pupillaire ne se trouve pas toujours modifié par la marche croissante de l'affection. Il n'est pas rare de rencontrer des sujets complètement aveugles, et dont les pupilles sont contractées rétrécies.

e) Le champ visuel présente des modifications qui n'ont rien de caractéristique, il se réduit rarement d'une façon concentrique régulière.

f) Le champ pour les couleurs donne des indications précieuses en cas de doute. Le *vert* disparaît le premier, puis vient le *rouge*, ensuite le *jaune* et enfin le *bleu*.

g) L'acuité visuelle diminue en général proportionnellement avec les modifications du champ visuel pour les couleurs.

h)L'excavation atrophique du nerf optique n'apparaît que fort tard, et alors que la vision est abolie depuis longtemps.

i) Contrairement à ce qui se passe pour les autres variétés, le malade n'éprouve que très rarement des douleurs de tête.

Nous ne saurions décrire ici les différents symptômes du tabes : cette étude ressortissant du domaine de la pathologie interne, mais nous faisons remarquer avec la majorité des praticiens que l'atrophie grise peut n'être pendant longtemps que *le seul symptôme saillant de l'ataxie*. La lésion oculaire domine la scène pendant un temps qui varie entre deux et huit à dix ans, et il est très rare de la voir survenir après l'évolution des symptômes ataxiques. Il semble donc qu'il y ait antagonisme entre l'atrophie grise et les différents désordres que cause le tabes. Cette constatation, cette observation clinique ne fait qu'ajouter une difficulté de plus au diagnostic différentiel des atrophies du nerf optique.

Marche. — L'atrophie grise a une marche toujours envahissante, la cécité survient au bout de quelques mois ou dans l'intervalle maximum de quatre à cinq ans. Le traitement le mieux entendu semble n'avoir aucune influence sur son évolution.

VII. — Atrophies blanches.

Les atrophies blanches du nerf optique peuvent être *inflammatoires* ou *simples*. Dans le premier cas elles sont consécutives à des névrites, des papillites, dans le second cas, l'atrophie se montre primitive d'emblée, c'est l'*atrophie simple cérébrale*.

Atrophie blanche cérébrale. — Le symptôme dominant de cette atrophie *acquise* ou *congénitale* est la décoloration du disque papillaire. Elle est rarement uniforme comme teinte et la portion temporale pâlit davantage, mais il n'y a là qu'une différence légère. Le disque tout entier ne tarde pas à perdre son éclat rosé.

Cette atrophie occupe *les deux yeux* et souvent *au même degré*. L'atrophie spinale, au contraire, atteint les deux yeux à des intervalles parfois très éloignés et le processus est souvent longtemps unilatéral.

A mesure que progresse l'atrophie *blanche*, les contours de la papille deviennent beaucoup plus nets et elle prend peu à peu une coloration blanc bleuâtre.

Dans l'atrophie spinale, les vaisseaux gardent longtemps leur calibre normal : dans l'atrophie cérébrale, au contraire, le calibre des artères diminue peu à peu d'une façon sensible et dans les périodes terminales, elles sont absolument filiformes (fig. 27).

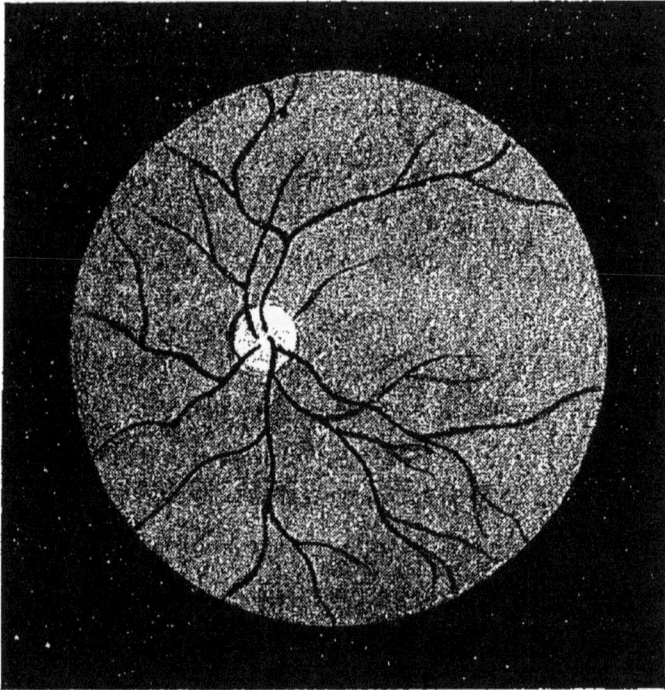

Fig. 27. — Atrophie du nerf optique.

La diminution de l'acuité visuelle se fait progressivement bien plus lentement que dans l'atrophie grise.

Le champ visuel est extrêmement important à prendre. Il n'existe pas de rétrécissement concentrique, mais il présente des *lacunes par secteurs*, irrégulièrement disséminées, dans quelques cas une moitié même du champ visuel peut manquer, donnant une véritable hémiopie.

Il est très utile pour se prononcer sur la marche de l'affection de recueillir le champ visuel, car selon que lacunes augmentent ou restent stationnaires, le pronostic est plus ou moins grave.

Le champ visuel pour les couleurs ne se rétrécit pas comme dans l'atrophie grise. Nous avons vu, à ce sujet, que le champ visuel pour le blanc est longtemps intact, alors que déjà on note une diminution considérable ou une disparition du vert, du rouge, etc. Ici, au contraire, les champs visuels pour les couleurs et pour le blanc diminuent parallèlement.

L'excavation atrophique se montre plus tôt dans l'atrophie blanche que dans l'atrophie grise.

Enfin les malades accusent souvent des douleurs cérébrales.

Pronostic. — Le pronostic est naturellement très grave. Mais avant que la cécité soit complète, il s'écoule toujours un temps plus ou moins long et on peut lutter contre l'affection mieux que dans l'atrophie grise.

Traitement. — Une fois le diagnostic établi, il faut rechercher la cause avec soin. Toutes les causes d'intoxications doivent être passées en revue, en particulier l'alcool et le tabac.

On prescrira leur suppression et on instituera un traitement spécifique mixte prolongé pendant deux ou trois mois : soit le sirop de Gibert, soit l'iodure à l'intérieur combiné avec les frictions mercurielles ou les injections sous-cutanées de benzoate de mercure ou d'huile au biodure d'hydrargyre.

En même temps que le traitement général on emploiera les courants continus et les injections sous-cutanées de strychnine.

VIII. — Atrophies post-névritiques.

L'atrophie blanche succède aussi à des névrites, le cas est très fréquent. Celles-ci sont primitives ou descendantes ou bien ascendantes c'est-à-dire consécutives à des lésions intra-oculaires survenues tout d'abord.

1° *Atrophies consécutives aux papillites.* — L'atrophie est bien souvent la terminaison de la névrite si

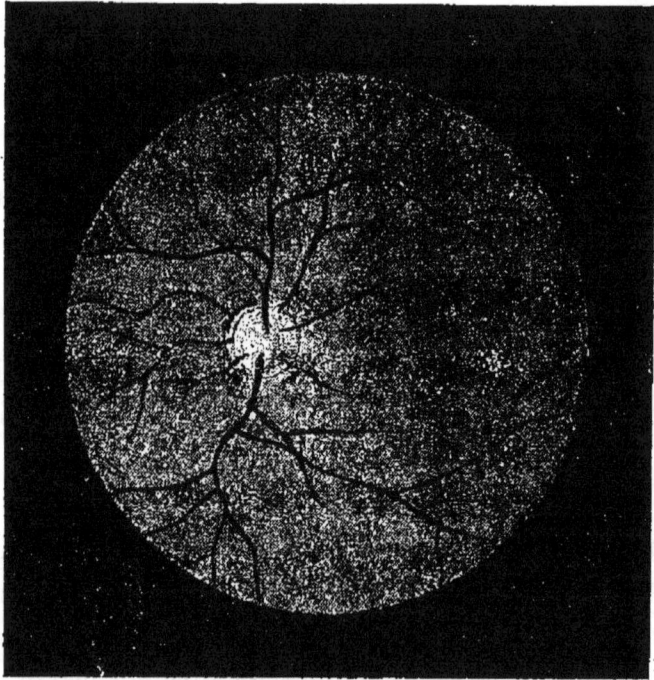

Fig. 28. — Atrophie post-névritique du nerf optique.

une thérapeutique intelligemment employée n'a pu être efficace.

Cette atrophie survenant à la suite d'une inflammation

présente en général des signes qui permettent de la distinguer facilement (fig. 28). La papille ne présente pas une
délimitation bien nette. Les bords sont flous, se confondant,
se perdant peu à peu dans les portions environnantes de
la rétine qui elle aussi présente une coloration blanc grisâtre. Ces symptômes sont surtout marqués dans l'atrophie
qui succède à la *névrite étranglée*.

Dans certains cas la papille, bien limitée partout, présente
un seul secteur qui va se confondant avec les reliquats de
la rétinite de voisinage.

Lorsque la névro-rétinite a été légère et que l'atrophie
est déjà avancée, il est des cas où il est parfois difficile de
retrouver ces signes. Un examen attentif seul le permettra;
très rarement la chose sera impossible.

2° *Atrophies d'origine intra-oculaires.* — Les
affections des membranes profondes (choroïdites, rétinites),
sont susceptibles de déterminer à un moment donné des
atrophies du nerf optique. Dans ce cas la lésion est ascendante, puisqu'elle part de la périphérie pour atteindre la
papille.

Les maladies qui le plus communément déterminent ces
atrophies sont : la rétinite pigmentaire, la rétino-choroïdite
spécifique, la choroïdite disséminée, les diverses rétinites
et le décollement de la rétine.

Pour le *pronostic* et le *traitement* de ces diverses atrophies nous n'avons rien à ajouter à ce que nous avons déjà
dit.

IX. — Névrite symptomatique des tumeurs cérébrales.

Cette variété de névrite est toujours bilatérale, les lésions pouvant cependant être plus avancées ou plus marquées dans un œil que dans l'autre, de telle sorte que la cécité peut survenir complète d'un côté, alors qu'il existe un certain degré de vision dans l'autre.

SYMPTOMES SUBJECTIFS. — Le malade accuse toujours des maux de tête occupant tout l'encéphale ou une portion bien localisée (occiput). Ces douleurs cérébrales ont parfois disparu au moment où ils viennent consulter.

La vision est plus ou moins compromise dans certains cas, l'intéressé n'accuse que la présence d'un léger brouillard avec une acuité peu réduite et même normale.

SYMPTOMES OBJECTIFS. — A l'ophtalmoscope la papille apparaît *boursouflée, faisant une saillie très apparente* sur le fond de l'œil. D'un aspect blanc rougeâtre ou grisâtre, les fibres nerveuses, comme dissociées, lui donnent un aspect rayonné. A son niveau les artères semblent avoir disparu, les veines, doublées de volume, rampent tortueuses et sur la papille elle-même où parfois elles semblent s'enfouir dans une portion de leur parcours et sur toute la surface de la rétine. Sur leur parcours ou dans leur voisinage immédiat, peuvent exister des hémorrhagies.

La terminaison de la névrite est l'atrophie du nerf optique qui met relativement longtemps à devenir définitive.

L'affaissement de la tuméfaction œdémateuse n'est pas uniforme, et permet souvent de diagnostiquer la nature de la lésion longtemps après son apparition.

Le pronostic de la névrite cérébrale est toujours grave, les chances de guérison n'existant que lors de la nature spécifique de la tumeur.

CHAPITRE XII

VOIES LACRYMALES

Les points lacrymaux occupent une position dont le moindre changement a pour conséquence l'évacuation incomplète ou le débordement incessant des larmes que le clignotement accumule dans le lac lacrymal.

Étiologie. — Toutes les causes susceptibles de dévier les points lacrymaux et principalement l'inférieur, engendrent le larmoiement; ainsi agissent l'ectropion consécutif aux différents traumatismes (brulûre, coupure, etc.), au phlegmon, à l'érysipèle des paupières, aux ostéopériostites, aux caries des rebords orbitaires. Le mécanisme de la déviation des points lacrymaux par ces différentes affections est facile à comprendre.

La paralysie faciale avec paralysie de l'orbiculaire, l'atonicité de ce dernier muscle chez le vieillard ont pour effet de livrer la paupière inférieure à son propre poids, de la renverser en dehors.

L'exophtalmie, quelle que soit son origine (tumeurs de l'orbite, goître exophtalmique, etc.) les distensions exagérées du globe (buphtalmie, staphylomes de la cornée), en modifiant les rapports des points lacrymaux, en renversant en dehors les bords des paupières, sont autant de causes mécaniques de larmoiement.

Nous ne faisons que mentionner le larmoiement dû à l'absence congénitale des points et conduits lacrymaux et le larmoiement occasionné par les vices de réfractions (hypermétropie, astigmatisme) ; ou symptomatique de certaines affections médullaires (tabes).

A l'exception des causes que nous venons de mentionner, l'origine des différentes affections dont peuvent être atteints les points, les conduits, le sac et le canal nasal peuvent être divisées en trois grandes classes.

1° L'affection est la conséquence de l'extension aux points, aux conduits, etc., d'une inflammation de la conjonctive ou des paupières.

2° L'affection naît sous l'influence des différentes modifications ou lésions du squelette qui avoisinent le sac ou qui constituent le canal nasal.

3° L'affection lacrymale n'est que la conséquence d'une affection primitivement développée sur la membrane de Schneider.

D'une façon plus succincte, on peut dire que l'étiologie des affections des voies lacrymales est : Conjonctivale, palpébrale, lacrymale proprement dite, nasale.

I. — Larmoiement consécutif à l'oblitération et à la déviation des points et des conduits.

L'oblitération et la déviation est due à une sorte d'hypertrophie de la paupière occasionnée par la présence et la persistance d'une blépharite chronique qui a épaissi, alourdi, renversé en dehors le bord libre tout en obstruant les points et les conduits lacrymaux.

L'eczéma chronique des paupières agit de la même façon.

Une fois l'éversion et l'obstruction effectuées, le larmoiement ainsi que l'affection qui en est la cause deviennent solidaires. La stagnation des larmes et leur débordement incessant ne cessent d'irriter les paupières et d'aggraver la blépharite, l'eczéma, origines du mal. S'attaquer à l'affection palpébrale sans remédier aux défectuosités qu'elle a produites et inversement, c'est constituer un cercle vicieux.

Nous verrons plus loin que si les affections conjonctivo-palpébrales sont parfois le point de départ du larmoiement, ce dernier, par sa persistance, donne lieu à des inflammations chroniques du bord palpébral et de la conjonctive.

Parmi les affections de la conjonctive l'ophtalmie purulente, dans certains cas, mais surtout l'ophtalmie ou conjonctivite granuleuse, peuvent produire le rétrécissement ou l'oblitération des points et conduits lacrymaux. Les granulations, très rares au début sur la conjonctive palpébrale inférieure, finissent à la longue par s'y établir et envahir dans la suite, les points, les conduits et même le sac lacrymal. Arrivées à la période de cicatrisation, les granulations sont remplacées par du tissu fibreux dont la rétraction oblitère les points, les conduits, etc.

Traitement. — Le larmoiement dépendant d'une obstruction, d'une éversion des points et conduits lacrymaux et survenu consécutivement à une affection des bords palpébraux ou à une inflammation de la conjonctive demande, pour être guéri ou amélioré, un double traitement, celui de la lésion qui lui a donné naissance et celui tendant à rétablir le libre écoulement des larmes. Plusieurs cas peuvent se présenter.

PUECH et FROMAGET. Ophtalmol. 18

I. Le larmoiement est peu marqué, l'affection palpébrale n'a pas produit de désordres bien apparents.

Le simple traitement de la blépharite ou de la conjonctive chronique suffit à faire cesser tout larmoiement (Voir blépharites, etc.).

II. L'affection conjonctivo-palpébrale a amené un épaississement de la marge ciliaire avec effacement et obstruction complète du point, mais sans déviation de la paupière. La simple dilatation, commencée à l'aide d'un stylet conique *ad hoc* dont le diamètre correspond au nᵒ 1 de la série des sondes de Bowman et continuée au fur età mesure de la perméabilité du point et du conduit à l'aide des sondes nᵒˢ 2 ou 3, suffit en général à rétablir le libre écoulement des larmes.

Il est parfois difficile de faire pénétrer dans le point lacrymal l'extrémité d'une très fine sonde. L'élargissement du point se fait en pareil cas à l'aide d'une grosse épingle dont la pointe un peu émousée sur un corps dur est introduite comme une sonde dans le point ; ce dernier une fois franchi et la paupière étant bien tendue, la dilatation du conduit se fait en roulant entre les doigts l'épingle conduite vers le sac lacrymal (*cathétérisme*).

III. Le point lacrymal libre ou obstrué ne plonge plus dans le lac lacrymal par suite de l'éversion du bord palpébral en dehors (ectropion): la simple dilatation peut donner quelque résultat, mais le traitement de choix consistera dans l'incision du point et du conduit lacrymal inférieur, suivie de cathétérisme du canal nasal à l'aide des sondes de Bowman.

Incision du point, du conduit lacrymal inférieur et cathétérisme du canal nasal. — L'incision du conduit la-

crymal inférieur, dans le cas qui nous occupe, ne doit pas
être étendue ; elle s'exécute à l'aide d'un bistouri, d'un
couteau spécial, dont la forme varie. Le plus employé de
ces instruments et le plus commode est le couteau de We-
ber, que possèdent toutes les cliniques.

Après avoir
attiré en bas la
paupière infé-
rieure en se ser-
vant du pouce
ou de l'index
placé au-des-
sous et quelque
peu en dehors
du point lacry-
mal, on rend ce
point et ses ou-
vertures bien
apparents. La
paupière étant
bien tendue de
façon à offrir un
plan résistant
pour la section,
on introduit

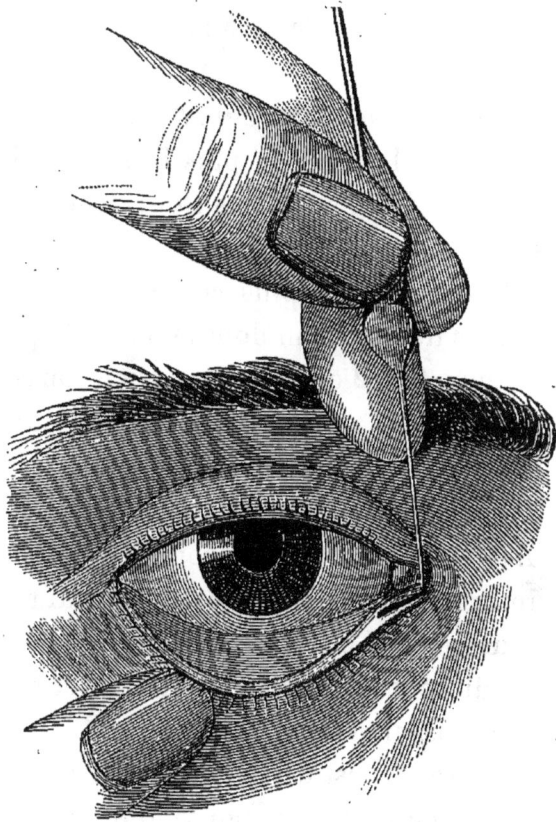

Fig. 29. — Cathétérisme du canal nasal.

l'extrémité boutonnée du bistouri, le tranchant en bas
dans le point lacrymal (fig. 29). Une fois cette extrémité
complètement engagée, on imprime à l'instrument un
mouvement de rotation, de façon que le tranchant regarde le lac lacrymal. La section du conduit se fait soit
en poussant doucement l'instrument dans une direction
parallèle à celle de la paupière, soit, une fois une portion

de la lame engagée, en relevant le manche en haut, en dedans et un peu en arrière. Une incision de un millimètre à un millimètre et demi est très suffisante.

L'incision du point et du conduit lacrymal donne lieu assez souvent à une hémorrhagie parfois assez abondante, mais sans importance aucune.

Cathétérisme du canal nasal. — Le cathétérisme du canal nasal est rendu plus facile par l'incision du point et du conduit lacrymal. — Pour pénétrer dans le canal on se sert de sondes en argent malléables.

Les sondes le plus communément employées sont les sondes de Bowman dont le n° 1 a le plus petit diamètre : les numéros 2 et 3 sont ceux dont on se sert journellement et il faut les choisir de préférence, surtout alors que l'on n'est pas familier avec les manœuvres du cathétérisme. Les sondes de petit calibre sont les plus difficiles à manier. Avant d'introduire la sonde, il est indispensable de lui imprimer une certaine courbure qui rend son introduction plus facile. Cette courbure doit être en rapport avec la saillie du rebord orbitaire d'abord et avec la continuité du canal nasal ensuite.

La sonde est tenue, la concavité étant dirigée en avant et un peu en bas, le pouce appuyé sur le tiers inférieur de la face antérieure du pavillon, tandis que l'index couvre toute la face postérieure de ce même pavillon, et que le médius s'avance le long du tiers externe de la partie convexe.

L'instrument est introduit en se servant de la main droite pour le côté gauche et *vice versa*.

Avant de pratiquer le cathétérisme, il est essentiel de tendre la paupière vers l'angle externe et de renverser en dehors le point lacrymal, tout comme pour l'incision du conduit.

Le bec de la sonde est d'abord introduit, le pavillon étant un peu relevé. Une fois l'instrument engagé, on le pousse doucement parallèlement au conduit en dedans et un peu en haut, jusqu'à ce que l'opérateur sente la résistance qu'offre la paroi interne du sac. A ce moment, on imprime à la sonde un mouvement de bascule de bas en haut, de dehors en dedans, jusqu'à ce que l'instrument se trouve placé verticalement. L'opérateur, pendant cette manœuvre, doit toujours sentir avec le bec de la sonde la paroi interne du sac, et tenir bien tendue la paupière inférieure, jusqu'à ce que l'instrument ait commencé à pénétrer dans le canal nasal. Une fois introduite dans le canal, la sonde est poussée de haut en bas suivant une ligne qui partirait de l'extrémité interne du sourcil pour aller aboutir à la canine du même côté. Quelques mouvements circulaires imprimés à la sonde dès que l'instrument a commencé à pénétrer dans le canal facilitent son introduction (fig. 29).

Dans les cas qui nous occupent le cathétérisme est ordinairement facile, mais si, par inexpérience de l'opérateur ou par suite du gonflement de la muqueuse, la sonde ne franchissait pas aisément le canal nasal, il vaudrait mieux remettre l'opération à plus tard ou la confier à des mains plus expérimentées.

Les insuccès de tentatives de cathétérisme tiennent le plus souvent à ce que l'opérateur, tendant mal la paupière, ne conduit pas le bec de la sonde jusqu'à la paroi interne résistante du sac ou bien à ce que lors du mouvement de bascule de bas en haut et qui a pour but de placer l'instrument dans la direction du canal, il éloigne, par un mouvement de retrait, l'extrémité de cet instrument de la paroi interne du sac qu'il doit toujours sentir et côtoyer.

Il ne faudrait pas confondre la résistance qu'offre la paroi interne du sac avec celle que l'on peut rencontrer sur le trajet du conduit par suite d'un rétrécissement, ou celle que peut offrir un plissement de la muqueuse du sac. La portion engagée de la sonde, la paupière étant bien tendue, renseigne aisément l'opérateur sur la situation de l'extrémité de son instrument.

La sonde, une fois engagée dans le canal nasal, son pavillon s'applique plus ou moins fortement contre le rebord orbitaire. Lors d'une fausse manœuvre, l'instrument n'a pas de fixité.

Certaines *complications* peuvent survenir à l'occasion d'un cathétérisme mal fait. La plus commune est la déchirure de la muqueuse du conduit, du sac ou du canal nasal. Quelques heures après l'accident, il se produit soit un œdème parfois considérable surtout marqué à toute la région sous-orbitaire et qui disparaît dans les quarante-huit heures, par simple compression, ou bien, il se fait un épanchement sanguin qui finit également par se résorber, en passant par les teintes bleu-jaune de « l'œil poché ». Dans les cas plus graves, la déchirure sert de porte d'entrée aux agents septiques venus du dehors ou établis à demeure et un véritable phlegmon éclate (voir phlegmon du sac).

II. — Catarrhe, blennorrhée du sac, dacryocystite catarrhale.

Les affections des voies lacrymales consécutives aux inflammations ayant primitivement pour siège la membrane de Schneider, ou survenant sous l'influence des différentes modifications ou lésions du squelette qui avoisinent le sac ou constituent le canal nasal présentent une symptomatologie à peu près identique.

Les modifications ou lésions du squelette susceptibles de créer le larmoiement, d'amener un catarrhe du sac sont par ordre de fréquence : le rétrécissement congénital du canal nasal, tel qu'on le rencontre chez les gens à nez épaté ou chez ceux au contraire qui présentent une forte saillie des os du nez, la nécrose, la carie, les ostéites fongueuses de la branche montante du maxillaire, de l'unguis, etc., en un mot les différentes manifestations de la tuberculose osseuse. Ces dernières affections agissent moins par rétrécissement vrai du canal nasal que par l'inflammation éliminatrice dont elles sont le siège et à laquelle participent la muqueuse, le canal osseux en partie détruit et tapissé de bourgeons charnus vasculaires qui fournissent une abondante suppuration. Dans tous les cas de blennorrhée du sac, il ne faut donc pas toujours s'attendre à rencontrer avec la sonde un obstacle, un rétrécissement du canal nasal ; c'est parfois le contraire que l'on trouve.

Les fractures, les exostoses, les tumeurs développées dans les sinus maxillaires, dans les fosses nasales, déterminent le catarrhe du sac par un même mécanisme, en rétrécissant ou obstruant le canal nasal.

Toutes les affections de la membrane de Schneider susceptibles d'obstruer l'ouverture inférieure du canal nasal produisent du larmoiement d'abord et du catarrhe du sac ensuite, pour peu que l'obstruction soit de quelque durée. Toutes les inflammations de la muqueuse nasale sont susceptibles de se propager, de remonter du côté de la muqueuse du canal du sac lacrymal. Il est donc essentiel de pratiquer et de faire pratiquer un examen rhinoscopique en présence d'un catarrhe des voies lacrymales dont l'étiologie est certaine.

Symptômes. — Le larmoiement est un symptôme qui précède le catarrhe proprement dit et qui subsiste pendant toute la durée de l'affection. Peu marqué par les temps secs ou chauds, le larmoiement augmente sous l'influence du froid, du vent, du brouillard, de la lecture, des travaux d'aiguille, etc. Les malades se plaignent parfois d'une sécheresse gênante des fosses nasales.

Au bout d'un certain temps, la région du sac devient le siège d'un empâtement, d'une tumeur mal limitée située au-dessous du tendon de l'orbiculaire. Cette tumeur présente certaines particularités qui la distinguent d'autres affections ayant la même région comme siège. La peau à son niveau ne présente aucun changement de coloration, sa présence n'éveille aucune douleur, et, si l'on vient à la comprimer, on fait sourdre par les points lacrymaux, principalement par l'inférieur, un mucus filant plus ou moins épais, mélangé parfois de glaires purulentes. L'écoulement peut également se faire, mais plus rarement, dans la narine correspondante. La conjonctive qui tapisse le grand angle, le lac lacrymal, ainsi que les bords palpébraux qui avoisinent la région sont le plus souvent le siège d'une inflammation chronique.

A mesure que l'affection progresse, à l'empâtement du début succède une tumeur bien saillante formée par le sac lacrymal distendu par les produits accumulés et sécrétés qui ne peuvent s'écouler par le canal nasal. Les malades accusent à ce moment quelques douleurs vagues du côté du front et un sentiment de plénitude qu'ils rapportent à toute la région.

Si, dès le début de la distension, le malade a soin de vider le contenu du sac par des pressions plusieurs fois renouvelées dans la journée, la tumeur peut demeurer longtemps stationnaire.

Malgré ces précautions, par suite de la distension progressive du sac, la tumeur augmente, soulevant le tendon de l'orbiculaire, faisant une saillie de la grosseur d'une noisette, d'un œuf de pigeon (mucocèle). Les pressions même énergiques ont peine à vider le contenu du sac, qui, du reste, se remplit à nouveau en quelques heures.

Livré à lui-même, le catarrhe, avec ou sans distension du sac, finit par déterminer une irritation, une inflammation des parties voisines. La région du sac devient le siège d'une tumeur inflammatoire présentant tous les caractères d'un plegmon aigu, rougeur, fluctuation, etc. (voy. *phlegmon du sac. Dacryocystite phlegmoneuse*).

Traitement. — Le larmoiement, le catarrhe qui l'accompagne ou le suit de près, ont pour commune origine un rétrécissement, un obstacle situé sur le trajet des voies lacrymales et principalement sur le trajet du canal nasal.

Pour bien établir un traitement, pour obtenir sinon une guérison radicale tout au moins une amélioration très appréciable, il faut avant tout s'assurer de l'étiologie de l'affection. La dacryocystite liée à une exostose, à une inflammation de la muqueuse lacrymale, consécutivement à une lésion identique de la membrane pituitaire ne saurait être traitée de même façon qu'une dacryocystite due à une ostéopériostite de l'unguis, de la branche montante du maxillaire.

Règle générale ; l'examen des fosses nasales, du pharynx s'impose dans tous les cas de dacryocystite. Si cet examen est négatif, il faut rechercher dans la constitution du sujet (scrofule-tuberculose), ou dans ses antécédents (syphilis) la cause de son affection. Malheureusement, dans certains cas l'étiologie de l'affection est des plus obscures. Nous signalerons le fait, mis en évidence par beaucoup de praticiens et par nous-même, de la plus grande fréquence de la dacryocystite chez la femme.

Partant du principe qu'il existe toujours un obstacle situé sur le trajet des voies lacrymales, le praticien devra au préalable, et avant d'instituer un traitement, s'assurer du siège et de la nature de cet obstacle. Le cathétérisme, pratiqué selon les principes formulés dans le chapitre précédent, fournit des renseignements précieux. La sonde éprouve-t-elle, dès l'entrée ou le long du trajet du canal nasal, certaine difficulté à être poussée à fond, il est à présumer qu'il existe un rétrécissement dû, soit à une tuméfaction de la muqueuse, soit à une exostose, etc. Le cathétérisme permet-il au contraire de constater que le canal est non seulement bien libre pour la sonde, mais qu'il semble plus large que de coutume, l'obstacle au libre écoulement des larmes est probablement uniquement constitué par les produits accumulés de la suppuration.

Il est un symptôme dont le praticien doit toujours tenir grand compte, c'est la dilatation du sac. En général, plus le sac lacrymal se trouve distendu moins il faut compter sur une guérison radicale et parfois même sur une amélioration très sensible.

Le traitement de la blennorrhée du sac doit tendre à dilater le canal nasal, lorsqu'il existe un rétrécissement, à modifier et à tarir la sécrétion.

La dilatation s'obtient au moyen des sondes de Bowman ; la modification de la muqueuse, le tarissement des sécrétions sont tributaires des injections antiseptiques et astringentes.

Nous avons dit comment s'effectue la dilatation du canal (voy. p. 316). Dans le cas particulier, avec une sonde de Bowman nº 3, on obtient une dilatation suffisante. Quant au cathétérisme, il sera renouvelé tous les jours ou tous les deux jours, selon le cas. Au début, le praticien devra se guider sur le plus ou moins de réaction que produisent parfois les premiers sondages. Aux praticiens peu familiers avec le cathétérisme, nous recommandons de prescrire à leurs malades des cataplasmes de fécule de pomme de terre ou des compresses antiseptiques chaudes à appliquer plusieurs fois dans la journée sur la région du sac aussitôt après le retrait de la soude. Ils éviteront souvent ainsi des complications (phlegmon du sac, etc.) que ne manquerait pas de produire une fausse manœuvre, une déchirure de la muqueuse, etc., etc.

Le tarissement des sécrétions, la modification de la muqueuse s'obtiennent au moyen des injections faites dans les voies lacrymales. Cathétérisme et injections seront pratiqués parallèlement au début. Dilater le canal sans traiter la muqueuse et *vice versa*, c'est courir, sauf en des cas particuliers, à un échec à peu près certain.

Ici, se pose une question de pratique encore dernièrement soulevée : à savoir, si le cathétérisme et les injections doivent être faits dans la même séance, si le sondage doit précéder l'injection, etc., etc.

On a reproché aux injections faites aussitôt après le cathétérisme de pouvoir déterminer des accidents dus à l'infiltration du liquide employé, dans les tissus, par une éraillure, une déchirure de la muqueuse provoquée par le passage de la sonde.

Les inconvénients signalés nous semblent pouvoir être évités si l'on a soin de procéder graduellement au tarissement de la sécrétion, à la modification de la muqueuse sans chercher à pénétrer immédiatement dans le canal. Le sac lacrymal représente à lui seul plus des deux tiers de la muqueuse à modifier, c'est donc par lui qu'il faut commencer. Les différentes injections employées pour le tarissement des sécrétions agissent peu à peu par continuité ; le sac se nettoie d'abord et bientôt après lui, le canal. Il n'est donc pas nécessaire d'imprimer à la seringue le moindre mouvement tendant à engager directement la canule dans le canal nasal.

Voici quelle est notre façon de procéder en face d'une blennorrhée du sac.

Incision de 2 à 3 millimètres du conduit lacrymal inférieur. Aussitôt après l'incision, introduction d'une sonde de Bowmann du calibre 3 à bout olivaire. La sonde est laissée en place pendant cinq minutes. Le lendemain, avant de pratiquer un second cathétérisme et après avoir vidé le sac en pressant un peu fortement sur la région, injection d'eau tiède à l'aide de la seringue d'Anel. Si le liquide ne passe pas par la narine, on pratique le second sondage, et la sonde est laissée en place pendant une bonne demi-minute. La sonde une fois retirée, nouvelle injection, mais cette fois d'un liquide antiseptique, eau boriquée 40/000, ou mieux cyanure d'hydrargyre, 2/000 ou d'un liquide astringent (voir plus loin). Pendant l'injection, faire pencher au malade la tête en avant de façon que le liquide ne tombe pas dans l'arrière-gorge.

Des trois canules que l'on trouve ordinairement dans la boîte qui contient la seringue d'Anel, nous conseillerons de choisir la plus grosse qui est droite. L'extrémité de la canule une fois introduite dans le conduit incisé, tendre fortement la paupière inférieure et pousser l'instrument, toujours tenu horizontalement, jusqu'à ce que les bords du conduit incisé enserrent la portion engagée et forment une barrière au refoulement du liquide injecté.

Une fois la canule bien engagée, l'injection se fera d'une façon continue, le corps de l'instrument étant tenu aussi immobile que possible. Le liquide injecté dans le sac passe par le canal nasal et sort par la narine.

Après un certain nombre de séances de cathétérisme suivi d'injection, on débutera par une injection : Si le liquide s'écoule par la narine, le passage de la sonde devient inutile tant que le canal demeure libre. Il peut arriver que la première injection ne pousse pas le liquide dans le canal nasal par suite de la présence de quelques mucosités obstruant la lumière du conduit. Il ne faudrait pas se hâter de pratiquer le cathétérisme ; une seconde injection délayant les glaires, cause de l'obstacle, passe souvent très librement.

Pour nous résumer, nous dirons que le cathétérisme et les injections doivent être pratiqués simultanément jusqu'au rétablissement du calibre du canal nasal. Le jour où le liquide injecté passe librement dans la narine, le cathétérisme, qui en somme détermine un traumatisme de la muqueuse, doit être suspendu et les injections journellement faites seront seules continuées jusqu'à guérison ou amélioration très sensible. La nature du liquide à injecter n'est pas indifférente. Au début et avec une puru-

lence abondante, après une injection d'eau tiède destinée
à débarrasser le plus possible le sac des glaires qui le
remplissent, on injectera une seringue de la solution suivante :

Nitrate d'argent. . . . . . 1 gr.
Eau distillée . . . . . . 250 gr.

La sécrétion, de purulente qu'elle était, étant devenue
muqueuse, le nitrate d'argent sera remplacé par un astringent moins énergique, le sulfate de zinc :

Sulfate de zinc. . . . . . 1 gr.
Eau distillée . . . . . : . 250 gr.

Alors que le sac ne sécrète plus qu'un liquide presque
transparent, l'usage des antiseptiques seuls employés
donne les meilleurs résultats. Parmi les antiseptiques nous
donnons la préférence à l'oxycyanure d'hydrargyre à 1/1000,
ou au formol à 1/2000. Pendant toute la durée du traitement, nous conseillons aux malades de priser plusieurs
fois dans la journée une des poudres suivantes :

1° Salicylate de bismuth . . . . .)
Camphre. . . . . } āā
Poudre de benjoin. . . . . .)

2° Camphre. . . . .)
Acide borique. . . . . . . : . } āā
Salicylate de bismuth . . . . .)

Nous avons vu que la dilatation exagérée du sac était
un obstacle sérieux opposé à la guérison de la dacryocystite. Cette dilatation diminue très sensiblement après
quelque temps de traitement, surtout si le malade a soin
de vider son sac plusieurs fois dans la journée. Lorsque,
malgré tout, la dilatation subsiste, le mieux est de dimi-

nuer l'apport des larmes en pratiquant *l'ablation de la portion palpébrale de la glande lacrymale*, puis, en cas d'insuccès, d'agir directement sur le sac. Ces différentes interventions étant de pratique peu courante, nous ne faisons que les signaler.

On aura le choix entre la résection de la paroi antérieure du sac ou son extirpation totale. Si le larmoiement persiste, on combinera à l'extirpation du sac l'ablation de la glande palpébrale.

III.—Dacryocystite aiguë.—Phlegmon du sac. Fistule lacrymale.

Chez un malade atteint de blennorrhée, d'un simple épiphora, un jour survient où la pression du grand angle devient tout à coup douloureuse et ne réussit pas à vider le sac, où le larmoiement semble tari, en même temps qu'apparaît une légère tuméfaction de la région, accompagnée d'un sentiment de douleur et de chaleur très vif; c'est le début d'un phlegmon du sac.

Au simple empâtement du début succède une tuméfaction s'étendant aux deux paupières, à la racine du nez, à la joue et parfois jusqu'au front. L'œil devient rouge, et les larmes, dont les voies d'écoulement se trouvent complètement obstruées par l'œdème inflammatoire, se répandent âcres et brûlantes sur la joue.

Au milieu de l'œdème et occupant exactement la région du sac se détache une tumeur circonscrite, ayant toutes les apparences d'un phlegmon aigu. La peau, tendue et luisante à son niveau, prend bientôt une teinte d'un rouge sombre; au bout de 24 à 48 heures la peau commence à se ramollir, la fluctuation se fait sentir et la tumeur, dont le sommet présente une coloration jaunâtre, s'ouvre au dehors donnant issue au pus accumulé dans le sac.

A ce moment, la fièvre et la douleur parfois intenses qui accompagnaient le phlegmon dans son développement disparaissent presque subitement. Dans les cas heureux, aussitôt le pus évacué, les bords de l'ouverture se ferment et tout rentre dans l'ordre ; des malades voient ainsi se modifier d'une façon très heureuse ou guérir leur blennorrhée du sac. Ces cas constituent l'exception.

L'ouverture de l'abcès dans des cas exceptionnels se fait dans les fosses nasales soit par le canal nasal lui-même, si la muqueuse a été détruite par suppuration, soit par l'unguis perforé par une ostéite. Encore plus rares sont les cas où la tumeur se vide dans le cul-de-sac conjonctival ou dans le tissu celluleux de l'orbite.

Le plus souvent c'est en regard même du sac, un peu au-dessous du tendon de l'orbiculaire, que se trouve l'orifice par lequel le pus a été évacué. Cette ouverture, autour de laquelle persiste assez longtemps une sorte d'auréole inflammatoire, peut devenir permanente et constituer une « fistule ».

Une fois la fistule établie, le larmoiement diminue quelque peu, les produits accumulés dans le sac, larmes et glaires purulentes, s'écoulent par l'orifice fistuleux. Le sac malade continue à sécréter et de plus sa communication avec l'air extérieur par l'intermédiaire de la fistule lui crée un danger permanent.

A la moindre occasion, une poussée inflammatoire survient accompagnée des phénomènes déjà décrits ; les bords de la fistule engorgés ferment l'orifice extérieur et un nouveau phlegmon éclate.

L'ouverture de ce nouveau phlegmon et de ceux qui peuvent se produire dans la suite se fait le plus souvent par l'ancienne fistule dont les bords se garnissent de bourgeons charnus, qui peu à peu disparaissent et sont remplacés par une sorte de tissu nodulaire, calleux, qui ne permet plus d'espérer que le pertuis puisse être comblé, alors même que le traitement viendrait à rétablir la perméabilité du canal et à tarir la sécrétion du sac.

Le trajet de la fistule du sac lacrymal n'est pas toujours direct, c'est-à-dire que l'ouverture cutanée n'est pas toujours absolument en face de l'ouverture de la muqueuse. C'est par une sorte de diverticulum que les deux orifices communiquent.

L'ouverture cutanée de la fistule lacrymale est plus ou moins grande. Dans quelques cas elle est représentée par un orifice presque capillaire (fistule capillaire).

Certaines fistules ne deviennent apparentes qu'à l'occasion du cathétérisme et surtout d'une injection poussée dans le sac. Tant que le sac sécrète, une portion du mucopus fuse à travers la fistule. Arrivé à l'orifice cutané, le liquide se dessèche au contact de l'air, forme une sorte de bouchon croûteux qui s'oppose à l'écoulement des produits, et la fistule peut être méconnue par les praticiens non prévenus. Vient-on à passer une sonde, ou à pousser une injection, la pression forcément augmentée à raison de l'obstacle qui se détache donne libre passage aux liquides accumulés dans le sac.

Diagnostic. — Le phlegmon du sac pourrait être confondu avec un abcès du grand angle (anchylops) avec le début d'un érysipèle.

Le phlegmon circonscrit de l'angle interne peut bien

donner lieu à du larmoiement par suite de la compression du sac, mais ce larmoiement est postérieur au développement de la tumeur ou tout au moins ne survient que lors de son apparition, alors qu'il est antérieur et existe souvent bien longtemps avant que le phlegmon du sac ne se développe. Les malades accusent, en outre de leur larmoiement, la présence d'une tumeur indolore réductible, et dont la compression faisait refouler les larmes ou le pus par les points lacrymaux ou dans les fosses nasales.

Quant à l'érysipèle débutant par l'angle interne, la racine du nez, il ne pourrait être confondu avec la dacryocystite suppurée qu'au début même de l'affection.

Traitement. — Au début même de l'affection, alors qu'il n'existe qu'une légère tuméfaction, on peut espérer enrayer la marche du phlegmon par l'application continue de cataplasmes ou de compresses antiseptiques chaudes. Dans le cas où l'affection des voies lacrymales, origine du mal, n'aurait pas encore été traitée, la première indication est d'ouvrir une large voie au pus accumulé dans le sac, en incisant longuement le conduit lacrymal inférieur ou mieux le conduit lacrymal supérieur.

Ce traitement peut même convenir à une période plus avancée du phlegmon. Mais lorsque la tumeur est devenue fluctuante, que son sommet menace de se perforer, le mieux est d'avoir recours à l'ouverture cutanée de l'abcès. Cette ouverture doit être assez grande pour laisser échapper tout le pus contenu dans le sac, le canal et les tissus péricystiques. Une incision de 7 à 8 millimètres est largement suffisante.

L'incision du sac se fait à l'aide d'un bistouri droit, plongé perpendiculairement dans la tumeur, immédiate-

ment au-dessous du milieu du tendon de l'orbiculaire que
l'on met autant que possible en évidence en tirant fortement la commissure externe en haut et en dehors. La
pointe ayant pénétré de 4 à 5 millimètres, l'incision est
agrandie en relevant le manche du bistouri du côté de la
tête du sourcil. La direction exacte de l'incision se trouve
sur la médiane d'un triangle isocèle construit en réunis-
sant par des lignes les trois points suivants : angle de la
commissure externe, pointe du nez et milieu du tendon de
l'orbiculaire.

L'incision faite, un petit drain est placé à demeure pendant 2 ou 3 jours et la région recouverte de compresses
antiseptiques chaudes recouvertes de gutta-percha pour
constituer un pansement humide. Le drain enlevé, la réu-
nion des lèvres de la plaie se fait d'une façon très rapide.

Une fois les phénomènes inflammatoires apaisés, les
lèvres de la plaie bien réunies, le traitement tend à rétablir le libre écoulement des larmes, par le cathétérisme
et à modifier la muqueuse du sac et du canal par les injections antiseptiques et astringentes (voir blennorrhée du sac).

Le *traitement général* a aussi toute son importance,
alors que le phlegmon s'est développé sous l'influence
d'une ostéo-périostite, d'origine tuberculeuse ou syphilitique.

Les fistules du sac lacrymal, alors qu'elles sont de date
récente, guérissent, s'oblitèrent, le plus souvent dès le
rétablissement de la perméabilité du canal nasal. Le cathétérisme doit, dans ces cas particuliers, être journellement
pratiqué. Aussitôt que les larmes trouvent un libre écoulement par les voies qui leur sont naturelles, dès qu'elles
cessent de passer par la fistule, celle-ci se ferme, s'oblitère.

Il existe des fistules qui n'ont aucune tendance à s'oblitérer et par lesquelles les larmes et les produits sécrétés par la muqueuse malade s'échappent à tout instant. Cette persistance de la fistule est le plus souvent due à la présence d'un obstacle, d'un rétrécissement infranchissable du canal nasal, à une nécrose, à une carie de l'unguis ou de la branche montante du maxillaire.

L'oblitération de semblables fistules ne saurait s'obtenir par le traitement ordinaire, débridement du ligament palpébral interne, cathétérismes répétés et injections modificatrices de la muqueuse. Le rétablissement des voies naturelles pour le passage des larmes étant devenu impossible, le mieux est d'empêcher d'abord la venue des larmes dans le sac, ce que l'on obtient par *l'extirpation de la portion palpébrale de la glande*, suivie de la destruction, de l'oblitération des points et des conduits lacrymaux. *L'oblitération du sac et sa destruction* restent comme dernières ressources, dans les cas graves.

Pour *l'oblitération* de ces fistules, avant d'arriver au traitement chirurgical, on essaiera avec succès, très souvent, des *injections de teinture d'iode* qui, en même temps qu'elles tarissent la suppuration, déterminent une inflammation des parois fistuleuses qui finissent par s'accoler. On injectera dans le sac et le trajet fistuleux un mélange par parties égales de glycérine et de teinture d'iode. Nous en avons retiré d'excellents résultats.

Dans les dacryocystites tuberculeuses, le curettage donne de rapides succès.

CHAPITRE XIII

ORBITE

I. — Phlegmon de l'orbite.

Le *phlegmon* orbitaire ou *cellulite* est l'inflammation du tissu cellulo-graisseux de l'orbite.

Les causes qui le produisent sont extrêmement nombreuses. L'infection peut provenir de plusieurs sources.

L'ostéo-périostite de l'orbite, l'empyème des sinus, un cathétérisme malheureux des voies lacrymales peuvent le produire. Le phlegmon du sac lacrymal s'accompagne très rarement de la même lésion orbitaire ; le septum de l'orbite arrêtant presque toujours l'inflammation. Il en est de même des dacryoadénites et du phlegmon palpébral.

Les cysticerques, les kystes hydatiques donnent lieu les premiers surtout à des phénomènes phlegmoneux.

La panophtalmite suppurée qui s'accompagne constamment de *ténonite* donne rarement lieu à la cellulite orbitaire, l'aponévrose de Tenon formant une nouvelle barrière à l'infection.

Beaucoup de causes générales peuvent le produire ; nous signalerons surtout l'érysipèle de la face et des paupières, la fièvre typhoïde, la puerpéralité, la scarlatine, la grippe, etc.

Parmi les causes directes toutes les plaies de l'orbite accidentelles par instruments tranchants, piquants, les corps étrangers (balles, grains de plomb, éclats de capsule) non aseptiques, enfin les opérations chirurgicales (ténotomie, énucléations, extirpation de la glande lacrymale) où les plaies s'infectent sont les plus fréquentes.

Symptômes. — Il s'agit toujours d'une affection très grave. Le malade ressent des douleurs orbitaires et périorbitaires qui résultent de la compression et de l'inflammation du trijumeau : il éprouve parfois des sensations lumineuses (photopsie) signe de l'envahissement du nerf optique : Les symptômes généraux sont très marqués, anorexie, abattement, fièvre, délire.

En examinant le malade, on trouve un œdème des paupières qui parfois est tellement prononcé qu'on éprouve une réelle difficulté à les écarter. En le faisant, on aperçoit la conjonctive bulbaire envahie par un *chémosis* énorme.

L'œil est projeté en avant (exophtalmie : il est immobilisé et sa sensibilité parfois abolie.

L'examen ophtalmoscopique montre une papille fortement congestionnée ou même ayant l'aspect de la *névrite étranglée*.

La palpation, l'inspection, permettent de compléter l'examen des phénomènes inflammatoires.

Le phlegmon peut s'arrêter à cette période et peu à peu tous ces symptômes s'évanouissent.

Sinon, il se fait un abcès qui vient se faire jour soit au niveau de la conjonctive, soit au niveau des paupières : un trajet fistuleux se forme.

Le phlegmon se complique de troubles très graves du côté des nerfs intra-orbitaires. L'œil présente tous les symptômes de la kératite neuro-paralytique : il s'ulcère, s'infecte et se perfore.

La névrite optique aboutit presque fatalement à l'atrophie et à la cécité.

Les névrites des nerfs moteurs amèneront des paralysies musculaires.

Enfin dans les cas plus sérieux, les complications sont plus graves : des sinusites frontales, maxillaires en sont la conséquence et la mort peut survenir dans les cas malheureux par méningite ou thrombose de la veine ophtalmique qui s'accompagne bientôt de thrombose des sinus.

On ne devra pas confondre le phlegmon de l'orbite avec l'ophtalmie purulente : l'absence de toute suppuration conjonctivale est un signe suffisant.

Le phlegmon des paupières ne s'accompagne pas d'exophtalmie. Le phlegmon du sac non plus, et son siège à l'angle interne permettra vite de le reconnaître.

La ténonite s'accompagne de troubles bien moins marqués que la cellulite orbitaire.

L'érysipèle de la face présente aussi des signes assez nets pour ne pas faire d'erreur.

Traitement. — Le phlegmon de l'orbite étant toujours grave pour l'œil et quelquefois pour la vie, il importe de faire un traitement très précoce.

Si le pus n'est pas formé, on fera des ponctions profondes avec un bistouri en dehors de l'entonnoir musculaire, pour éviter de blesser l'œil.

Si le pus est formé, l'incision, en lui permettant de s'écouler au dehors, servira pour assurer le drainage et les lavages antiseptiques qu'on fera aussi fréquents que possible.

Localement, on appliquera un pansement antiseptique, humide, chaud, recouvert d'une feuille de gutta-percha laminée.

II. — Ténonite.

L'inflammation de la capsule de Tenon, véritable bourse séreuse, porte le nom de *ténonite*.

Bien que rare elle apparaît à la suite des pyrexies du rhumatisme, de la blennorrhagie, de l'influenza.

Elle accompagne constamment le phlegmon de l'œil où elle est cause de l'exophtalmie.

Symptômes. — Le malade ressent au début une *douleur* très vive dans l'orbite ; la pression du globe d'avant en arrière est extrêmement douloureuse.

Les *mouvements du globe* sont pénibles et de difficiles finissent par devenir impossibles.

L'œil est donc immobilisé, presque figé dans l'orbite. A mesure que l'œdème augmente, que le liquide devient plus considérable dans la capsule, l'œil est chassé au dehors : ainsi se produit *l'exophtalmie*.

Souvent en même temps, le *chémosis* séreux apparaît grâce à la communication qui existe entre l'espace de Tenon et le tissu sous-conjonctival. A cela s'ajoute un œdème léger des paupières, surtout de l'inférieure.

Les signes généraux sont nuls ou très peu marqués.

Le malade est encore beaucoup plus inquiété par l'apparition des troubles visuels. L'épanchement en comprimant le nerf optique détermine une amblyopie, une amaurose qui peut n'être que passagère. Mais l'examen ophtalmoscopique montre parfois aussi un œdème papillaire considérable ; une névrite éclate laissant après elle une atrophie plus ou moins complète.

Tous ces symptômes disparaissent dans les cas heureux au bout de deux ou trois semaines, et l'œil reprend bientôt ses mouvements et sa fonction.

Traitement. — Le traitement médical sera local et général.

Localement, on retirera de grands avantages des compresses boriquées chaudes et du pansement humide. On pourra instiller un collyre à la cocaïne pour calmer un peu les douleurs. Si celles-ci sont trop violentes le chloral, la morphine pourront être employés.

Comme *traitement général* le salicylate de soude, de lithine, l'antipyrine suivant les cas seront prescrits aux patients.

Si le chémosis est très marqué, on peut avoir recours à la capsulotomie, ou ponction de la capsule qui amène l'issue d'une partie du liquide épanché, abrège les symptômes phychiques et fonctionnels.

On n'y aura recours que dans les cas graves où l'exophtalmie et le chémosis très prononcés mettent en danger la nutrition de la cornée.

CHAPITRE XIV

APPAREIL MOTEUR

Nous avons réuni ici deux symptômes fréquemment associés, dont l'étude doit être faite avec quelques soins.

Bien souvent, on a à les recueillir et à les interpréter non pas seulement en ophtalmologie, mais surtout en médecine, dans l'étude des maladies cérébro-spinales. Il importe donc au médecin de savoir les rechercher ; ils lui permettront de faire un diagnostic précoce souvent impossible par l'examen des autres organes.

C'est à ce titre que nous avons cru bon d'insister.

I. — Strabisme. Diplopie.

La vision binoculaire existe lorsque les deux axes visuels viennent se croiser au point de fixation. Dans cet état seulement un même objet donne une image nette sur chaque macula.

Toutes les fois que les deux axes visuels *ne se croisent pas au point de fixation*, on dit qu'il y a *strabisme*.

Si les axes se croisent avant le point de fixation, il y a *strabisme convergent* ou *interne* ; s'ils se croisent au delà, il y a *strabisme divergent* ou *externe*.

Le même phénomène, au lieu de se produire dans le plan

horizontal, peut se produire dans le plan vertical, on aura
alors du *strabisme supérieur* ou *inférieur*. Ces dernières
variétés sont bien plus rares que les premières. Quand
on observe un malade atteint de strabisme *interne* ou
externe, ce qui est le cas le plus fréquent, on s'aperçoit que
l'œil est plus ou moins dévié en dedans ou en dehors.

Il est important de constater cette déviation et de la mesurer.

Pour se rendre compte de la déviation, voici un procédé
clinique très simple et qui suffit largement dans la pratique.

Avec l'œil sain, on fait fixer le doigt à 40 centimètres environ, en ayant soin de masquer l'autre avec un écran,
pour que le malade n'ait pas tendance à fusionner les images rétiniennes et à corriger son strabisme (ce qui se produit dans les insuffisances musculaires, les asthénopies
musculaires).

En démasquant brusquement l'œil malade, on voit qu'il
est dévié en dedans (strabisme interne) ou en dehors (strabisme externe).

Cette déviation porte le nom de *déviation primitive*.

Si nous masquons maintenant l'œil sain et si nous faisons fixer le doigt avec l'œil strabique, autant que cela est
possible, c'est l'œil sain qui est dévié à son tour ; cette déviation s'appelle la *déviation secondaire*.

Cette déviation doit être constatée avec soin, car elle est
d'une grande utilité dans le diagnostic du strabisme.

Pour la mesurer, on peut user d'un procédé suffisamment exact pour la pratique clinique. Il suffit de marquer
à la plume le milieu de la paupière inférieure et le point
où une verticale passant par le centre de la pupille la ren-
contrerait, puis on évalue la distance qui sépare ces deux

points, on dit alors qu'il y a strabisme interne ou externe de 4, 5, 6 millimètres. Ce procédé n'est point mathématique. On a inventé pour cette mesure des strabomètres qui n'offrent pas grande utilité.

Le seul procédé scientifique pour mesurer le strabisme consiste à mesurer l'angle que fait l'axe visuel dévié avec l'axe visuel de l'œil normal. Ce qu'on peut faire au moyen du périmètre.

Dans le *strabisme vrai*, non paralytique, qui n'est lié à aucune lésion de l'appareil moteur, la *déviation primitive* est égale à la *déviation secondaire*. C'est pour cela qu'on le nomme strabisme *concomitant*, puisque l'œil strabique accompagne l'œil sain dans tous ses mouvements et se déplace toujours d'un angle égal.

Il n'en est pas de même dans le *strabisme paralytique*. Ici la *déviation secondaire* est toujours plus grande que *la déviation primitive*.

La raison en est facile à comprendre. Supposons un malade atteint de paralysie du *droit externe* gauche. Il y aura, de ce côté, *strabisme interne*.

Nous faisons fixer l'œil droit et nous marquons sur le bord palpébral le point qui correspond au centre de sa pupille. Puis après l'avoir marqué, nous faisons fixer le malade avec l'œil gauche.

En raison de la paralysie du droit externe, le malade fait des efforts pour redresser son œil, sans pouvoir y arriver le plus souvent. Pour accomplir un effort plus grand qu'en temps ordinaire, il envoie une plus grande quantité d'influx nerveux au droit externe gauche. Mais, en même temps, en vertu des mouvements associés qui régissent les droits internes et les droits externes, le droit interne droit recevra aussi des excitations beaucoup plus intenses qu'en temps normal, par suite se contractera très énergiquement et déviera fortement l'œil sain en dedans, beaucoup plus que l'œil gauche ne l'est du fait de la paralysie.

En résumé donc : dans le *strabisme concomitant*, le strabisme est *égal des deux côtés ;*

Dans le *strabisme paralytique,* le *strabisme de l'œil sain est le plus prononcé.* Le strabisme paralytique est *constant*, puisqu'il tient à une lésion établie. Le strabisme concomitant peut être *intermittent*, parfois même *latent*, souvent aussi il est constant, il est aussi unilatéral, ou bilatéral, dans ce cas, on a affaire au *strabisme alternant,* car le malade louche tantôt d'un œil, tantôt de l'autre.

Il existe encore deux signes importants qui permettent de différencier le strabisme concomitant du strabisme paralytique, ce sont :

1° Les mouvements d'excursion de l'œil ;

2° La diplopie.

Dans le *strabisme concomitant*, l'appareil moteur de l'œil est *intact*, les mouvements du globe sont absolument *normaux*.

Dans le *strabisme paralytique*, les mouvements d'excursion sont *diminués*, parfois même *anéantis* dans le sens d'action du muscle atteint, suivant que la paralysie est complète ou non.

Le plus souvent, il sera facile de s'en rendre compte en faisant fixer le doigt par l'œil malade et en le promenant successivement dans tous les sens. Cependant de faibles insuffisances peuvent échapper à un œil même très exercé.

Un autre moyen plus scientifique consiste à mesurer avec un périmètre le *champ de fixation monoculaire*, c'est-à-dire l'étendue dans laquelle l'œil peut nettement fixer un point avec sa macula, une lettre par exemple.

Diplopie. — Les malades atteints de strabisme concomitant n'accusent jamais de diplopie. Cela tient à ce que
le strabisme remonte à la plus tendre enfance et que l'œil
strabique ne recevant que des images rétiniennes périphériques, donne lieu à des images confuses dont le sujet
arrive à faire complètement abstraction.

Il n'a plus que la vision *monoculaire*, l'œil strabique
est atteint d'*amblyopie par défaut d'usage*. Dans certains
cas, cependant, dans les strabismes récents ou légers,
on a pu produire par des verres colorés l'apparition de la
diplopie.

La paralysie qui atteint brusquement un œil souvent
normal et de bonne acuité, détruit l'équilibre musculaire
et détermine immédiatement l'apparition de la *diplopie*.

C'est presque toujours pour ce symptôme que les malades viennent nous consulter et c'est parfois le seul signe
qui permette de faire un diagnostic ; nous insisterons ici
sur la façon de le recueillir et de l'interpréter.

Mais auparavant, il est utile de rappeler succinctement
quels sont les muscles moteurs de l'œil et quelles actions
ils exercent sur le globe.

Il y a 4 mus- cles droits...	Droit supérieur. Droit interne. Droit inférieur.	Innervés par la 3ᵉ paire (moteur oculaire commun)
	Droit externe.	Innervé par la 6ᵉ paire (moteur oculaire externe).
Deux muscles obliques.	Petit oblique.	Innervé par la 3ᵉ paire.
	Grand oblique.	Innervé par la 4ᵉ paire (pathétique).

Chacun de ces muscles a sur le globe des actions indispensables à connaître :

Le droit supérieur est élévateur, rotateur en dedans, adducteur.
Le droit inférieur est abaisseur, rotateur en dehors, adducteur.
Le droit interne est surtout adducteur.
Le droit externe est surtout abducteur.
Le petit oblique est élévateur, rotateur en dehors, abducteur.
Le grand oblique est abaisseur, rotateur en dedans, abducteur.

D'après deux propriétés qut sont communes à plusieurs d'entre eux, on peut les diviser en *muscles abducteurs* et *muscles adducteurs*.

Les muscles abducteurs sont {
Le grand oblique.
Le petit oblique.
Le droit externe.

Les muscles adducteurs sont {
Le droit supérieur.
Le droit interne.
Le droit inférieur.

Suivant que la paralysie porte sur un muscle *abducteur* ou *adducteur*, la position de l'image fausse par rapport à l'image vraie varie et donne des indications précieuses pour le diagnostic.

La diplopie, qui consiste, comme son nom l'indique, à percevoir deux images d'un seul objet, peut être *monoculaire* ou *binoculaire*.

Elle est *monoculaire*, lorsqu'elle persiste dans la vision monoculaire.

Elle est *binoculaire*, lorsqu'elle disparaît à la suite de l'occlusion d'un œil, ce qui est le cas dans les paralysies musculaires.

Donc, si un malade se plaint de diplopie, il faut tout d'abord savoir à quelle variété nous avons affaire ; si en faisant fermer l'œil sain la diplopie disparaît, nous aurons affaire à la *diplopie binoculaire*, la seule qui nous intéresse pour l'instant.

Il nous faut tout d'abord expliquer comment nous con-
cevons la production de la diplopie.

L'explication que nous adoptons ici a le mérite, si elle
n'est pas vraie, d'expliquer nettement les choses et d'en
faire comprendre facilement le mécanisme.

Comment assignons-nous aux objets une place dans
l'espace? par la situation des images rétiniennes qu'ils
nous donnent.

Soit un point A, donnant une image rétinienne *a*, nous
lui assignons dans l'espace une certaine place. Examinons

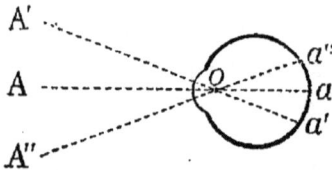

Fig. 30. — Images rétiniennes.

maintenant la localisation
d'autres points par rapport
à lui. Le point A', qui
donne une image *a'*, nous
paraît *plus haut* parce que
a' est *au-dessous* de *a*. De
même A", qui donne une
image rétinienne *a"* *plus haute* que *a*, nous paraîtra *plus
bas* dans l'espace que A.

Supposons que *a* soit la macula, il en résulte que les
images *rétiniennes supérieures* correspondent aux objets
qui sont situés *plus bas* dans .l'espace, les *images inférieures* aux objets *situés plus haut*.

De même *nous jugeons ces objets plus hauts ou plus
bas parce qu'ils nous donnent des images rétiniennes inférieures ou supérieures.*

Ce que nous venons de dire pour le plan vertical peut
se dire pour le plan horizontal. L'objet A' nous semble
être *à droite* de A parce que son image rétinienne *a'* est *à
gauche* de *a*, *a"* nous semble être *à gauche* de A parce que
a" est à droite de *a*.

L'explication de ce phénomène psychique nous permet

de comprendre ce qui se passe dans la paralysie musculaire.

Il y a deux cas à considérer : 1º la paralysie d'un
muscle abducteur ; 2º la paralysie d'un muscle adducteur.

1º Paralysie d'un abducteur.

Considérons les deux yeux O et O'. Supposons qu'il y ait
une paralysie du droit externe gauche. Il y a strabisme
interne. L'axe visuel de O est dirigé suivant *m x*. L'œil O'
reçoit de A une image
sur sa macula *m'*. Mais
l'œil O ne reçoit plus l'i-
mage de A en *m* à cause
de son strabisme, mais
en *a*, c'est-à-dire à *droite*
de *m*. Le malade ne se
rendant pas compte que
c'est sa macula qui s'est
déplacée en conclut que
c'est l'objet A qui s'est
transporté *à gauche*, en
A' par exemple, mais
comme l'œil sain assigne
à A une place différente

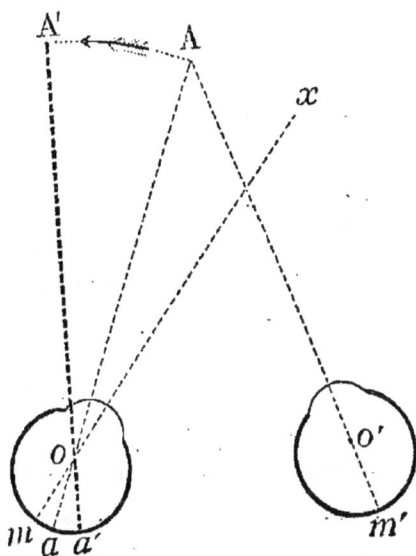

Fig. 31.— Paralysie d'un abducteur.

dans l'espace, il en conclut qu'il y a *deux objets au lieu
d'un*, l'image perçue avec l'œil sain est l'*image vraie*,
l'image perçue avec l'œil malade est l'*image fausse*. Dans
ce cas l'*image fausse étant du côté de l'œil paralysé*, il
y a *diplopie homonyme*.

Toutes les fois qu'un muscle abducteur est paralysé, *il
existe de la diplopie homonyme*.

2° Paralysie d'un adducteur.

Supposons qu'il y ait paralysie du *droit interne gauche*, l'œil O est en strabisme externe.

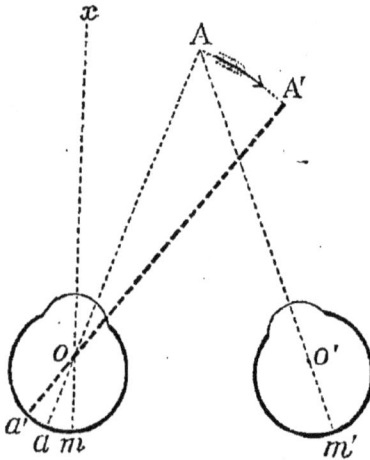

Fig. 32. — Paralysie d'un adducteur.

O' reçoit l'image de A sur sa macula *m'* et lui assigne une situation dans l'espace.

O la reçoit non pas en *m*, mais en *a*, *à gauche de la macula m*.

En raisonnant comme plus haut, il juge que l'objet qui donne une image à gauche de *m* doit être à *la droite de* A en A' par exemple (*aa' = am*).

Ici, l'image fausse A' se trouve du côté de l'œil sain, il y a *diplopie croisée*.

Toutes les fois que la diplopie se montre dans la paralysie d'un adducteur, c'est de la *diplopie croisée*.

Un moyen mnémotechnique très simple consiste, pour retenir ce phénomène, à se rappeler les mots : croisade (croisée-adducteur) ou abdomen (abducteur-homonyme). Cela étant compris, il est bien facile de faire un diagostic de paralysie musculaire.

Comment doit-on procéder à la recherche de la diplopie?

Le mieux est de placer le malade dans un endroit obscur, une chambre noire, et de recouvrir l'un des deux yeux avec un verre coloré, de façon que les deux images n'ayant pas la même couleur, soient nettement perçues par l'observé. L'observé doit se tenir assis, maintenir sa tête droite et *immobile*. L'observateur muni d'une bougie se place devant lui à 1 mètre environ. On demande d'abord au malade s'il voit *deux bougies* et de *quelle couleur* elles sont. On se sert ordinairement d'un verre rouge pour recouvrir un œil, le malade verra une *bougie rouge* et *une jaune*. On fait fermer un œil, la diplopie disparaît; on a donc affaire certainement à une *diplopie binoculaire*. Il faut maintenant établir si la diplopie est *homonyme* ou *croisée*. Si la bougie rouge est du côté de l'œil recouvert du verre rouge la diplopie est *homonyme*, dans le cas contraire, elle est *croisée*.

Dans le premier cas, c'est un *abducteur* qui est atteint ;
Dans le second, c'est un *adducteur*.

Dès lors, on sait à quel groupe de muscles appartient celui qui est atteint.

Il ne reste plus qu'à savoir : 1° *quel il est* ; 2° *à quel œil il appartient*.

DIPLOPIE DANS LE SENS HORIZONTAL. — 1° Pour savoir *quel il est*, on recherche le sens *horizontal* ou *vertical* dans lequel la diplopie est surtout manifeste.

Promenons pour cela la bougie dans tous les sens, lentement pour que le malade puisse bien suivre l'écartement ou le rapprochement des images. Si les images restent au même niveau dans les mouvements d'élévation ou d'abaissement et que la diplopie soit surtout manifeste dans le sens horizontal, augmentant quand on va d'un côté, disparaissant quand on va de l'autre, on en conclut que le muscle atteint est un *abducteur* ou un *adducteur*, non élévateur, ni abaisseur qui ne peut être que le droit externe, si on a affaire à de la diplopie homonyme ; dans le cas contraire, c'est le droit interne (diplopie croisée).

A QUEL ŒIL APPARTIENT LE MUSCLE PARALYSÉ ? — 1° Il n'y a qu'à promener la bougie de droite à gauche ; l'*écartement des images* indique le côté paralysé.

Si par exemple l'écartement primitif accusé par le malade est de 5 centimètres et qu'en déplaçant la bougie à droite (la droite du malade) l'écartement devienne plus grand, c'est un des muscles qui portent l'œil à droite qui est atteint. Il n'y en a que deux, le *droit externe* droit et le *droit interne gauche ;* dans le premier cas, il y a *diplopie homonyme*, dans le second, diplopie croisée : le diagnostic est donc facile à faire.

Pour cela on retiendra que *l'écartement des images augmente dans le sens d'action du muscle paralysé.* Ce phénomène est facile à comprendre. Car l'œil ne pouvant suivre les mouvements de l'œil sain en dedans ou en dehors, l'image rétinienne devient de plus en plus éloignée de la macula et le malade accuse un écartement de plus en plus considérable.

DIPLOPIE DANS LE SENS VERTICAL, DIPLOPIE EN HAUTEUR. — Dans ce cas la diplopie homonyme ou croisée, quoique manifeste dans le sens horizontal, accuse surtout dans les mouvements d'élévation ou d'abaissement de la bougie, une *différence de niveau.*

Si la différence de niveau se manifeste surtout et augmente *pendant l'élévation*, c'est un muscle élévateur qui est atteint (petit oblique ou droit supérieur).

On les distinguera facilement par la variété de la diplopie.

Petit oblique : diplopie homonyme.

Droit supérieur : diplopie croisée.

Quand la différence de niveau se manifeste surtout dans l'abaissement, ce sont les muscles abaisseurs qu'il faut incriminer (droit inférieur ou grand oblique).

La variété de diplopie indiquera aussi lequel des deux muscles est atteint.

A QUEL ŒIL APPARTIENT LE MUSCLE PARALYSÉ ?

La différence de niveau permet, comme l'écartement dans le sens horizontal, de faire le diagnostic.

L'image la plus haute ou l'image la plus basse correspondent toujours à l'œil atteint.

Si c'est la rouge, c'est l'œil recouvert du verre rouge; dans le cas contraire, c'est l'autre.

Nous avons rapporté ici ce qui est indispensable pour faire un pareil diagnostic. Si nous voulions résumer nous dirions :

1° *Chercher si la diplopie est homonyme ou croisée.*

Cela étant établi on aura :

I. DIPLOPIE HOMONYME.

	Quel muscle ?	De quel œil ?
1° Dans le sens horizontal	Droit externe.	Écartement des images *augmente* du côté paralysé.
2° Dans le sens vertical { en haut.	Petit oblique.	Image la *plus haute* est celle de l'œil atteint.
{ en bas.	Grand oblique	Image la *plus basse* est celle de l'œil atteint.

II. Diplopie croisée.

	Quel muscle?	De quel œil?
1° Dans le sens horizontal	Droit interne.	Écartement des images augmente dans le sens d'action du muscle paralysé, c'est-à-dire du côté de l'œil sain.
2° Dans le sens vertical { en haut.	Droit supér.	Image la *plus haute* est celle de l'œil atteint.
{ en bas.	Droit infér. .	Image la *plus basse* est celle de l'œil atteint.

Nous n'avons insisté ici que sur la situation des images vraie ou fausse par rapport à leur distance réciproque; mais il y a d'autres phénomènes dont il faudrait parler. Nous en dirons un mot.

L'image fausse est toujours moins brillante et moins nette que l'image vraie, car elle se forme à la périphérie de la rétine et on sait que la sensibilité rétinienne va en décroissant de la macula à la périphérie.

Il existe aussi une *différence d'éloignement* des images dans le sens antéro-postérieur, l'une peut paraître plus rapprochée que l'autre. Ce sont là des erreurs fournies par le sens musculaire lésé dans la paralysie.

De même on explique les différences de *grandeur*. Enfin les images peuvent être *inclinées* dans des sens variés suivant le muscle atteint, les variations d'inclinaison tiennent évidemment aux variations d'inclinaison ou de non inclinaison du méridien vertical de l'œil. On a beaucoup discuté à ce sujet; mais ces inclinaisons d'images ne sont pas nécessaires pour faire un diagnostic et il faut, pour les constater, se trouver en présence de malades qui soient de fins observateurs.

Traitement du strabisme paralytique. — Le strabisme paralytique est gênant à cause de la diplopie : c'est donc ce signe qu'il importe tout d'abord de faire disparaître.

Lorsqu'il est peu prononcé, des prismes peuvent arriver à rétablir la vision binoculaire. Mais le plus souvent la chose est impossible et on se borne à exclure de la vision l'œil malade en mettant devant lui un verre dépoli.

L'exclusion de cet œil peut n'être que temporaire. Car sous l'influence du traitement étiologique et de l'électricité, le strabisme peut guérir, et la diplopie disparaître.

Si l'œil reste définitivement dévié, que doit-on faire? Le plus souvent on abandonne l'œil à sa position nouvelle, car un redressement incomplet par ténotomie ou avancement ramènerait la diplopie, et le malade serait de nouveau obligé d'exclure son œil de la vision.

Lorsque la *vision est perdue*, on peut au contraire, dans un but purement esthétique, tenter une intervention chirurgicale : *ténotomie de l'antagoniste et avancement du muscle paralysé.*

Traitement du strabisme concomitant. — L'idéal du traitement doit être ici non seulement de redresser l'œil dévié mais de rendre la vision binoculaire perdue.

Malheureusement cela est le plus souvent impossible, parce qu'il existe entre les deux yeux des différences parfois très grandes d'acuité visuelle et de réfraction, et parce qu'il faut se soumettre à des exercices stéréoscopiques prolongés qui lassent bien vite les sujets.

Et pourtant le rétablissement de la vision binoculaire est un gage de la durée du redressement.

Cette question est du domaine de l'ophtalmologie pure ; nous indiquerons seulement les procédés employés pour redresser les yeux atteints de strabisme non paralytique.

Il y a dans la déviation deux parties bien nettes : la *partie variable* et la *partie fixe*.

La PARTIE VARIABLE est justiciable du traitement médical qui consiste dans les *instillations d'atropine*, parce que le strabisme est souvent lié à des troubles de l'accommodation (strabisme convergent des hypermétropes). Sous l'influence on voit parfois le strabisme diminuer. On peut faire des exercices de stéréoscope, on corrigera les anomalies de réfraction de façon à rendre, si possible, les deux yeux égaux si l'acuité visuelle de l'œil dévié est trop faible, on fera porter une *louchette* pleine sur l'œil sain, de façon à augmenter la vision de celui qui est malade.

Mais le plus souvent ces moyens ne suffisent pas car il existe dans le strabisme la partie fixe qui est justiciable du traitement chirurgical.

On peut redresser les yeux de plusieurs façons :

Pour le strabisme *interne* on emploiera :

La *ténotomie d'un droit interne :*

La *ténotomie des deux droits internes,*

La *ténotomie du droit interne* combinée à l'*avancement du droit externe*.

Les deux premières opérations seront les préférées suivant l'intensité du strabisme si l'acuité est bonne. Si l'acuité est mauvaise la ténotomie combinée à l'avancement donnera des résultats durables surtout si le sujet est âgé. Une ou deux ténotomies aboutiraient à des insuccès.

Pour le strabisme externe on choisira entre :

La *ténotomie d'un droit externe,*

La *ténotomie des deux droits externes*,

L'*avancement des deux droits internes*,

La *ténotomie du droit externe* combinée à l'*avancement du droit interne*.

La ténotomie du droit externe suffit rarement ; les deux doivent être sectionnés presque toujours.

L'avancement des droits internes n'est guère employé que dans les insuffisances de ces mêmes muscles (myopie élevée) et n'est presque jamais pratiquée.

Pour peu que le strabisme externe soit prononcé, la ténotomie du droit externe combinée avec l'avancement du droit interne est encore ce qui donne les meilleurs résultats.

L'œil redressé, on prescrira le port de verres correcteurs des anomalies de réfraction et on tentera le rétablissement de la vision binoculaire par les exercices stéréoscopiques.

II. — Paralysies musculaires de l'œil.

Les paralysies des muscles des yeux sont assez fréquentes, chez les adultes ou les vieillards, très rares chez les enfants ; parfois congénitales elles tiennent à un arrêt de développement du muscle impotent, plus rarement à son absence.

En dehors des traumatismes directs ou indirects du crâne, des fractures du rocher qui s'accompagnent fréquemment de paralysie de la 6e paire, des fractures de la voûte orbitaire avec irradiation à la fente sphénoïdale, les causes les plus fréquentes tiennent au *tabes*, à la *syphilis*, au *rhumatisme*, au *diabète*, à toutes les causes capables de déterminer une névrite ou une artérite.

Ces paralysies peuvent être partielles ou totales, complètes ou incomplètes.

Quand deux muscles paralysés sont innervés par deux nerfs différents, on a ce qu'on appelle une *ophtalmoplégie*.

L'ophtalmoplégie externe ou *extérieure* ou *extrinsèque* est celle où les muscles *externes* moteurs de l'œil sont *seuls* atteints.

L'ophtalmoplégie interne est celle où le muscle ciliaire et le sphincter de l'iris sont paralysés.

L'*ophtalmoplégie* est *mixte* ou *totale*, lorsque les muscles *internes* et *externes* sont paralysés.

[Ainsi une paralysie du releveur de la paupière, du droit supérieur, du droit interne (3e paire) et du droit externe (6e paire) est une *ophtalmoplégie externe;* si l'accommodation est paralysie en même temps c'est une *ophtalmoplégie mixte,* mais une paralysie de tous les muscles qui sont innervés par la 3e paire internes et externes, avec intégrité des autres (droit externe et grand oblique), n'est pas une ophtalmoplégie, c'est une paralysie de la troisième paire].

La cause des paralysies oculaires isolées ou associées peut être *intra-crânienne, orbitaire* ou *périphérique* : certaines névroses (hystérie, goître exophtalmique) les déterminent également.

Dans le crâne la lésion peut être *corticale, sus-nucléaire, nucléaire* ou *radiculaire,* suivant qu'elle siège dans l'écorce, les noyaux d'origine, sur le trajet des faisceaux nerveux qui en émanent.

Très souvent la lésion siège sur le trajet du nerf à la base du cerveau et du crâne (paralysie basilaire). Les lésions de l'orbite, phlegmons, tumeurs, fractures sont aussi fréquentes. Nous rappellerons enfin que dans le tabes, beaucoup admettent comme origine des névrites périphériques.

Dans chaque cas, il faudra, pour arriver à un diagnostic anatomique et étiologique, recueillir avec soin les divers symptômes et scruter tous les organes des malades. C'est le domaine de la médecine pure.

Symptômes. — Très souvent la constatation de la paralysie d'un muscle moteur est facile. On note en effet *une diminution d'excursion de l'œil* dans le sens d'action du muscle paralysé. En faisant fixer le doigt aux deux yeux à la fois et en les faisant regarder dans tous les sens jusque dans les positions extrêmes on découvre vite le muscle impotent. Cette limite du champ du regard peut être aussi prise avec un campimètre pour plus d'exactitude.

Le diagnostic est encore bien facile lorsqu'il existe du *strabisme* ; nous avons indiqué comment le *strabisme paralytique* se distinguait du *strabisme concomitant*, nous n'y reviendrons pas.

Les cas les plus délicats sont ceux où il n'y a pas de strabisme apparent ni de diminution évidente des mouvements oculaires.

On fera le diagnostic par la recherche de la *diplopie* ainsi que nous l'avons indiqué.

C'est en effet la diplopie qui afflige les malades, qui viennent nous trouver pour les débarrasser de cet état dangereux dans ses conséquences.

Pour ne pas y voir double les patients ont recours instinctivement à des artifices ; ils ferment un œil et ce clignotement perpétuel devient extrêmement gênant et pénible. Le plus souvent ils impriment à la tête des *attitudes correctrices*. Ils marchent tournant la tête à droite où à gauche suivant que le muscle atteint sert à diriger les yeux à droite ou à gauche (adducteur ou abducteur).

Si c'est un élévateur, ils lèvent fortement la tête, si c'est un abaisseur, ils la baissent au contraire. Ils essaient par l'attitude de la tête de suppléer le muscle paralysé et ils la tournent toujours *dans le sens de l'action de ce muscle.*

L'attitude seule permet parfois de faire un diagnostic. Ces positions vicieuses de la tête déterminent quelquefois à la longue un véritable torticolis.

Les malades accusent des sensations qu'il faut rechercher; les deux images n'ont pas la même intensité, la *fausse,* c'est-à-dire celle fournie par l'œil malade, est plus faible que la *vraie.*

Elles n'ont pas la même *grandeur ;* elles ne sont pas situées à égale distance.

Quand l'individu veut se servir de son œil paralysé il commet des erreurs sur la situation des objets dans l'espace; en général il dépassera toujours l'endroit, allant trop à gauche, trop à droite.

Cette erreur d'interprétation donne souvent du vertige (*vertige monoculaire*): souvent aussi le vertige se produit, plus constamment, dans la vision avec les deux yeux (*vertige binoculaire*). Ce vertige peut provoquer des chutes, des syncopes, il est la conséquence de la diplopie.

Indépendamment de ces symptômes généraux qui peuvent s'appliquer à toutes les paralysies, nous allons rapidement indiquer comment dans chaque cas le diagnostic devient facile.

III. — Paralysies de la troisième paire.
(moteur oculaire commun).

La 3e paire innerve des muscles *externes* et des muscles *internes.*

Les premiers sont : le *releveur de la paupière*, le *droit supérieur*, le *droit interne*, le *droit inférieur*, le *petit oblique.*Les deuxièmes sont: le *muscle ciliaire,* le *sphincter irien.*

Lorsque tous sont atteints, la paralysie est *totale*, incomplète ou non suivant la persistance plus ou moins grande des mouvements.

PARALYSIE TOTALE. — Dans ce cas on note évidemment la chute de la paupière supérieure ou *ptosis*, la perte de tous les mouvements élévateurs et adducteurs de l'œil. Il est en *strabisme externe* et *un peu abaissé* sous l'influence des tractions antagonistes du grand oblique et du droit externe.

La pupille est largement dilatée (*mydriase*) et ne réagit à rien. La vision de près est impossible par suite de la *paralysie de l'accommodation* qui est sous la dépendance du muscle ciliaire. Le malade croit les objets plus près qu'ils ne sont et les voit plus petits que de l'autre (*micropsie*).

Si tous ces symptômes sont réunis, le diagnostic n'exige pas un œil bien exercé : mais s'il n'y a qu'un muscle atteint et surtout un muscle moteur on aura recours à la recherche de la diplopie.

Voici ce qu'on trouvera dans chaque cas.

1º *Paralysie d'un droit supérieur.* — La tête levée, rejetée en arrière, le malade accuse de la diplopie quand il regarde en haut; elle disparaît lorsqu'il baisse les yeux.

On a donc une *diplopie en hauteur* dans les mouvements *d'élévation.*

Cette diplopie est *croisée*, puisque le droit supérieur est un *adducteur.*

L'image *la plus haute* est fournie par l'œil malade.

2° Paralysie du droit interne. — La tête tournée à droite ou à gauche, le malade accuse une diplopie surtout dans le sens *horizontal*.

. Cette diplopie est *croisée,* puisque le droit interne est l'adducteur par excellence.

La *diplopie augmentant* dans le sens d'action du muscle atteint indiquera facilement l'œil malade.

3° Paralysie du droit inférieur. — Le malade baisse la tête et accuse de la diplopie quand il regarde en bas.

Cette *diplopie en hauteur*, pendant les mouvements d'abaissement est *croisée,* toujours pour la même raison.

L'*image la plus basse* est fournie par l'œil malade.

4° Paralysie du petit oblique. —Ici les inclinaisons de la tête n'ont plus le même caractère pathognomonique, mais la recherche de la diplopie nous montre :

Une *diplopie en hauteur* pendant les mouvements *d'élévation.*

Mais cette *diplopie* est *homonyme* puisque le petit oblique est abducteur.

Elle ne pourrait donc être confondue qu'avec une paralysie du droit supérieur ; dans ce cas la diplopie est croisée.

La mydriase, la diminution ou la disparition du réflexe pupillaire ou de l'accommodation sont des signes bien faciles à recueillir pour établir l'existence d'une paralysie du sphincter de l'iris et du muscle ciliaire.

IV. — Paralysies de la quatrième paire.
(Pathétique, nerf du grand oblique).

Le malade accuse une *diplopie verticale* qui se manifeste dans les mouvements d'abaissement.

Cette diplopie est *homonyme* et ne saurait être confondue avec celle produite par la paralysie du droit inférieur qui est croisée.

L'image la plus basse indiquera vite le côté atteint.

V. — Paralysies de la sixième paire.
(nerfs moteur oculaire externe, nerf du droit externe).

Ces paralysies extrêmement fréquentes sont souvent faciles à diagnostiquer par le *strabisme interne*, la rotation de la tête à droite ou à gauche, la diminution d'excursion de l'œil. La recherche de la diplopie est toujours facile.

Le droit externe étant l'abducteur de beaucoup le plus important, la diplopie est *homonyme* et se produit dès qu'on fait fonctionner l'œil atteint.

Dans toutes les paralysies musculaires, on fera le traitement que nous avons indiqué plus haut (strabisme paralytique) mais il faudra surtout rechercher la cause et faire une médication pathogénique.

VI. Nystagmus.

Sous ce nom on désigne un état de l'œil caractérisé par des *oscillations rythmiques* du globe indépendantes de la volonté et des autres mouvements oculaires.

Ces oscillations sont souvent exagérées par la fixation du regard, l'attitude et peuvent persister pendant le sommeil.

Elles s'exécutent tantôt dans le sens horizontal, cas le plus fréquent, tantôt dans le sens vertical et parfois les yeux exécutent des mouvements rotatoires autour de leur axe antéro-postérieur. — C'est d'après le sens des oscillations qu'on a classé ces différents types en : nystagmus *horizontal, vertical, rotatoire* ou *mixte* lorsque plusieurs de ces mouvements sont combinés.

Toujours binoculaire (sauf 3 ou 4 cas) il est *congénital* ou *acquis*.

Le plus fréquemment *congénital*, il est lié souvent à d'autres anomalies telles qu'astigmatisme hypermétropique, hypermétropie élevée, cataracte, colobome de l'iris de la choroïde, rétinite pigmentaire, etc., il peut se compliquer de strabisme *convergent* presque constamment.

L'acuité visuelle de pareils yeux est toujours mauvaise et n'est presque jamais améliorée par les verres.

Le nystagmus acquis s'observe à la suite de leucomes chez les enfants atteints dans leur jeune âge d'ophtalmie purulente.

Il en est une variété qu'on pourrait appeller *professionnel* : on l'observe chez les *mineurs*, chez les ouvriers qui travaillent dans une situation pénible obligés de tenir leurs yeux relevés constamment dans un milieu malsain, avec un éclairage très médiocre.

Que ce nystagmus soit dû à une intoxication, à une fatigue musculaire, à une névro-myopathie, il peut guérir par la cessation du travail à la mine.

Beaucoup de lésions cérébrales (couches optiques, corps restiformes, cervelet, encéphalites, etc.) peuvent s'accompagner de nystagmus : mais l'affection où il constitue un signe très important est la *sclérose en plaques*.

Friedreich a aussi décrit un nystagmus ataxique dans le tabes héréditaire.

Signalons enfin comme causes possibles les traumatismes du crâne et les lésions de l'oreille interne.

L'épilepsie et l'hystérie sont rarement en cause bien que possibles.

Le nystagmus congénital est incurable.

Il sera bon cependant d'essayer d'améliorer l'acuité visuelle avec des verres appropriés.

Le pronostic de celui qui est lié aux maladies nerveuses signalées dépend de leur marche et de leur nature.

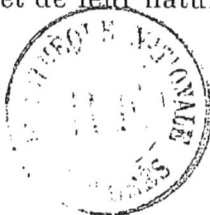

FIN

TABLE DES MATIÈRES

Chapitre II. — **Conjonctive.**

Chapitre III. — **Cornée.**

Chapitre IV. — Sclérotique.

Chapitre V. — Iris.

Chapitre VI. — Glaucomes.

Chapitre VII. — Cristallin.

Chapitre VIII. — Corps vitré.

Chapitre IX. — Choroïde.

Chapitre X. — Rétine.

Chapitre XI. — Nerf optique.

Chapitre XII. — Voies lacrymales.

Chapitre XIII. — Orbite.

Chapitre XIV. — **Appareil moteur.**

FIN DE LA TABLE DES MATIÈRES

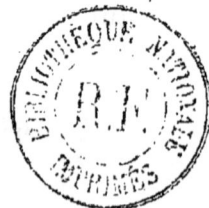

Dijon. — Imprimerie Darantiere.

www.ingramcontent.com/pod-product-compliance
Lightning Source LLC
Chambersburg PA
CBHW061118220326
41599CB00024B/4086